U0321627

学做药膳
不生病

随身查

张明 编著

天津出版传媒集团

天津科学技术出版社

图书在版编目（CIP）数据

学做药膳不生病随身查 / 张明编著 . —天津：天津科学技术出版社，2014.1（2024.4 重印）

ISBN 978-7-5308-8750-9

Ⅰ . ①学… Ⅱ . ①张… Ⅲ . ①食物疗法—食谱 Ⅳ . ① R247.1 ② TS972.161

中国版本图书馆 CIP 数据核字（2014）第 068532 号

――――――――――――――――――――――――――

学做药膳不生病随身查
XUEZUO YAOSHAN BUSHENGBING SUISHENCHA

策划编辑：杨　譞
责任编辑：孟祥刚
责任印制：刘　彤

出　　版：天津出版传媒集团
　　　　　天津科学技术出版社
地　　址：天津市西康路 35 号
邮　　编：300051
电　　话：（022）23332490
网　　址：www.tjkjcbs.com.cn
发　　行：新华书店经销
印　　刷：鑫海达（天津）印务有限公司

――――――――――――――――――――――――――

开本 880×1230　1/64　印张 5　字数 172 000
2024 年 4 月第 1 版第 2 次印刷
定价：58.00 元

中华民族自古就有"寓医于食"的传统,"药食同源"已成为一种共识,药膳则成为人们防病治病、扶持虚弱最受欢迎的调养方法。相对于单纯的食物进补,中药补益效果更明显,而药膳则容纳了食物与中药的精华,不仅包含各种新鲜食材的补益功效,还具备各种药材的综合调理作用,能有效营养脏腑、滋润关节、补虚健体,更能防病治病。

"有病治病,无病强身"是药膳最显著的特点之一。它取药物之性,用食物之味,对于无病之人,可达到保健、强身的作用;对于身患疾病之人,可选择对症的药膳,对身体加以调养,增强体质,辅助药物发挥其药效,从而达到辅助治病的作用。而且药膳使用的材料都是日常生活中常见的食材和药材,只要选择对症的药膳服用,不会有不良毒副作用,也不会使人产生依赖性,是绝对安全的天然药物。药膳另一个特点是制作简单。在生活节奏日益加速的现代社会,人们为了生活而忙碌奔波,没有过多的时间和精力调养身体。而药膳简单说起来就是注意食物的搭配和做法,人们在日常饮食中就能达到保养身体的目的,省去了求医问诊的时间。另外,药膳所用的食材、药材价格低廉,在菜市场和中药店就可以买到,让人们在日常用餐中便可达到调养身体的目的,这是昂贵的医药费所无法比拟的。最重要的是，药膳免去了人们打针吃药的痛苦，让人们在享用美食的过程中，强健身体，治疗疾病。

药补不如食补，遵循"以食为养"的传统理念是本书最大的特色，每一款药膳都将蔬菜、肉类、水产等食材、药材和调料巧妙搭配，力求让读者学会制作既营养，又健康的餐桌美食，乐享食材和药材的天然补益作用。此外，书中按照药膳不同的功效，精心为读者打造了四季养生药膳、脏腑调理药膳、美容养颜药膳、强身健体药膳、常见病对症调理药膳等，让读者在充分了解药膳功效的基础上，根据自身的实际情况正确选择，从而通过日常饮食做好疾病的防治，使身体保持活力四射的健康状态。本书中的药膳烹饪步骤清晰，详略得当，同时配以精美的图片，即使没有任何烹饪经验也能做出香味四溢的营养药膳，让您和家人远离疾病，吃出健康。

第一章 药膳养生常识须知

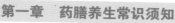

第二章　300 种药膳原料面面观

第三章　93 道养生保健药膳大公开

第四章　100 种常见疾病调理药膳全解析

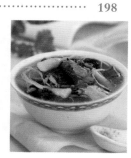

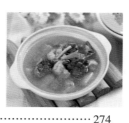

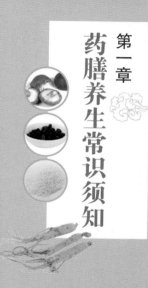

第一章

药膳养生常识须知

药膳材料的四性五味

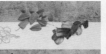

　　药膳养生是按药材和食材的性、味、功效进行选择、调配、组合，用药物、食物之偏来矫正脏腑功能之偏，使体质恢复正常平和。中医将药材和食材分成四性、五味，"四性"即寒、热、温、凉四种不同的性质，也是指人体食用后的身体反应。如食后能减轻体内热毒的食物属寒凉之性，食后能减轻或消除寒证的食物属温热性。"五味"为酸、苦、甘、辛、咸五种味道，分别对应人体五脏，酸对应肝、苦对应心、甘对应脾、辛对应肺、咸对应肾。

中药材的"四性"

　　四性又称为"四气"，即温、热、寒、凉。温性和热性中药材一般都具有温里散寒的特性，适用于寒性病症。寒性和凉性药材多具有清热、泻火、解毒的作用，适用于热性病症。"四性"外，还有性质平和的"平性"。

　　温热性质的中药包含了"温"和"热"两性，从属性上来讲，都是阳性的。温热性质的药材有抵御寒冷、温中补虚、暖胃的功效，可以消除或减轻寒证，适合体质偏寒，如怕冷、手脚冰冷、喜欢热饮的人食用。典型中药材有黄芪、五味子、当归、何首乌、大枣、桂圆肉、鸡血藤、鹿茸、杜仲、淫羊藿、锁阳、肉桂、补骨脂等。

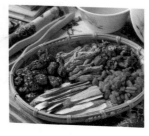

寒凉性质的中药包含了"寒"和"凉"两性，从属性上来讲，都是阴性的。寒凉性质的药材和食物均有清热、泻火、解暑、解毒的功效，能解除或减轻热证，适合体质偏热，如易口渴、喜冷饮、怕热、小便黄、易便秘的人，或一般人在夏季食用。如金银花可治热毒疔疮；夏季食用西瓜可解口渴、利尿等。寒与凉只在程度上有差异，凉次于寒。典型中药材有金银花、石膏、知母、黄连、黄芩、栀子、菊花、桑叶、板蓝根、蒲公英、鱼腥草、淡竹叶、马齿苋、葛根等。

平性的药食材介于寒凉和温热性药食材之间，具有开胃健脾、强壮补虚的功效并容易消化。各种体质的人都适合食用。典型中药材有党参、太子参、灵芝、蜂蜜、莲子、甘草、白芍、银耳、黑芝麻、玉竹、郁金、茯苓、桑寄生、麦芽、乌梅等。

中药材的"五味"

"五味"的本义是指药物和食物的真实滋味。辛、甘、酸、苦、咸是五种最基本的滋味。此外，还有淡味、涩味。由于长期以来将涩附于酸，淡附于甘，以合五行配属关系，故习称"五味"。

"酸"能收敛固涩、帮助消化、改善腹泻。多食易伤筋骨；感冒者勿食。典型中药材有乌梅、五倍子、五味子、山楂、山茱萸等。

"苦"能清热泻火、降火气、解毒、除烦、通泄大便，还能治疗咳喘、呕恶等。多食易致消化不良、便秘、干咳等；体热者不宜多食。典型中药材有黄连、白果、杏仁、大黄、枇杷叶、黄芩、厚朴、白芍、青果等。

"甘"能滋补、和中、缓急。多食易发胖、伤齿；上腹胀闷、糖尿病患者应少食。典型中药材有人参、甘草、红枣、黄芪、山药、薏仁、熟地等。

"辛"发散风寒、行气活血，治疗风寒表征，如感冒发热、头痛身重。辛散热燥，食用过多易耗费体力，损伤津液，从而导致便秘、火气过大、痔疮等；阴虚火旺者忌用。典型中药材有薄荷、木香、川芎、茴香、紫苏、白芷、花椒、肉桂等。

"咸"泻下通便、软坚散结、消肿，用于大便干结，还可消除肿瘤、结核等。多食易致血压升高、血液凝滞；心脏血管疾病、中风患者忌食。典型中药材有芒硝、鳖甲、牡蛎、龙骨、决明子、玉米须等。

食物的"四性"

食物和药材皆有"四性"："寒""热""温""凉"四种。凉性和寒性，温性和热性，在作用上有一定同性，只是在作用大小方面稍有差别。此外，有些食物其食性平和，称为平性。能减轻或消除热证的食物，属寒凉性；能减轻和消除寒证的食物属温热性。

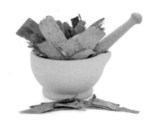

温热食物：温热性的食物多具有温补散寒、壮阳暖胃的作用。适宜寒证或阳气不足之人服食。常见的温热食物有：生姜、葱白、大蒜、姜、韭菜、南瓜、羊肉、狗肉、荔枝、龙眼、栗子、大枣、核桃仁、鳝鱼、鲢鱼、虾、海参等。

寒凉食物：寒凉性的食物具有清热泻火、滋阴生津的功效。适宜热证或阳气旺盛者食用。常见的寒凉食物有：西瓜、木瓜、梨、甘蔗、荸荠、菱角、绿豆、莲藕、芹菜、冬瓜、黄瓜、苦瓜、丝瓜、白萝卜、海带、鸭肉等。

平性食物：平性食物大多具有营养保健作用。适宜日常营养保健或者大病初愈后的营养补充。常见的平性食物有：大米、玉米、红薯、芝麻、莲子、花生、黄豆、扁豆、猪肉、鸡蛋、牛奶、胡萝卜、白菜等。

食物的"五味"

"五味"与"四气"一样，也具有阴阳五行的属性。《黄帝内经》中说："辛甘淡属阳，酸苦咸属阴。"《素问·藏气法时论》指出："辛散、酸收、甘缓、苦坚、咸软。"这是对五味作用的最早概括。

辛：能散、能行，即具有发散、行气、活血的作用。多用来治疗表证及气血阻滞之证。《黄帝内经》中说："辛以润之。"意思是说，辛味药还有润养的作用。

甘：能补、能缓、能和，即具有补益、和中、缓急止痛、调和药性的作用。多用来治疗虚证，身体诸痛，调和药性和中毒解救。

酸：能收、能涩，即具有收敛、固涩的作用。多用于治疗虚汗、泄泻、肺虚久咳、遗精滑精、遗尿尿频、崩漏带下等证。

苦：能泄、能燥、能坚。"能泄"的含义有三：一指苦能通泄；二指苦能降泄；三指苦能清泄。"能燥"指苦燥。"能坚"的含义有二：一指苦能坚阴，即泻火存阴，二指坚厚肠胃。有泻火解毒和化湿的作用，多用治热证、火证、喘咳、呕恶、便秘、湿证、阴虚火旺等证。

咸：能软、能下，即具有软坚散结、泻下通便的作用。多用来治疗大便秘结、瘰疬痰核、瘿瘤、肿瘤包块等证。

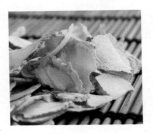

《黄帝内经》明确指出："谨和三味，骨正筋柔，气血以流，腠理以密。如是则骨气以精，谨道如法，长有天命。"说明五味调

和得当是身体健康、延年益寿的重要条件。酸味食物有收敛、固涩的作用，可用于治疗虚汗、泄泻、小便频多、滑精、咳嗽经久不止及各种出血病。但酸味容易敛邪，如感冒出汗、咳嗽初起、急性肠火泄泻，均当慎食。常见的酸性食物有醋、番茄、橄榄、

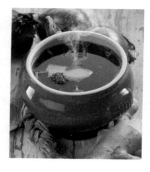

山楂等。苦味食物有清热、泻火、燥湿、解毒的作用，可用于治疗热证、湿证。但过量食用易引起腹泻，所以脾胃虚弱者宜审慎食用。常见的苦味食物有苦瓜、茶叶、百合、白果、猪肝等。辛即辣味，辛味食物有发散、行气、活血等作用，可用于治疗感冒表证及寒凝疼痛病症。但过多食用易辣的食物伤津液，积热上火。常用的辛味食物有姜、葱、辣椒、芹菜、豆豉、韭菜、酒等。甘即甜，甘味食物有补益、和中、缓和拘急的作用，可用于治疗虚证。但过量食用会导致气滞、血压升高。常见的有红糖、白糖、胡萝卜、牛奶、猪肉、牛肉、燕窝等。咸味食物有软坚、散结、泻下、补益阴血的作用，可用于治疗瘰疬（大脖子病）、痰核、痞块、热结便秘、血亏虚等病症。但过量食用会导致血行不畅。盐、猪心、猪腰、紫菜、海带等都属于咸性食物。

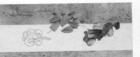

药膳的食用须知

在食用药膳时我们也需要知道，在理念上，药膳讲究的是"辩体施食，对症下药"，虽然药膳有很多优点，但它毕竟只有一定的治疗作用，也就是现在常说的"功能食品"，要讲究"对症下药"。同时，食用药膳时还应该科学忌嘴。俗话说"吃药不忌嘴，跑断医生腿"，这充分说明了忌口的重要性，不少中医文献中都有忌口的记载。但是，目前民间的忌口方式太过于苛刻而且盲目，所以我们都需要了解科学忌口的道理。

食用药膳宜合理饮食

人的体质可能因为遗传、生活环境、饮食、生活习惯等因素不同而有所不同，不同的体质在生理、病理上会有不同的表现。随着中医养生风潮的兴起，越来越多的人已经懂得"正确吃法"的重要性，也开始懂得从饮食方面来改善体质，从而达到养生的目的。其中五味合理搭配是饮食养生的一个主要方面。

粗细搭配：粗粮和细粮搭配既能提高食物蛋白质的生理利用率，又可增进食欲，经常进食少量粗粮，还能提高消化系统的功能。

干稀搭配：单吃过干食品，如米、馍，或单喝稀汤，都不符合营养要求，应该干、稀搭配，这样才可使蛋白质得到互补。

荤素搭配：素食主要是指粗粮、蔬菜等植物性食品，荤食主要指动物性食品。荤素搭配并且以素为主，可获得丰富的维生素、无机盐，并能提高蛋白质的生理利用率，保证人体对各种营养物质需要的满足。从现代科学的观点来看，单纯吃素对人体可能并无益处。

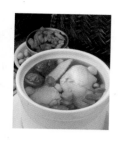

此外，中医学还反对暴饮暴食，提倡少食多餐。如孙思邈指出："不欲极饥而食，不欲顿而多，食不欲急，急则损脾，法当熟嚼令细。"

常见食物保健功效：

（1）聪耳作用：莲子、山药、荸荠、蜂蜜。

（2）明目作用：猪肝、羊肝、青鱼、枸杞子、蚌。

（3）生发作用：芝麻、韭菜子、核桃仁。

（4）乌须作用：黑芝麻、核桃仁、大麦。

（5）益智功能：五味子、核桃仁、荔枝、龙眼、大枣、百合、山药、粳米。

（6）强化筋骨：栗子、鳝鱼、盐、牛膝、杜仲。

☞食用药膳需要科学忌口

（1）认识"发物"：患病需要忌口，如感冒应以清淡饮食为主，肝癌忌食油炸食品和酒等。但忌口要讲究科学，不能忌得太过，否则反而会影响病体康复。比如慢性肾脏病患者，需以低蛋白清淡饮食为主，不能大补，但这并不意味着什么肉都不能吃，有些人因为忌得太过，到最后营养不良，反而给治疗和康复带来很大障碍。人们认为，凡患病就要忌食一切"发物"，否则会引起疾病复发或加重疾病的观点是完全没有科学根据的。营养学家认为，这些"发物"甚至可以刺激机体产生激发反应，唤醒机体免疫力，促进生理功能的恢复和提高。如泥鳅富含蛋白质、脂肪、钙、铁以及多种维生素，是保肝护肝佳品，急、慢性肝炎病人应多食之。

（2）服药后忌口：即服药后摄取哪些食物会增强或降低药物功效。例如病人正在服用健脾和胃、温中益气的中药，却又摄取一些凉性滑肠的食物，就削弱了药物的作用，起不到预期的进补和治疗效果。这时候就要注意食物与药物的相克关系，正确忌口或正确进补，如服含荆芥汤剂后应忌鱼、蟹；服用白术的汤剂后要忌桃、李、大蒜等。

（3）中医辨证施食：中医的特点是"辨证施治"，药膳也要依据这一理论，进行"辨证施食"。即根据病人的病情、病性决定忌口。对病人食物的选择要根据食物的性味，结合疾病情况及天时气候、地理环境、生活习惯等诸多因素实行辨证施食。总结起来，忌口的原则有四点："因病忌口""因药忌口""因时忌口"和"因体型忌口"。

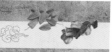

中药材的使用须知

药膳用中药材大部分取自野生植物药，小部分取自野生动物药，极少部分取自矿物质。在使用中药材前对中药有一个大致的了解能更好地帮助我们认识药材，这里我们从中药材的来源和命名、中药材炮制的目的和意义、中药材的配伍禁忌、中药材的妊娠禁忌和服药禁忌以及中药材的用量和用法等五个方面来介绍这些相关的知识。值得注意的是，在药膳的搭配时，需严格遵守中药材的配伍禁忌（即十八反、十九畏）来进行搭配。

中药材的来源和命名

随着社会的进步发展，医药事业的需要，人们进行药用植物、动物的栽培和饲养能力越来越强，药物来源也越来越丰富了。

药膳用药物野生植物有：甘草、麻黄、桔梗、柴胡等。

药膳用栽培植物有：人参、党参、川芎、山药等。

药膳用野生动物药有：猴枣、九香虫等。

药膳用饲养动物药有：麝香、牛黄、鸡内金、蜂蜜等。

除从上述几方面得到的药物外，我国还从国外引进一些药物品质，如胡桃、砂仁、白豆蔻等。

药膳用药材命名方法丰富多彩。有的按产地命名，如川贝母，产于四川；有的是根据药物性状命名，如人参，其形态像人形；有的是按颜色命名，如红花、黑豆、绿豆等；有的是根据药物的气味命名，如麝香、五味子等；有的是根据生长特点命名，如冬虫夏草、月季花等；有的是按用药部分命名，如葛根，药用其根；有的按其功效命名，如何首乌，因能令人头发乌黑，是何家祖宗三代吃此药，使头发乌黑，故叫此名。

中药材炮制的目的和意义

为了使药材保持清洁纯净，首先必须除去药物的泥沙、杂质、瘀血、毛桩和非药用部分。如杏仁去皮、麻黄分开根茎等。

矫正药材的不良气味，消除腥味或减轻臭味，有利于提高药膳食品香味。如桩白皮用麸麦炒，可以除去臭味。提高药物疗效，增强补益和治疗作用。如奶制茯苓、人参等。降低或消除药物和食物的毒性或副作用；转变药材和食物的性能，保持特定的营养。如

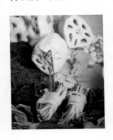

生半夏用生姜汁制过，不致刺激喉咙，使人中毒；生地清热凉血，酒蒸成为熟地，就变为性温而补血；常山用醋制，催吐的作用加强。

便于制剂、服用和保存。如为了切片或碾碎，用泡炒各法；为了使药物干燥，便于保存，用烘、晒、阴干等法。

✎中药材的配伍禁忌

目前，中医学界共同认可的配伍禁忌为"十八反"和"十九畏"。

十八反

本草明言十八反，半蒌贝蔹及攻乌，藻戟遂芫具战草，诸参辛芍叛藜芦。

其意思即甘草反甘遂、大戟、海藻、芫花，乌头反贝母、瓜蒌、半夏、白蔹、白及，藜芦反人参、沙参、丹参、玄参、苦参、细辛、芍药。

十九畏

硫黄原是火中精，朴硝一见便相争。水银莫与砒霜见，狼毒最怕密陀僧。

巴豆性烈最为上，偏与牵牛不顺情。丁香莫与郁金见，牙硝难合京三棱。

川乌草乌不顺犀，人参最怕五灵脂。官桂善能调冷气，若逢石脂便相欺。

大凡修合看顺逆，炮爁炙煿莫相依。

其意思即硫黄畏朴硝，水银畏砒霜，狼毒畏密陀僧，巴豆畏牵牛，丁香畏郁金，川乌、草乌畏犀角，牙硝畏三棱，官桂畏石脂，人参畏五灵脂。

✎中药材的妊娠禁忌和服药禁忌

妊娠用药禁忌：妊娠禁忌药物是指妇女在妊娠期，除了要中断妊娠或引产外，禁用或须慎用的药物。根据临床实践，将妊娠禁忌药物分为"禁用药"和"慎用药"两大类。禁用的药物多属剧毒药或药性峻猛的药，以及堕胎作用较强的药；慎用药主要是大辛大热药、破血活血药、破气行气药、攻下滑利药以及温里药中的部分药。

禁用药：水银、砒霜、雄黄、轻粉、甘遂、大戟、芫花、牵牛子、商陆、马钱子、蟾蜍、川乌、草乌、藜芦、胆矾、瓜蒂、巴豆、麝香、干漆、水蛭、三棱、莪术、斑蝥。

慎用药：桃仁、红花、牛膝、川芎、姜黄、大黄、番泻叶、牡丹皮、枳实等。

服药时的饮食禁忌：饮食禁忌简称食忌，也就是通常所说的忌口。如地黄、何首乌忌葱、蒜、萝卜，薄荷忌鳖肉。另外，由于疾病的关系，在服药期间，凡属生冷、黏腻、腥臭等不易消化及有特殊刺激性的食物，都应根据需要予以避免。

✿ 中药材的用量和用法

服用中药有时间讲究，而且特殊病症需要同时服用中药和西药，也是需要区分服用中药和西药的时间间隔。对大多数药物来说，如果医生无特别嘱咐，一般在饭后两小时左右服用，通常需一天口服2次。

中药与西药：服用间隔1～2小时为好，因西药容易同中药里的鞣质发生化学变化失去药效。

散寒解表药：应趁热温服，服后可喝少量热粥，

以助药力，随即上床休息，
盖上被子，捂至全身微微
出汗为宜。

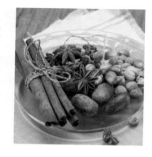

清热解表药：则宜放
至稍温凉后服用。

温阳补益类药物：宜
于清晨至午前服用。

驱虫药：应在睡前空
腹服用，不宜在饭后服用。

安神药：应在晚上睡前服用，不宜白天服用。

口服是临床使用中药的主要给药途径。服用方法
是否得当，对药物疗效有一定影响。

汤剂：宜温服，寒证用热药宜热服，热证用寒药
宜冷服。

丸剂：颗粒较小者，可直接用温开水送服；大蜜
丸者，可以分成小粒吞服；若水丸质硬者，可用开水
溶化后服。

散剂、粉剂：可用蜂蜜加以调和送服，或装入胶
囊中吞服，避免直接吞服，刺激咽喉。

膏剂：宜用开水冲服，避免直接倒入口中吞咽，
以免粘喉引起恶心、呕吐。

冲剂、糖浆剂：冲剂宜用开水冲服，糖浆剂可用
少量开水冲服，也可以直接吞服。

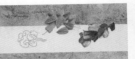

正确煎煮中药

明朝医学家李时珍曾说过："凡物汤药虽品物专精，修治如法，而煎煮者，鲁莽造次，水火不良，火候失度，则药以无功"。可见，只有正确煎煮中药，才能真正发挥出汤剂的疗效。要做到正确的煎煮这些中药，需要注意几个方面，包括煎煮中药的用具、用水、火候、时间以及煎煮方法。中药材的煎煮方法很重要，一般药物可以同时煎，但部分药物需做特殊处理。有的需要先煎，有的需要后下，有的需要包煎，还有一些需要在煎煮前烊化等。

煎煮中药的用具

正确选用煎煮用具可避免中药变性，保持药物的有效成分及保温等，煎药用具一般以瓦罐、砂锅为好，搪瓷器皿或铝制品也可，忌用铁器、容器，因为有些药物与铜、铁一起加热之后，会起化学变化，或降低溶解度。煎具的容量应该大些，以利于药物的翻动，煎药时要加盖，以防药物有效成分损失过多。

煎煮中药的用水

一般情况下，煎煮中药时使用洁净的冷水，如自来水、井水、蒸馏水均可。根据药物的特点和疾病的性质，也有用酒或水酒合煎。用水量可视药量、药物质地及煎药时间而定，一般以漫过药面 3 ～ 5 厘米为宜。目前，每剂药多煎 2 次，有的煎煮 3 次，第一煎水量可适当多一些，第二三煎则可略少。每次煎得量为 100 ～ 150 毫升即可。

煎煮中药的火候

煎煮一般药宜先用大火后用小火，也就是前人所说先用武火（急火）后用文火（慢火）。同一药物因煎煮时间不同，其性能与临床应用也存在差异，煎煮解表药及其他芳香性药物、泻下药时，时间宜短，其火宜急，水量宜少。煎煮补益药时，其火宜慢、煎煮时间宜长，水量略多。有效成分不易煎出的矿物类、骨角类、贝壳类、甲壳类药，宜用小火久煎，以使有效成分更充分地溶出。如果将药煎煮焦枯，则应丢弃不用，以免发生不良反应。

煎煮中药的时间

药性不同，煎煮时间不一。一般来讲，解表药类宜用快煎，头煎 10 ～ 15 分钟，二煎 10 分钟；滋补类药物用慢煎，头煎 30 ～ 40 分钟，二煎 25 ～ 30 分钟；一般药物 20 ～ 25 分钟，二煎沸后15 ～ 20 分钟；有先煎药时需

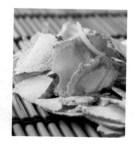

先煎 10～30 分钟，后下药应在最后 5～10 分钟入锅。

煎煮中药的方法

煎制中药汤剂时应特别注意以下几点。

先煎：如制川乌、制附片等药材，应先煎半小时后再放入其他药同煎。生用时煎煮时间应加长，以确保用药安全。川乌、附子等药材，无论生用还是制用，因久煎可以降低其毒性、烈性，所以都应先煎。

后下：如薄荷、白豆蔻、大黄等药材，因其有效成分煎煮时容易挥散或分解，煎煮时宜后下，待其他药材煎煮将成时投入，煎沸几分钟即可。

包煎：如车前子、葶苈子等较细的药材，由于其所含的淀粉、黏液质较多，所以需要包煎。

另煎：如人参、西洋参等贵重药材宜另煎，以免煎出的有效成分被其他药渣吸附，造成浪费。

烊化：如阿胶、鹿角胶、龟胶等胶类药，由于其黏性比较大，煎煮时容易熬焦，宜另行烊化，再与其他药汁兑服。

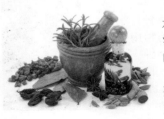

冲服：如芒硝等入水即化的药材及竹沥等汁液性药材，宜用煎好的其他药液或开水冲服。

泡服：即可以像泡茶一样用开水直接冲泡，如菊花、胖大海等。

食材的使用须知

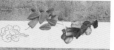

食物对疾病有食疗作用，但如运用不当，也可以引发病或加重病情。因此，在使用药膳食疗的过程中，一定要掌握一些食材的使用禁忌知识，才能安全有效地避开这些误区，从而让养生更具有科学性和安全性。同时，食物与中药材的搭配也需注意，这些知识都是前人在日常生活中总结出来的经验，值得我们重视。所以，我们在烹调药膳时应特别注意中药与食物的配伍禁忌，只有了解了这些禁忌，才能更好地规避这些问题。

食材的食用禁忌

1. 不适合某些人吃的食物

白萝卜：身体虚弱的人不宜吃。

茶：空腹时不要喝，失眠、身体偏瘦的人要尽量少喝。

麦芽：孕妇不适合吃。

薏仁：孕妇不适合吃。

西瓜：胃弱的人不适合吃。

桃子：产后腹痛、经闭、便秘的人忌食。

绿豆：脾胃虚寒的人不宜食。

香蕉：胃溃疡的人不能吃。

2. 不宜搭配在一起食用的食物

牛奶和菠菜一起吃会中毒。

柿子和螃蟹一起吃会腹泻。

羊肉和奶酪一起吃会伤五脏。

芥菜和兔肉一起吃会引发疾病。

3. 不宜多吃的食物

木瓜多吃会损筋骨，使腰部和膝盖没有力气。

杏仁吃太多会引起宿疾，使人目盲发落。

醋多吃会伤筋骨、损牙齿。

生枣多食，令人热渴气胀。

李子多吃，会使人虚弱。

酒喝得太多会伤肠胃、损筋骨、麻醉神经、影响神智和寿命。

盐吃得太多，伤肺喜咳，令人皮肤变黑、损筋力。

糖吃得太多，会生蛀牙，使人情绪不稳定。

肉类吃得太多，会让血管硬化、导致心脏病等。

❤ 食材与药材的搭配禁忌

猪心：不能与吴茱萸同食。

猪血：不能与地黄、何首乌、黄豆同食。

猪肝：不能与荞麦、豆酱、鲤鱼肠子、鱼肉同食

鸭蛋：不能与李子、桑葚同食。

狗肉：不能与商陆、杏仁同食。

羊肉：不能与半夏、菖蒲、铜、丹砂、醋同食。

鲫鱼：不能与厚朴、麦门冬、芥菜、猪肝同食。

龟肉：不能与酒、果、苋菜同食。

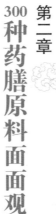

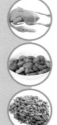

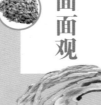

第二章
300种药膳原料面面观

120 种药膳常用食物功能表 >>>>>

大米（谷物粮豆类）

【性味归经】味甘,性平。归脾、胃、肺经。
【功效主治】大米有补中益气、健脾养胃、通血脉、聪耳明目、止烦、止渴、止泻的功效。

小米（谷物粮豆类）

【性味归经】性凉,味甘。归脾、肾经。
【功效主治】有健脾、和胃、安眠等功效。对缓解精神压力、紧张、乏力等有很大的作用。

黑米（谷物粮豆类）

【性味归经】性平,味甘。归脾、胃经。
【功效主治】具有健脾开胃、补肝明目、滋阴补肾、益气强身、养精固肾的功效。

糯米（谷物粮豆类）

【性味归经】性温,味甘。归脾、肺经。
【功效主治】具有补养体气、温补脾胃的功效,还能够缓解气虚所导致的盗汗, 妊娠后腰腹坠胀等症状。

高粱（谷物粮豆类）

【性味归经】性温，味甘、微涩。归脾、胃经。

【功效主治】具有凉血、解毒、和胃、健脾、止泻的功效，可治疗消化不良、积食、小便不利等。

大麦（谷物粮豆类）

【性味归经】性凉，味甘。归脾、胃经。

【功效主治】具有和胃、宽肠、利水的功效。对食滞泄泻、小便淋痛、水肿、汤火伤等病症有食疗作用。

小麦（谷物粮豆类）

【性味归经】性凉，味甘。归心经。

【功效主治】具有养心神、敛虚汗、生津止汗、养心益肾、镇静益气、健脾厚肠、除热止渴的功效。

燕麦（谷物粮豆类）

【性味归经】性温，味甘。归脾、心经。

【功效主治】具有健脾、益气、补虚、止汗、养胃、润肠的功效。可改善血液循环、缓解生活工作带来的压力。

荞麦（谷物粮豆类）

【性味归经】性平，味甘。归脾、胃、大肠经。

【功效主治】具有健胃、消积、止汗的功效，能辅助治疗胃痛胃胀、消化不良、食欲缺乏、肠胃积滞、慢性泄泻等病症。

绿豆（谷物粮豆类）

【性味归经】性凉，味甘。归心、胃经。

【功效主治】具有降压、降脂、滋补强壮、调和五脏、保肝、清热解毒、消暑止渴、利水消肿的功效。

黄豆（谷物粮豆类）

【性味归经】性平，味甘。归脾经。

【功效主治】具有健脾、益气、润燥、补血、降低胆固醇、利水、抗癌之功效。对缺铁性贫血有益。

黑豆（谷物粮豆类）

【性味归经】性平，味甘。归心、肾经。

【功效主治】具有祛风除湿、调中下气、活血、解毒、利尿、明目等功效。

蚕豆（谷物粮豆类）

【性味归经】性平，味甘。归脾、胃经。

【功效主治】具有健脾益气、祛湿、抗癌等功效。

芝麻（谷物粮豆类）

【性味归经】性平，味甘。归肝、肾、肺、脾经。

【功效主治】具有润肠、通乳、补肝、益肾、养发、强身体、抗衰老等食疗作用。

腐竹（谷物粮豆类）

【性味归经】性平，味甘。归肺经。

【功效主治】具有良好的健脑作用，能预防阿尔茨海默病、降低血液中胆固醇的含量。

豆腐（谷物粮豆类）

【性味归经】性凉，味甘。归脾、胃、大肠经。

【功效主治】能益气宽中、生津润燥、清热解毒、和脾胃、抗癌，还可以降低血铅浓度、保护肝脏、促进机体代谢。

猪肉（肉禽类）

【性味归经】性温，味甘。归脾、肾经。

【功效主治】具有滋阴润燥、补虚养血的功效，对消渴羸瘦、热病伤津、便秘等有很好食疗效果。

猪腰（肉禽类）

【性味归经】性平，味甘、咸。归肾经。

【功效主治】具有滋补肾脏、健肾补腰、和肾理气、补肾益精、利水等功效。

猪肝（肉禽类）

【性味归经】性温，味甘、苦。归肝经。

【功效主治】可预防眼睛干涩、疲劳，可调节和改善贫血病人造血系统的生理功能，还能增强免疫力。

猪肚（肉禽类）

【性味归经】味甘，性温。归脾、胃经。

【功效主治】有补虚损、健脾胃的功效，多用于脾虚腹泻、虚劳瘦弱、消渴、小儿疳积、尿频或遗尿。

牛肉（肉禽类）

【性味归经】性平，味甘。归脾、胃经。

【功效主治】补脾胃、益气血、强筋骨。对虚损羸瘦、消渴、脾弱不运、癖积、水肿、腰膝酸软、久病体虚、面色萎黄、头晕目眩等病症有食疗作用。

牛筋（肉禽类）

【性味归经】性平，味甘。归肝经。

【功效主治】具有补肝强筋，补气益血，温中暖中的功效。主治虚劳羸瘦、腰膝酸软、产后虚冷、腹痛寒疝、中虚反胃。

羊肉（肉禽类）

【性味归经】性热，味甘。归脾、胃、肾、心经。

【功效主治】可益气补虚、促进血液循环、使皮肤红润、增强御寒能力。帮助消化、补肾壮阳的作用。

驴肉（肉禽类）

【性味归经】性凉，味甘、酸。归心、肝经。

【功效主治】具有安神养血的功效。

鸡肉（肉禽类）

【性味归经】性平、温，味甘。归脾、胃经。

【功效主治】具有温中益气、补精添髓、益五脏、补虚损、健脾胃、强筋骨的功效，可提高自身免疫力。

鸡肝（肉禽类）

【性味归经】味甘苦，性微温。归肝、肾经。

【功效主治】补血、保护眼睛，维持正常视力，防止眼睛干涩、疲劳，维持健康的肤色。

鹅肉（肉禽类）

【性味归经】性平，味甘。归脾、肺经。

【功效主治】具有暖胃生津、补虚益气、和胃止渴、祛风湿、防衰老之功效。

鸭肉（肉禽类）

【性味归经】性寒，味甘、咸。归脾、胃、肺、肾经。

【功效主治】具有养胃滋阴、清肺解热、大补虚劳、利水消肿之功效。

兔肉（肉禽类）

【性味归经】性凉，味甘。归肝、脾、大肠经。

【功效主治】具有滋阴凉血、益气润肤、解毒祛热的功效，还可以提高记忆力，防止脑功能衰退。

鸽肉（肉禽类）

【性味归经】性平，味咸。归肝、肾经。

【功效主治】具有补肾、益气、养血之功效，可调补气血、提高性欲等。

麻雀肉（肉禽类）

【性味归经】性温，味甘。归肾经。

【功效主治】具有补肾壮阳、益精固涩的功效，主治肾虚阳痿、早泄、遗精、腰膝酸软、疝气、小便频数等症。

鹌鹑（肉禽类）

【性味归经】性平，味甘。归大肠、脾、肺、肾经。

【功效主治】具有补五脏、益精血、温肾助阳之功效，男子经常食用鹌鹑，可增强性功能、壮筋骨。

鸡蛋（蛋类）

【性味归经】性平，味甘。归心、脾经。
【功效主治】具有益精补气、润肺利咽、清热解毒、护肤美肤、延缓衰老、滋阴润燥、养血熄风的功效。

鸭蛋（蛋类）

【性味归经】性微寒，味甘、咸。归肺、大肠经。
【功效主治】具有清热解毒、滋阴清肺、凉血止痢，可辅助治疗喉痛、牙痛、热咳、胸闷等。

鹅蛋（蛋类）

【性味归经】性微温，味甘。归脾、胃经。
【功效主治】具有补中益气、补脑益智、温中散寒，适合脑力劳动者、记忆衰退者、气虚者、怕冷者以及体虚贫血者食用。

鸽子蛋（蛋类）

【性味归经】性平，味甘、咸。归心、肝经。
【功效主治】具有益气养血、美颜润肤、补脑益智、疏肝除烦，可辅助治疗贫血、月经不调等症。

鹌鹑蛋（蛋类）

【性味归经】性平，味甘。归心、肾经。
【功效主治】具有强筋壮骨、补气益气、祛风湿的功效。

松花蛋（蛋类）

【性味归经】性寒，味辛、涩、甘、咸。归胃经。
【功效主治】增进食欲，促进营养的消化吸收，中和胃酸，具有润肺、养阴止血、止泻、降压的功效。

黑木耳（菌菇类）

【性味归经】性平、味甘。归胃、大肠经。
【功效主治】有益气、充饥、轻身强智、止血止痛、补血活血等功效。

银耳（菌菇类）

【性味归经】性平、味甘。归心、肺经。
【功效主治】具有滋补生津、润肺养胃的功效。主治虚劳咳嗽、痰中带血、津少口渴、病后体虚、气短乏力。

草菇 (菌菇类)

【性味归经】性平，味甘。归脾、
胃经。

【功效主治】具有清热解暑、养阴生津、降血压、
降血脂、滋阴壮阳、增加乳汁等功效，可预防坏血病，
促进创口愈合，护肝健胃，增强人体免疫力。

香菇 (菌菇类)

【性味归经】性平、味甘。归胃、肝经。

【功效主治】主治食欲减退，少气乏力。

茶树菇 (菌菇类)

【性味归经】性平、味甘。归脾、胃、
肾经。

【功效主治】可有降血糖、降血压、补肾缩尿、益
气补虚、增强免疫力、防癌抗癌、抗衰老。

平菇 (菌菇类)

【性味归经】性凉、味甘，归胃、大
肝经。

【功效主治】有降低血糖、降低血脂、预防动脉硬
化和肝硬化的作用。

金针菇 (菌菇类)

【性味归经】性凉，味甘。归脾、大肠经。

【功效主治】具有补肝、益肠胃、抗癌之功效，对肝病、胃肠道炎症、溃疡、肿瘤等病症有食疗作用。

竹荪 (菌菇类)

【性味归经】性凉，味甘。归肺、胃经。

【功效主治】具有滋补强壮、益气补脑、宁神健体的功效。

猴头菇 (菌菇类)

【性味归经】味甘、性平。归脾、胃经。

【功效主治】有补脾益气，助消化的功效。

鸡腿蘑 (菌菇类)

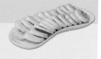

【性味归经】味苦，性平。归心、胃经。

【功效主治】具有调节体内糖代谢、降低血糖的作用，对糖尿病人和高血脂患者有保健作用。

口蘑（菌菇类）

【性味归经】味甘，性平。归肺、心二经。
【功效主治】具有宣肺解表，益气安神的功效，用于小儿麻疹，心神不安，失眠等。

草鱼（水产类）

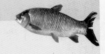

【性味归经】性温，味甘。归肝、胃经。
【功效主治】具有暖胃、平肝、祛风、截疟、降压、祛痰及轻度镇咳等功能，是温中补虚的养生食品。

鲢鱼（水产类）

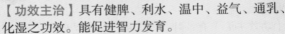

【性味归经】性温，味甘。归脾、胃经。
【功效主治】具有健脾、利水、温中、益气、通乳、化湿之功效。能促进智力发育。

鲇鱼（水产类）

【性味归经】性温，味甘。归胃、膀胱经。
【功效主治】具有滋阴开胃、催乳利尿的功效。

鲤鱼〔水产类〕

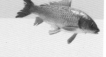

【性味归经】味甘，性平。归脾、肾、肺经

【功效主治】具有健胃、滋补、催乳、利水之功效。男性吃雄鲤鱼，有健脾益肾、止咳平喘之功效。

带鱼〔水产类〕

【性味归经】性温，味甘。归肝、脾经。

【功效主治】具有暖胃、泽肤、补气、养血、健美以及强心补肾、舒筋活血、消炎化痰之功效。

鲫鱼〔水产类〕

【性味归经】性平，味甘。归脾、胃、大肠经。

【功效主治】可补阴血、通血脉、补体虚，还有益气健脾、利水消肿、清热解毒、通络下乳之功效。

虾〔水产类〕

【性味归经】性温，味甘、咸。归脾、肾经。

【功效主治】具有补肾、壮阳、通乳之功效。

泥鳅（水产类）

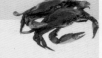

【性味归经】性平，味甘。归肝、脾经。
【功效主治】具有暖脾胃、祛湿、壮阳、止虚汗、补中益气、强精补血之功效。

螃蟹（水产类）

【性味归经】性寒，味咸。归肝、胃经。
【功效主治】具有舒筋益气、理胃消食、通经络、散诸热、清热、滋阴之功。

田螺（水产类）

【性味归经】性寒，味甘。归脾、胃、肝、大肠经。
【功效主治】具有清热、明目、解暑、止渴、醒酒、利尿通淋等功效。

鲈鱼（水产类）

【性味归经】性平、淡，味甘。归肝、脾、肾经。
【功效主治】具有健脾益肾、补气安胎、健身补血等功效。

海带（水产类）

【性味归经】性寒，味咸。归肝、胃、肾三经。

【功效主治】能化痰、软坚、清热、降血压、防治夜盲症、维持甲状腺功能。

紫菜（水产类）

【性味归经】性寒，味甘、咸。归肺经。

【功效主治】有利水消肿、乌发明目、软坚散结的食疗作用，紫菜中含有较多的碘，可以防治单纯甲状腺肿大。

蛤蜊（水产类）

【性味归经】性寒、味咸。归胃经。

【功效主治】有滋阴、软坚、化痰的作用，可滋阴润燥。

海蜇（水产类）

【性味归经】性平，味咸。归肝、肾经。

【功效主治】具有清热解毒、化痰软坚、降压消肿等食疗作用。

白菜〔蔬菜类〕

【性味归经】性平，味苦、辛、甘。归肠、胃经。

【功效主治】具有通利肠胃、清热解毒、止咳化痰、利尿养胃的功效。

包菜〔蔬菜类〕

【性味归经】性平，味甘。归脾、胃经。

【功效主治】有补骨髓、润脏腑、益心力、壮筋骨、祛结气、清热止痛、增强食欲、促进消化、预防便秘的功效。

菠菜〔蔬菜类〕

【性味归经】性凉，味甘、辛。归大肠、胃经。

【功效主治】具有促进肠道蠕动的作用，利于排便，对痔疮、慢性胰腺炎、便秘、肛裂等有食疗作用。

油菜〔蔬菜类〕

【性味归经】性温，味辛。归肝、肺、脾经。

【功效主治】具有活血化瘀、消肿解毒、促进血液循环、润肠通便、美容养颜、强身健体的功效。

芹菜（蔬菜类）

【性味归经】性凉，味甘、辛。归肺、胃经。

【功效主治】具有清热除烦、平肝、利水消肿、凉血止血的作用。

生菜（蔬菜类）

【性味归经】性凉，味甘。归心、肝经。

【功效主治】具有清热安神、清肝利胆、养胃的功效。

西红柿（蔬菜类）

【性味归经】性凉，味甘、酸。归肺、肝、胃经。

【功效主治】具有止血降压、利尿、健胃消食、生津止渴、清热解毒、凉血平肝的功效。

西葫芦（蔬菜类）

【性味归经】性寒，味甘。归肺、肾经。

【功效主治】具有除烦止渴、润肺止咳、清热利尿、消肿散结的功效。

竹笋（蔬菜类）

【性味归经】性微寒，味甘。归胃、大肠经。

【功效主治】具有清热化痰、益气和胃、治消渴、利水道、利膈爽胃、帮助消化、去食积、防便秘等功效。

莴笋（蔬菜类）

【性味归经】性凉，味甘、苦。归胃、膀胱经。

【功效主治】有增进食欲、刺激消化液分泌、促进胃肠蠕动、利尿、降低血压等功效。

韭菜（蔬菜类）

【性味归经】性温，味甘、辛。归肝、肾经。

【功效主治】具有温肾助阳、益脾健胃、行气活血的功效。

红薯（蔬菜类）

【性味归经】性平，味甘。归脾、胃经。

【功效主治】具有补虚乏、益气力、健脾胃、强肾阴以及和胃、暖胃、益肺等功效。

洋葱〔蔬菜类〕

【性味归经】性温，味甘、微辛。归肝、脾、胃经。

【功效主治】具有散寒、健胃、发汗、祛痰、杀菌、降血脂、降血压、降血糖、抗癌之功效。

青椒〔蔬菜类〕

【性味归经】性热，味辛。归心、脾经。

【功效主治】具有温中下气、散寒除湿的功效，可增强人的体力，缓解疲劳。

花菜〔蔬菜类〕

【性味归经】性凉，味甘。归肝、肺经。

【功效主治】具有爽喉、开声、润肺、止咳、止咳、抗癌、润肠等功效。

西蓝花〔蔬菜类〕

【性味归经】性凉，味甘。归肝、肺经。

【功效主治】有爽喉、开声、润肺、止咳的功效。能够预防胆固醇氧化，防止血小板凝集，从而预防心脏病与中风。

黄豆芽（蔬菜类）

【性味归经】性凉，味甘。归脾、大肠经。

【功效主治】具有清热明目、补气养血、消肿除痹、祛黑痣、治疣赘、润肌肤等功效。

绿豆芽（蔬菜类）

【性味归经】性凉，味甘。归胃经。

【功效主治】具有清暑热、通经脉、解诸毒的功效。

雪里蕻（蔬菜类）

【性味归经】性温，味甘、辛。归肝、胃、肾经。

【功效主治】具有解毒消肿、开胃消食、温中理气的功效。

茼蒿（蔬菜类）

【性味归经】性温，味甘。归肝、肾经。

【功效主治】具有平补肝肾、缩小便、宽中理气的作用，对于心悸、怔忡、失眠多梦、心烦不安、痰多咳嗽、腹泻、胃脘胀痛等病症有食疗作用。

土豆（蔬菜类）

【**性味归经**】性平，味甘。归胃、肠经。

【**功效主治**】具有和胃调中、健脾益气、延缓衰老的功效。

莲藕（蔬菜类）

【**性味归经**】性凉，味甘。归肺、胃经。

【**功效主治**】具有滋阴养血的功效，可以补五脏之虚、强壮筋骨、补血养血。

苹果（水果类）

【**性味归经**】性凉，味甘、微酸。归脾、肺经。

【**功效主治**】具有润肺、健胃、生津、止渴、止泻、消食、顺气、醒酒的功能，而且对于癌症有良好的食疗作用。

梨（水果类）

【**性味归经**】性寒，味甘、微酸。归肺、胃经。

【**功效主治**】有止咳化痰、清热降火、养血生津、润肺去燥、润五脏、镇静安神等功效。

橘子（水果类）

【性味归经】性平，味甘、酸。归肺、脾、胃经。

【功效主治】具有开胃理气、生津润肺、化痰止咳等功效。

橙子（水果类）

【性味归经】性凉，味甘、酸。归肺、脾、胃经。

【功效主治】有化痰、健脾、温胃、助消化、增食欲、增强毛细血管韧性、降低血脂等功效。

柚子（水果类）

【性味归经】性寒，味甘、酸。归肺、脾经。

【功效主治】有助于下气、消食、醒酒、化痰、健脾、生津止渴、增食欲。

草莓（水果类）

【性味归经】性凉，味甘、酸。归肺、脾经。

【功效主治】具有生津润肺、健脾、解酒的功效。

葡萄（水果类）

【性味归经】性平，味甘、酸。归肺、脾、肾经。

【功效主治】具有滋补肝肾、养血益气、强壮筋骨、生津除烦、健脑养神的功效。

西瓜（水果类）

【性味归经】性寒，味甘。归心、胃、膀胱经。

【功效主治】具有清热解暑、除烦止渴、降压美容、利水消肿等功效。

香蕉（水果类）

【性味归经】性寒，味甘。归脾、胃、大肠经。

【功效主治】具有清热、通便、解酒之功效。

猕猴桃（水果类）

【性味归经】性寒，味甘、酸。归胃、膀胱经。

【功效主治】有生津解热、调中下气、止渴利尿、滋补强身之功效。

菠萝（水果类）

【性味归经】性平，味甘。归脾、胃经。
【功效主治】具有清暑解渴、消食止泻、补脾胃、固元气、益气血、消食等功效。

山竹（水果类）

【性味归经】性平，味甘、微酸。归脾经。
【功效主治】具有降燥、清凉解热的作用，对于皮肤病、营养不良的人群有很好的食疗效果。

荔枝（水果类）

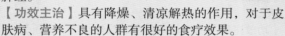

【性味归经】性热，味甘。归心、脾经。
【功效主治】食鲜荔枝能生津止渴、和胃平逆。干荔枝水煎或煮粥食用有补肝肾、健脾胃、益气血的功效。

石榴（水果类）

【性味归经】性温，味甘、酸、涩。归肺、肾、大肠经。
【功效主治】具有生津止渴、涩肠止泻、杀虫止痢的功效。

花生（坚果类）

【性味归经】性平，味甘。归脾、肺经。
【功效主治】有健脾和胃、补血养血之功效。可以促进人体的新陈代谢、增强记忆力，可益智、抗衰老、延长寿命。

葵瓜子（坚果类）

【性味归经】性平，味甘。归心、大肠经。
【功效主治】具有补虚损、降血脂、抗癌、通便之功效。

板栗（坚果类）

【性味归经】性温，味甘、平。归脾、胃、肾经。
【功效主治】具有养胃健脾、补肾强腰之功效。

腰果（坚果类）

【性味归经】性平，味甘。归脾、胃、肾经。
【功效主治】对食欲缺乏、心衰、下肢水肿及多种炎症有显著功效。

开心果（坚果类）

【性味归经】性平，味甘。归脾、胃经。

【功效主治】具有抗衰老、润肠通便、强身健体的功效，有利于机体排毒。

松子（坚果类）

【性味归经】性平，味甘。归肝、肺、大肠经。

【功效主治】具有强阳补骨、滋阴养液，补益气血，润燥滑肠之功效。

榛子（坚果类）

【性味归经】性平，味甘。归脾、胃、肾经。

【功效主治】有补脾胃、益气、明目的功效，并对消渴、盗汗、夜尿频多等肺肾功能不足之症颇有益处。

牛奶（奶类）

【性味归经】性平，味甘，归肺胃经。

【功效主治】具有帮助睡眠、缓解疲劳的功效。

羊奶（奶类）

【性味归经】性温，味甘。归肺、胃经。

【功效主治】具有补肾虚、益精气、养心肺、治消渴、疗虚劳的功效。

酸奶（奶类）

【性味归经】性平，味酸、甘。归心、肺、胃经。

【功效主治】促进胃液分泌、提高食欲、促进和加强消化的功效。

大蒜（调味料类）

【性味归经】性温，味辛。归脾、胃、肺经。

【功效主治】能杀菌，促进食欲，调节血脂、血压、血糖，可预防心脏病，抗肿瘤，保护肝脏，增强生殖功能。

葱（调味料类）

【性味归经】性温、味辛。归肺、胃经。

【功效主治】具有杀菌、通乳、利尿、发汗和安眠的药效，对风寒感冒轻症、痈肿疮毒、痢疾脉微、寒凝腹痛、小便不利等病症有食疗作用。

花椒（调味料类）

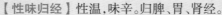

【性味归经】性温，味辛。归脾、胃、肾经。
【功效主治】有芳香健胃、温中散寒、除湿止痛、杀虫解毒、止痒解腥之功效，对呕吐、风寒湿痹、牙痛等症有食疗作用。

胡椒（调味料类）

【性味归经】性热，味辛。归胃、大肠经。
【功效主治】有温中、下气、消痰、解毒的功效，对脘腹冷痛、反胃、呕吐清水、泄泻、冷痢等有食疗作用。

黄酒（调味料类）

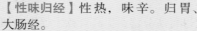

【性味归经】味苦，性微温。归肝、肾经。
【功效主治】具有补血养颜、活血祛寒、通经活络的作用，能有效抵御寒冷刺激，预防感冒。

白酒（调味料类）

【性味归经】性温，味苦、甘。归肝、胃、肺经。
【功效主治】具有消除身体疲劳、开胃消食的功效。

醋（调味料类）

【性味归经】性温，微酸、苦。归肝、胃经。

【功效主治】具有活血散瘀、消食化积、解毒的功效。

香油（调味料类）

【性味归经】性温，味甘、辛。

【功效主治】具有补虚、润肠通便、润嗓利咽之功效。有助于促进消化、增强食欲。

菜籽油（调味料类）

【性味归经】性温，味甘、辛。归心、大肠经。

【功效主治】具有补虚、润肠之功效，延缓衰老、有助于血管、神经、大脑的发育。

橄榄油（调味料类）

【性味归经】性平，味辛、甘。归心、胃、大肠经。

【功效主治】有开胃、润肤、促进血液循环之功效，可以降血脂、血糖，治疗肠胃疾病。

180 种药膳常用中药功能表 >>>>>

人参 (补气药)

【性味归经】性温，味甘、苦。归心、肺、脾经。

【功效主治】大补元气、复脉固脱、生津安神。用于体虚欲脱、肢冷脉微、久病虚羸、惊悸失眠。

西洋参 (补气药)

【性味归经】性凉，味甘、微苦。归心、肺、肾经。

【功效主治】能益肺阴、清虚火、生津止渴。

太子参 (补气药)

【性味归经】性平，味甘、微苦。归脾、肺经。

【功效主治】用于脾虚体弱、病后虚弱、气阴不足。

黄芪 (补气药)

【性味归经】性温，味甘。归肺、脾、肝、肾经。

【功效主治】能补气固表、利水消肿、排脓敛疮。

山药（补气药）

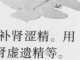

【性味归经】性平，味甘。归脾、肺、肾经。

【功效主治】补脾养胃、生津益肺、补肾涩精。用于脾虚食少、久泻不止、肺虚喘咳、肾虚遗精等。

大枣（补气药）

【性味归经】性温，味甘。归脾、胃经。

【功效主治】补脾和胃、益气生津、调营卫。用于胃虚食少、脾弱便溏、营卫不和等。

蜂蜜（补气药）

【性味归经】性平，味甘。归脾、肺、大肠经。

【功效主治】调补脾胃、缓急止痛、润肺止咳、润肠通便、润肤生肌、解毒。

甘草（补气药）

【性味归经】性平，味甘。归心、肺、脾、胃经。

【功效主治】补脾益气、清热解毒、祛痰止咳。用于脾胃虚弱、倦怠乏力、心悸气短、咳嗽痰多。

当归（补血药）

【性味归经】性温，味甘、辛。归肝、心、脾经。
【功效主治】补血和血、调经止痛。用于月经不调、经闭腹痛、跌打损伤等症。

首乌（补血药）

【性味归经】性温，味苦、甘、涩。归肝、肾经。
【功效主治】补肝益肾、养血祛风。用于肝肾阴亏、发须早白、血虚头晕、腰膝软弱、筋骨酸痛、遗精。

阿胶（补血药）

【性味归经】性平、味甘。归肺、肝、肾经。
【功效主治】滋阴润燥、补血止血、安胎。用于治疗眩晕、心悸失眠、血虚胎漏、虚痨咳嗽月经不调。

龙眼肉（补血药）

【性味归经】性温，味甘。归心、脾经。
【功效主治】补益心脾、养血宁神、健脾止泻。用于气血不足、营养不良、神经衰弱。

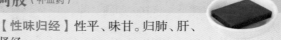

百合（补血药）

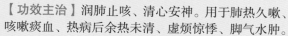

【性味归经】性平，味甘、微苦。归肺、脾、心经。

【功效主治】润肺止咳、清心安神。用于肺热久嗽、咳嗽痰血、热病后余热未清、虚烦惊悸、脚气水肿。

枸杞子（补血药）

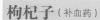

【性味归经】性平，味甘。归肝、肾经。

【功效主治】滋肾润肺、补肝明目。用于治疗肝肾阴亏、腰膝酸软、头晕目眩、目昏多泪。

黑芝麻（补血药）

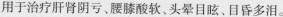

【性味归经】性平，味甘。归肝、肾、肺、脾经。

【功效主治】补肝肾、润五脏、养发强身、抗衰老。治须发早白、脱发等。

桑葚（补血药）

【性味归经】性寒，味甘。归心、肝、肾经。

【功效主治】补血滋阴、生津润燥、益肝肾。用于眩晕耳鸣、心悸失眠、须发早白、津伤口渴。

鹿茸 (补阳药)

【性味归经】性温，味甘、咸。归肾、肝经。

【功效主治】补肾壮阳、益精生血、强筋壮骨。用于畏寒肢冷、阳痿早泄、宫冷不孕、尿频遗尿。

海参 (补阳药)

【性味归经】性平，味甘、咸。归肾、肺经。

【功效主治】补肾益精、养血润燥、止血。用于精血亏损、虚弱劳怯、阳痿、梦遗、肠燥便秘。

冬虫夏草 (补阳药)

【性味归经】性温，味甘。归肾、肺经。

【功效主治】补虚损、益精气、止咳化痰、补肺肾。

核桃仁 (补阳药)

【性味归经】性温、味甘。归肾、肺、大肠经。

【功效主治】温补肺肾、定喘润肠。

益智仁（补阳药）

【性味归经】性温，味辛。归脾、肾经。

【功效主治】温脾暖肾、固气涩精。治疗腰腹冷痛、中寒吐泻、多唾流涎、遗精、小便余沥、夜尿频等常见病症。

海马（补阳药）

【性味归经】味甘、咸，性温。归肾、肝经。

【功效主治】强身健体、补肾壮阳、舒筋活络。适用于肾虚阳痿、精少，宫寒不孕，腰膝酸软。

韭菜子（补阳药）

【性味归经】性温，味辛、甘。归肾、肝经。

【功效主治】补肝肾、暖腰膝、助阳固精。多用于治疗阳痿、遗精、遗尿、小便频数、腰膝酸软或冷痛。

锁阳（补阳药）

【性味归经】性温，味甘。归脾、肾、大肠经。

【功效主治】主治阳痿早泄、气弱阴虚、大便燥结。

麻黄 (发散风寒药)

【性味归经】味辛、苦，性温。归肺、膀胱经。

【功效主治】发汗、平喘、利水。可治伤寒表实、发热恶寒无汗、头痛鼻塞、骨节疼痛。

桂枝 (发散风寒药)

【性味归经】性温，味辛、甘。归心、肺、膀胱经。

【功效主治】发汗解肌、温通经脉、助阳化气、平冲降气。用于风寒感冒、脘腹冷痛、血寒经闭等。

紫苏 (发散风寒药)

【性味归经】性温，味辛。归脾、肺经。

【功效主治】发表、散寒。主治外感风寒。

生姜 (发散风寒药)

【性味归经】性温，味辛。归肺、脾、胃经。

【功效主治】发表、散寒。用于脾胃虚寒等症。

防风（发散风寒药）

【性味归经】性温，味辛。归膀胱、肝、脾经。

【功效主治】发表、祛风、胜湿、止痛。用于治疗外感风寒、头痛、目眩、项强、风寒湿痹、骨节酸痛。

白芷（发散风寒药）

【性味归经】味辛，性温。归肺、胃经。

【功效主治】祛风、燥湿、消肿、止痛。用于治疗头痛、眉棱骨痛、齿痛、鼻渊、寒湿腹痛、肠风痔漏、赤白带下、痈疽疮疡、皮肤燥痒、疥癣。

苍耳子（发散风寒药）

【性味归经】性温，味甘、苦。归肺经。

【功效主治】祛风散热、解毒杀虫。可治感冒、头风、头晕、鼻渊、目赤、目翳、风温痹痛等症。

葱白（发散风寒药）

【性味归经】性温，味辛。归肺、胃经。

【功效主治】发汗解表、通阳解毒。治伤寒、寒热头痛、阴寒腹痛、虫积内阻、二便不通。

薄荷（发散风热药）

【性味归经】性凉，味辛、咸。归肝、肺经。

【功效主治】疏风散热、辟秽解毒、止痒、健胃祛风、消炎。

蝉蜕（发散风热药）

【性味归经】性寒，味甘、咸。归肺、肝经。

【功效主治】散风热、宣肺、定痉。治外感风热、咳嗽音哑、麻疹透发不畅、风疹瘙痒。

桑叶（发散风热药）

【性味归经】性寒，味甘、苦。归肺、肝经。

【功效主治】祛风清热、凉血明目。治风温发热、头痛、目赤、口渴、肺热咳嗽、风痹、瘾麻、下肢水肿。

菊花（发散风热药）

【性味归经】性微寒，味甘、苦。归肺、肝经。

【功效主治】疏风、清热、明目、解毒。

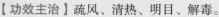

柴胡 (发散风热药)

【性味归经】性微寒，味苦。归肝、胆经。

【功效主治】和解表里、疏肝、升阳。主治寒热往来、胸满胁痛、口苦耳聋、头痛目眩、疟疾、下利脱肛。

升麻 (发散风热药)

【性味归经】性凉，味甘、辛、微苦。归肺、脾、胃、大肠经。

【功效主治】升阳、发表、透疹、解毒。可治时气疫疠、头痛寒热、口疮、斑疹不透。

葛根 (发散风热药)

【性味归经】性凉，味甘。归脾、胃经。

【功效主治】升阳解肌、透疹止泻、除烦止渴。治疗伤寒、发热头痛、项强等病症。

淡豆豉 (发散风热药)

【性味归经】性寒，味苦。归肺、胃经。

【功效主治】具有解肌发表、宣郁除烦、健胃除烦的功效。治疗外感表证、虚寒不眠。

石膏 （清热解毒药）

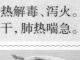

【性味归经】性寒，味甘、辛。归肺、胃经。

【功效主治】解肌清热，除烦止渴、清热解毒、泻火。主治热病壮热不退，心烦神昏，口渴咽干，肺热喘急。

知母 （清热解毒药）

【性味归经】性寒，味苦、甘。归肺、胃、肾经。

【功效主治】主治温热病、高热烦渴、咳嗽气喘。

天花粉 （清热解毒药）

【性味归经】性凉，味甘、苦、酸。归肺、胃经。

【功效主治】生津止渴、降火润燥、排脓消肿。主治热病口渴、消渴、黄疸、肺燥咯血、痈肿、痔瘘等症。

竹叶 （清热解毒药）

【性味归经】性寒，味甘、淡。归心、肺、胆、胃经。

【功效主治】清热除烦、生津利尿。主治热病烦渴、小儿惊痫、咳逆吐衄、面赤、小便短亦、口糜舌疮等症。

栀子（清热解毒药）

【性味归经】性寒，味苦。归心、肝、肺、胃、三焦经。

【功效主治】清热、泻火、凉血。主治热病虚烦不眠、黄疸、淋病、目赤、咽痛、吐血、鼻出血等症。

莲子心（清热解毒药）

【性味归经】性寒，味苦。归心、肾经。

【功效主治】清心安神、涩精止血。用于热病、心烦神昏、暑热烦渴、高血压等症。

夏枯草（清热解毒药）

【性味归经】性寒，味苦、辛。归肝、胆经。

【功效主治】清泄肝火、散结消肿、清热解毒。适用于淋巴结核、甲状腺肿。

决明子（清热解毒药）

【性味归经】性凉，味甘、苦。归肝、肾、大肠经。

【功效主治】主治风热赤眼、青盲、雀目等症。

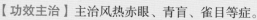

金银花（清热解毒药）

【性味归经】性寒，味甘。归肺、胃、心、大肠经。

【功效主治】清热解毒。治温病发热、热毒血痢、痈疡、肿毒、瘰疬、痔漏等症。

连翘（清热解毒药）

【性味归经】性寒，味苦。归肺、心、小肠经。

【功效主治】清热解毒，消肿散结。用于治疗痈疽、丹毒、风热感冒、温病初起、高热烦渴、神昏发斑。

板蓝根（清热解毒药）

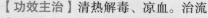

【性味归经】性寒，味苦。归肝、胃经。

【功效主治】清热解毒、凉血。治流感、流脑、乙脑、肺炎、丹毒、热毒发斑、神昏吐衄。

蒲公英（清热解毒药）

【性味归经】性寒，味苦，甘。归胃、肝经。

【功效主治】清热解毒、利尿散结。治急性乳腺炎、淋巴腺炎、瘰疬、疔毒疮肿、急性结膜炎、感冒发热。

黄芩（清热燥湿药）

【性味归经】性寒，味苦。归肺、胆、脾、大肠、小肠经。

【功效主治】泻实火、除湿热、止血安胎。治燥热烦渴、肺热咳嗽、湿热泻痢、黄疸、热淋、吐衄、崩漏。

黄连（清热燥湿药）

【性味归经】性寒，味苦。归心、肝、胃、大肠经。

【功效主治】泻火燥湿、解毒杀虫。治时行热毒、伤寒、热盛心烦、痞满呕逆、菌痢、热泻腹痛、肺结核。

黄柏（清热燥湿药）

【性味归经】性寒、味苦。归肾、膀胱、大肠经。

【功效主治】清热燥湿、泻火解毒。治痔疮、便血。

苦参（清热燥湿药）

【性味归经】性寒，味苦。归肝、肾、胃、大肠经。

【功效主治】清热、燥湿、杀虫。治热毒血痢等。

秦皮（清热燥湿药）

【性味归经】性寒，微苦。归肝、胆、大肠经。

【功效主治】清热燥湿、明目。治肠炎、白带等症。

白鲜皮（清热燥湿药）

【性味归经】性寒，味苦、咸。归脾、肺、小肠、胃、膀胱经。

【功效主治】清热解毒。治疥癣、皮肤痒疹。

椿皮（清热燥湿药）

【性味归经】性寒，味苦、涩。归大肠、胃、肝经。

【功效主治】清热燥湿、收涩止带、止泻止血。用于赤白带下，湿热泻痢，久泻久痢，便血，崩漏。

生地（清热凉血药）

【性味归经】性寒，味甘、苦。归心、肝、肾经。

【功效主治】滋阴清凉、凉血补血。治阴虚发热、消渴、吐血、鼻出血、血崩、月经不调、胎动不安。

玄参（清热凉血药）

【性味归经】性微寒，味甜、微苦。归肺、胃、肾经。

【功效主治】滋阴降火、除烦解毒。治热病伤阴、舌绛烦渴、发斑、骨蒸劳热、夜寐不宁、自汗盗汗。

丹皮（清热凉血药）

【性味归经】性凉，味辛、苦。归心、肝、肾经。

【功效主治】清热凉血。主治发斑、惊痫、吐衄、便血。

赤芍（清热凉血药）

【性味归经】性微寒，味苦。归肝、脾经。

【功效主治】清热凉血、散瘀止痛。主治温毒发斑、吐血鼻出血、目赤肿痛、肝郁胁痛、闭经痛经。

紫草（清热凉血药）

【性味归经】性寒，味甘咸。归心、肝经。

【功效主治】凉血活血、解毒透疹。用于血热毒盛、斑疹紫黑、麻疹不透、疮疡。

水牛角（清热凉血药）

【性味归经】性寒，味苦。归心、肝、脾、胃经。

【功效主治】清热解毒、善清血热。常用于温热病的热入营血、热盛火炽的高热、神昏。

青蒿（清虚热药）

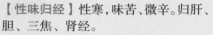

【性味归经】性寒，味苦、微辛。归肝、胆、三焦、肾经。

【功效主治】清热解暑。治温病、暑热、疟疾。

白薇（清虚热药）

【性味归经】性寒，味苦、咸。归胃、肝、肾经。

【功效主治】解热、利尿。用于热病邪入营血、身热经久不退、肺热咳嗽，以及阴虚内热等症。

地骨皮（清虚热药）

【性味归经】性寒，味甘。归心、肝、肾经。

【功效主治】清热凉血。治虚劳、潮热、盗汗。

银柴胡（清虚热药）

【性味归经】性凉，味甘、苦。归肝、胃经。

【功效主治】清热凉血。主治虚劳骨蒸、羸瘦等症。

胡黄连（清虚热药）

【性味归经】性寒，味苦。归肝、胃、大肠经。

【功效主治】退虚热、消疳热、清热燥湿、泻火解毒。主治阴虚骨蒸、潮热盗汗、小儿疳积、湿热泻痢。

独活（祛风湿药）

【性味归经】性温，味辛、苦。归肝、肾、膀胱经。

【功效主治】祛风、止痛。治风寒湿痹、头痛、齿痛。

防己（祛风湿药）

【性味归经】味苦，性寒。归膀胱、脾、肾经。

【功效主治】利水消肿、清热除湿、祛风镇痛。主治水肿、小便不利、脚气肿满、风湿痹痛、手足挛急。

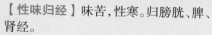

秦艽（祛风湿药）

【性味归经】性平，味苦。归胃、肝、胆经。

【功效主治】祛风湿、通经络、清湿热、利尿退黄。主治风湿痹痛、筋脉拘挛、中风不遂、滑蒸潮热。

桑枝（祛风湿药）

【性味归经】味苦、微辛，性平。归肝、肺经。

【功效主治】祛风湿、通经络、行水。主治风湿痹痛、中风半身不遂、水肿脚气、机体风痒。

五加皮（祛风湿药）

【性味归经】性温，味辛。归肝、肾经。

【功效主治】祛风湿、壮筋骨、活血化瘀。用于风寒湿痹、筋骨挛急、腰痛、阳痿、脚弱等病症。

桑寄生（祛风湿药）

【性味归经】性平，味苦。归肝、肾经。

【功效主治】补肝肾、除风湿、通经络、益血、安胎。治腰膝酸痛、筋骨痿弱、脚气。

威灵仙（祛风湿药）

【性味归经】性温，味辛、咸。归膀胱、肝经。

【功效主治】祛风除湿、通络止痛、消痰散积。主治风寒湿痹、肢体麻木、脉动拘挛、脚气肿痛。

丝瓜络（祛风湿药）

【性味归经】性凉，味甘。归肺、胃、肝经。

【功效主治】通经活络、清热解毒、利尿消肿。

藿香（芳香化湿药）

【性味归经】性温，味辛。归肺、脾、胃经。

【功效主治】利气、和中、辟秽、祛湿。治感冒暑湿、头痛、呕吐泄泻、疟疾、痢疾、口臭。

佩兰（芳香化湿药）

【性味归经】性平，味辛。归脾、胃、肺经。

【功效主治】利尿、解热。主治湿浊中阻、口臭等症。

苍术（芳香化湿药）

【性味归经】性温，味辛、苦。归脾、胃、肝经。

【功效主治】燥湿健脾、祛风散寒、明目退翳。主治湿困脾胃、倦怠嗜卧、脘痞腹胀、风湿痹痛。

厚朴（芳香化湿药）

【性味归经】性温，味辛、苦。归脾、胃、大肠经。

【功效主治】燥湿、消痰。主治胸腹痞满、胀痛。

砂仁（芳香化湿药）

【性味归经】性温，味辛。归脾、胃、肾经。

【功效主治】行气调中、和胃醒脾。主治腹痛痞胀、胃呆食滞、噎膈呕吐、寒泻冷痢、妊娠胎动。

草豆蔻（芳香化湿药）

【性味归经】性温，味辛。归脾、胃经。

【功效主治】温中、祛寒、行气、燥湿。主治心腹冷痛、痞满食滞、噎膈反胃、寒湿吐泻。

草果（芳香化湿药）

【性味归经】性温，味辛。归脾、胃经。

【功效主治】燥湿除寒、祛痰截疟、消食化积。主治胸膈痞满、脘腹冷痛、恶心呕吐。

茯苓（利水消肿药）

【性味归经】性平，味甘。归心肺、脾、肾经。

【功效主治】利水渗湿。治小便不利、呕吐等。

猪苓（利水消肿药）

【性味归经】性平，味酸。归肾、膀胱经。

【功效主治】利尿渗湿。主治小便不利、水肿胀满。

泽泻（利水消肿药）

【性味归经】性寒，味甘。归肾、膀胱经。

【功效主治】有利水、渗湿、泄热的功效。治疗小便不利、水肿胀满、呕吐、泻痢、痰饮、脚气、淋病、尿血等症。

薏苡仁 （利水消肿药）

【性味归经】性凉，味甘。归脾、胃、肺经。

【功效主治】利水渗湿、健脾止泻、清热排脓、抗菌抗癌。治疗痤疮、扁平疣、皮肤粗糙、水肿等。

赤小豆 （利水消肿药）

【性味归经】性平，味甘。归心、小肠经。

【功效主治】利水消肿、解毒排脓、利湿退黄。用于治疗水肿、小便不利、痈疮肿毒、黄疸、乳腺。

冬瓜皮 （利水消肿药）

【性味归经】性凉，味甘。归肺、脾、小肠经。

【功效主治】利尿消肿，可治水肿胀满、小便不利。

玉米须 （利水消肿药）

【性味归经】性平，味甘。归膀胱、肝、胆经。

【功效主治】利水通淋、降血压、泄热、平肝、利胆。

车前子（利尿通淋药）

【性味归经】性寒，味甘。归肾、膀胱、肝经。

【功效主治】利水、清热明目、祛痰、降低血清胆固醇。治疗淋浊带下、血淋尿血、暑湿泻痢等。

木通（利尿通淋药）

【性味归经】性寒，味苦。归心、小肠、膀胱经。

【功效主治】可治热淋涩痛、水肿、口舌生疮等症。

通草（利尿通淋药）

【性味归经】性凉，味甘、淡。归肺、胃经。

【功效主治】通利小便。主治淋病涩痛、小便不利。

瞿麦（利尿通淋药）

【性味归经】性寒，味苦。归心、小肠经。

【功效主治】利尿通淋、破血通经、清心热、利小肠、膀胱湿热。用于热淋、血淋、砂淋、尿血。

灯芯草（利尿通淋药）

【性味归经】性寒，味甘、淡。归心、肺、小肠、膀胱经。

【功效主治】清心降火、利尿通淋。主治淋病、水肿、小便不利、湿热黄疸、心烦不寐、小儿夜啼、喉痹。

金钱草（利尿通淋药）

【性味归经】性凉，味苦、辛。归肝、胆、肾、膀胱经。

【功效主治】清热利尿、镇咳。治黄疸、水肿。

虎杖（利尿通淋药）

【性味归经】性平，味苦。归肝、胆、肺经。

【功效主治】祛风利湿、破瘀、通经。治疗风湿筋骨疼痛、湿热黄疸、淋浊带下、妇女经闭等病。

垂盆草（利尿通淋药）

【性味归经】性凉，味甘。归肝、胆、小肠经。

【功效主治】用于湿热黄疸，小便不利，痈肿疮疡。

附子（温里药）

【性味归经】性热，味辛、甘。归心、肾、脾经。

【功效主治】回阳救逆、补火助阳、散寒除湿。治大汗亡阳、心腹冷痛、脾虚冷痢、脚气水肿等。

肉桂（温里药）

【性味归经】性热，味辛、甘。归肾、脾、心、肝经。

【功效主治】补元阳、暖脾胃、除积冷、通血脉。

干姜（温里药）

【性味归经】性热，味辛。归脾、胃、肺经。

【功效主治】温中逐寒、回阳通脉。治心腹冷痛、吐泻、肢冷脉微、寒饮喘咳、风寒湿痹、阳虚、吐衄。

吴茱萸（温里药）

【性味归经】性温，味辛、苦。归肝、脾、胃、肾经。

【功效主治】温中止痛、理气燥湿。治呕逆吞酸、脏寒吐泻、脘腹胀痛、经行腹痛、脚气。

丁香（温里药）

【性味归经】性温，味辛。归胃、肾经。

【功效主治】温中暖肾、降逆。治呃逆、呕吐、反胃、泻痢、心腹冷痛、痃癖、疝气、癣疾。

小茴香（温里药）

【性味归经】味辛，性温。归肾、膀胱、胃经。

【功效主治】散寒止痛、理气和胃。用于寒疝腹痛、睾丸偏坠、痛经、少腹冷痛、脘腹胀痛、食少吐泻。

高良姜（温里药）

【性味归经】性温，味辛。归脾、胃经。

【功效主治】温胃、祛风、散寒、行气、止痛。治脾胃中寒、脘腹冷痛、呕吐泄泻、呃逆反胃。

陈皮（理气药）

【性味归经】性温，味苦、辛。归脾、胃、肺经。

【功效主治】理气健脾、调中、燥湿化痰。治疗脘腹胀满或疼痛、消化不良、胸闷腹胀、纳呆便溏。

枳实（理气药）

【性味归经】性寒，味苦。归脾、胃、肝、心经。

【功效主治】破气散痞、泻痰消积。治疗胸腹胀满、胸痹、痞痛、痰癖、水肿、食积、便秘、胃下垂。

沉香（理气药）

【性味归经】性温，味苦。归肺、脾、肾经。

【功效主治】行气温中降逆、暖肾纳气平喘。主治脘腹胀闷冷痛、胃寒呕吐呃逆、大肠虚秘、小便气淋。

川楝子（理气药）

【性味归经】性寒，味苦。归肝、小肠、膀胱经。

【功效主治】除湿热、清肝火、止痛、杀虫。主要用于治疗热厥心痛、胁痛、疝痛、虫积腹痛等症。

佛手（理气药）

【性味归经】性温，味辛。归肝、脾、胃经。

【功效主治】疏肝理气、和中止痛、化痰止咳。

玫瑰花（理气药）

【性味归经】性温，味甘、苦。归肝、脾经。

【功效主治】利气、行血、治风痹、调经止痛、活血散瘀。用于肠炎、肝胃气痛、新久风痹、吐血咯血等。

大腹皮（理气药）

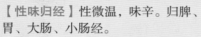

【性味归经】性微温，味辛。归脾、胃、大肠、小肠经。

【功效主治】治脘腹痞胀、大便不爽、消化不良。

柿蒂（理气药）

【性味归经】性平，味苦。归胃经。

【功效主治】降逆止呕。主要用于胸满呃逆等病症。

荔枝核（理气药）

【性味归经】性温，味辛、苦。归肝、胃经。

【功效主治】理气止痛、祛寒散滞。常用于治疗疝气痛、睾丸肿痛、胃脘痛、痛经及产后腹痛等病症。

山楂（消食药）

【性味归经】性温，味酸、甘。归脾、胃、肝经。

【功效主治】消食化积、行气散瘀。主治肉食积滞、胃脘胀满、泻痢腹痛、瘀血经闭、产后瘀阻。

神曲（消食药）

【性味归经】性温，味甘、辛。归脾、胃经。

【功效主治】健脾和胃、消食调中。主治饮食停滞、胸痞腹胀、呕吐泻痢、产后瘀血腹痛、小儿腹大。

麦芽（消食药）

【性味归经】性微温，味甘。归脾、胃经。

【功效主治】疏肝醒脾、退乳、消食、和中、下气。主治食积不消、脘腹胀满、食欲缺乏、呕吐泄泻。

谷芽（消食药）

【性味归经】性温，味甘。归脾、胃经。

【功效主治】主要用于食积不消、腹胀口臭。

莱菔子（消食药）

【性味归经】性平，味辛、甘。归肺、脾、胃经。

【功效主治】消食除胀、降气化痰、镇咳、平喘。用于饮食停滞、脘腹胀痛、大便秘结、积滞泻痢。

鸡内金（消食药）

【性味归经】性平，味甘。归脾、胃、小肠、膀胱经。

【功效主治】消食积，止泻痢、遗溺、强壮、滋养、收敛。主治食积胀满、呕吐反胃、泻痢、消渴、遗溺。

丹参（活血化瘀药）

【性味归经】性微温、味苦。归心、肝经。

【功效主治】活血祛瘀、安神宁心、排脓、止痛。主要用于治疗心绞痛、月经不调、痛经等。

红花（活血化瘀药）

【性味归经】性温，味辛。归心、肝经。

【功效主治】主治闭经、瘀血作痛、跌扑损伤。

桃仁（活血化瘀药）

【性味归经】性平，味苦、甘。归心、肝、大肠经。

【功效主治】破血行瘀、润燥滑肠。主治闭经、癥瘕、热病蓄血、风痹、疟疾、跌打损伤、瘀血肿痛。

益母草（活血化瘀药）

【性味归经】性凉，味辛、苦。归心、肝、膀胱经。

【功效主治】活血祛瘀、调经、利水。主治月经不调、难产、胞衣不下、产后血晕、瘀血腹痛。

牛膝（活血化瘀药）

【性味归经】性平，味甘、苦。归肝、肾经。

【功效主治】散瘀消肿。主治淋病、尿血、经闭。

鸡血藤（活血化瘀药）

【性味归经】性温，味苦、甘。归肝、肾经。

【功效主治】活血舒筋、养血调经。主治风湿痹痛、手足麻木、肢体麻木瘫痪、月经不调、经行不畅。

王不留行（活血化瘀药）

【性味归经】性平，味苦。归肝、胃经。
【功效主治】行血通经、催生下乳、
消肿敛疮。治妇女闭经、乳汁不通、难产、血淋。

月季花（活血化瘀药）

【性味归经】性温，味甘。归肝经。
【功效主治】活血调经、消肿解毒。
治疗月经不调、经来腹痛、跌打损伤、血瘀肿痛。

小蓟（止血药）

【性味归经】性凉，味甘。归心、肝经。
【功效主治】凉血、祛瘀、止血。治
吐血、鼻出血、尿血、血淋、便血、血崩、月经过
多及急性传染性肝炎、创伤出血、疔疮、痈毒。

槐花（止血药）

【性味归经】性微寒，味苦。归肝、
大肠经。
【功效主治】凉血止血、清肝泻火。治疗血热妄行、
肝热目赤、头痛眩晕、疮毒肿痛、血痢、崩漏、吐血。

白茅根（止血药）

【性味归经】性寒，味甘。归肺、胃、小肠经。

【功效主治】凉血止血、清热生津、利尿通淋。主治血热吐血、鼻出血咯血、尿血、崩漏、紫癜。

茜草（止血药）

【性味归经】性寒，味苦。归肝、心经。

【功效主治】凉血止血、活血化瘀。主治血热咯血、吐血、鼻出血、尿血、便血、崩漏、经闭等病症。

三七（止血药）

【性味归经】性温，味甘、微苦。归肝、胃经。

【功效主治】止血、散瘀、消肿、定痛。治疗吐血、咳血、鼻出血、便血、血痢、崩漏癥瘕、产后血晕。

白及（止血药）

【性味归经】性凉，味苦、甜；归肺、肝、胃经。

【功效主治】补肺、止血、消肿、生肌、敛疮。

藕节（止血药）

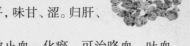

【性味归经】性平，味甘、涩。归肝、肺、胃经。

【功效主治】收敛止血、化瘀。可治咯血、吐血、尿血、便血、血痢、血崩等。

艾叶（止血药）

【性味归经】性温，味苦、辛。归肝、脾、肾经。

【功效主治】理气血、逐寒湿、温经、止血、安胎。治心腹冷痛、久痢、下血、月经不调、崩漏、胎动不安。

炮姜（止血药）

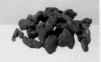

【性味归经】性热，味辛。归脾、胃、肾、心、肺经。

【功效主治】温中散寒、温经止血。常用于治疗脾胃虚寒、腹痛吐泻、吐衄崩漏、阳虚失血等病症。

半夏（化痰药）

【性味归经】性温，味辛。归脾、胃经。

【功效主治】燥湿化痰、降逆止呕、消痞散结。治疗湿痰冷饮、呕吐、反胃、咳喘痰多。

桔梗（化痰药）

【性味归经】性平，味苦、辛。归肺经。

【功效主治】宣肺祛痰、利咽、排脓、利五脏、补气血。主治咳嗽痰多、咽喉肿痛、胸满胁痛等。

川贝（化痰药）

【性味归经】性凉，味苦、甘。归肺、心经。

【功效主治】镇咳、化痰、镇痛、降压、散结开郁。

瓜蒌（化痰药）

【性味归经】性寒，味甘、微苦。归肺、胃、大肠经。

【功效主治】清热涤痰、宽胸散结、润燥滑肠。用于肺热咳嗽、痰浊黄稠、胸痹心痛、乳痈、肠痈肿痛。

竹茹（化痰药）

【性味归经】性寒，味甘。归肺、胃经。

【功效主治】清热化痰、除烦止呕。治疗痰热咳嗽、胆火挟痰、烦热呕吐、惊悸失眠、呕吐。

桑白皮（化痰药）

【性味归经】性寒，味甘。归肺经。
【功效主治】泻肺平喘、利尿消肿。
用于肺热咳喘、痰多之症及水肿、小便不利等。

枇杷叶（化痰药）

【性味归经】性凉，味苦。归肺、胃经。
【功效主治】化痰止咳、和胃止呕、
镇咳、祛痰、健胃、润肺。可辅助治疗各种呕吐呃逆。

灵芝（养心安神药）

【性味归经】性温，味淡、苦。归心、
肺、肝、脾经。
【功效主治】益气血、安心神、健脾胃。治疗虚劳、
心悸、失眠、头晕、神疲乏力、久咳气喘、冠心病。

酸枣仁（养心安神药）

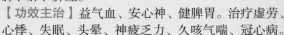

【性味归经】性平，味甘。归心、脾、
肝、胆经。
【功效主治】养肝、宁心安神、敛汗、催眠、镇痛、
抗惊厥、降温、兴奋子宫等。治虚烦不眠、惊悸怔忡。

柏子仁（养心安神药）

【性味归经】性平，味甘。归心、肾、大肠经。

【功效主治】治惊悸、失眠、遗精、盗汗、便秘。

远志（养心安神药）

【性味归经】性微温，味苦、辛。归心、肺、肾经。

【功效主治】安神益智、祛痰、消肿。用于心肾不交引起的失眠多梦、健忘惊悸、神志恍惚、咳痰不爽。

合欢皮（养心安神药）

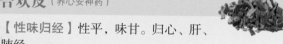

【性味归经】性平，味甘。归心、肝、肺经。

【功效主治】解郁、活血、止痛、强壮、兴奋、利尿、镇痛。治失眠、抑郁、胸闷、纳呆的神经衰弱。

夜交藤（养心安神药）

【性味归经】性平，味甘、苦。归心、肝经。

【功效主治】养心安神、通络祛风。治失眠、劳伤、多汗、血虚身痛、痈疽、瘰疬、风疮疥癣。

朱砂（重镇安神药）

【性味归经】性微寒，味甘。有毒。归心经。

【功效主治】清心镇惊、安神解毒。用于心悸易惊、失眠多梦、癫痫发狂、小儿惊风、视物昏花、喉痹。

龙骨（重镇安神药）

【性味归经】性平，味甘、涩。归心、肝、肾经。

【功效主治】镇惊安神、敛汗固精、止血涩肠、生肌敛疮。主治惊痫癫狂、怔忡健忘、失眠多梦等。

石决明（平抑肝阳药）

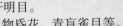

【性味归经】性寒，味咸。归肝经。

【功效主治】平肝潜阳、清肝明目。治疗头痛眩晕、目赤翳障、视物昏花、青盲雀目等。

牡蛎（平抑肝阳药）

【性味归经】性凉，味咸、湿。归肝、肾经。

【功效主治】敛阴、潜阳、止汗、涩精、化痰、软坚。主治惊痫、眩晕、自汗、盗汗、遗精、淋浊、崩漏。

刺蒺藜 （平抑肝阳药）

【性味归经】性平，味辛、苦。归肝经。

【功效主治】平肝解郁、活血祛风、明目、止痒。主治头痛、眩晕、胸胁胀痛、乳房胀痛、经闭。

罗布麻 （平抑肝阳药）

【性味归经】性凉，味甘、苦。归肝经。

【功效主治】平抑肝阳，清热，利尿。主治肝阳上亢及肝火上攻之头晕目眩等。

钩藤 （平抑肝阳药）

【性味归经】性凉，味甘。归心、肝经。

【功效主治】清热平肝、熄风定惊。治小儿惊痫，大人血压偏高、头晕、目眩，妇人子痫。

天麻 （平抑肝阳药）

【性味归经】性平，味甘。归肝、肾、心经。

【功效主治】熄风、定惊。治眩晕、头风头痛、肢体麻木、抽搐拘挛、半身不遂、语言謇涩、急慢惊风。

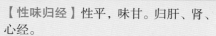

地龙（平抑肝阳药）

【性味归经】性寒，味咸。归肝、膀胱经。

【功效主治】清热、镇痉、平喘、利尿、解毒、通络。主治热病惊狂、小儿惊风、咳喘、头痛目赤等症。

僵蚕（平抑肝阳药）

【性味归经】性平，味咸、辛。归肝、肺经。

【功效主治】祛风定惊、化痰散结。主治肝风内动引起的头痛、眩晕、抽搐，风热头痛及皮肤痒疹。

全蝎（平抑肝阳药）

【性味归经】性平，味咸、辛。归肝经。

【功效主治】祛风、止痉、通络、解毒。治疗惊风抽搐、癫痫、中风、疮疡肿毒、瘰疬结核。

麝香（醒神开窍药）

【性味归经】性温，味辛。归心、脾经。

【功效主治】开窍醒神，活血通经，止痛，催产。主治闭证神昏，血瘀经闭，风寒湿痹等。

石菖蒲（醒神开窍药）

【性味归经】性温，味辛、苦。归心、胃经。

【功效主治】开窍醒神、化湿和胃、宁神益志。治热病神昏、健忘、耳鸣耳聋、脘腹胀痛、风湿痹痛。

冰片（醒神开窍药）

【性味归经】性微寒，味辛、苦。归心、脾、肺经。

【功效主治】开窍醒神，清热止痛。主治热病壮热神昏、痰热内闭、暑热卒厥、小儿急惊热闭神昏。

浮小麦（收涩药）

【性味归经】性凉，味甘、咸。归心经。

【功效主治】止汗、镇静、抗利尿。治骨蒸劳热、自汗、盗汗等症；还可治疗脚气病、末梢神经炎。

五味子（收涩药）

【性味归经】性温，味酸。归肺、心、肾经。

【功效主治】敛肺、滋肾、生津、收汗、涩精。治疗肾虚所致虚寒喘咳、久泻久痢；治体倦神疲。

乌梅（收涩药）

【性味归经】性温，味酸。归肝、脾、肺、大肠经。

【功效主治】收敛生津、安蛔驱虫。治久咳、虚热烦渴、久泻、痢疾、便血、尿血、血崩、蛔厥腹痛。

石榴皮（收涩药）

【性味归经】性温，味酸、涩。归大肠经。

【功效主治】涩肠止泻、止血、驱虫。治疗细菌性痢疾、肠炎、胆道感染、肺部感染、慢性阑尾炎。

山茱萸（收涩药）

【性味归经】性微温，味酸。归肝、肾经。

【功效主治】补肝肾、涩精气、固虚脱。治腰膝酸痛、眩晕耳鸣、阳痿、遗精滑精、小便频数、肝虚寒热。

覆盆子（收涩药）

【性味归经】性平，味甘、酸。归肝、肾经。

【功效主治】补肝肾、缩小便、固精、明目。

诃子（收涩药）

【性味归经】性温，味苦、酸涩；归肺、大肠、胃经。

【功效主治】敛肺、涩肠、下气、利咽。主治久咳失声、久泻久痢、脱肛、便血、崩漏带下、遗精尿频。

莲子（收涩药）

【性味归经】性平，味甘、涩。归心、脾经。

【功效主治】清心醒脾、补脾止泻、益肾固精、涩精止带。主治心烦失眠、脾虚久泻、遗精等症。

大黄（泻下药）

【性味归经】性寒，味苦。归胃、大肠、肝、脾经。

【功效主治】攻积滞、清湿热、泻火解毒、凉血祛瘀。主治便秘、湿热泻痢、黄疸、水肿、目赤、咽喉肿痛。

番泻叶（泻下药）

【性味归经】性大寒，味甘、苦。归大肠经。

【功效主治】通便利水。主治便秘、食物积滞等。

芦荟（泻下药）

【性味归经】性寒，味苦。归肝、心、脾经。

【功效主治】清热凉肝、泻下通便、消疳杀虫。主热结便秘、肝火头痛、目赤惊风、虫积腹痛、疥癣。

火麻仁（泻下药）

【性味归经】性平、味甘。归脾、胃、大肠经。

【功效主治】润燥滑肠、下气行滞、利水消肿。治疗肠燥便秘、消渴、热淋等。

郁李仁（泻下药）

【性味归经】性平，味辛、苦、甘。归脾、大肠、小肠经。

【功效主治】润燥滑肠、下气行滞、利水消肿。用于津枯肠燥、食积气滞、腹胀便秘、水肿、脚气。

松子仁（泻下药）

【性味归经】性平，味甘。归肝、肺、大肠经。

【功效主治】强阳补骨、补益气血、润燥滑肠。

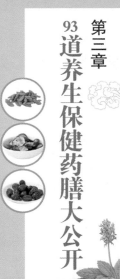

第三章

93道养生保健药膳大公开

春季养生药膳

虫草枸杞鸭汤 ▼

选取原料

冬虫夏草 4 克　　枸杞子 10 克　　鸭肉 300 克　　盐 1 小匙

制作过程

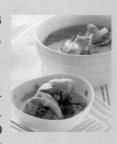

❶将鸭肉切块、洗净，放入沸水中氽烫，去掉血水，捞出备用。
❷将冬虫夏草、枸杞子洗净，放入纱布包中。
❸将所有材料放入锅中，加水至盖过所有材料即可，以武火煮沸，再转成文火继续炖煮 30 分钟左右，快熟烂时加入盐调味。

功能效用

补肾、降压、强心、平喘、益肺肾、补精髓和增强机体免疫力等功效。

♥党参枸杞猪肝汤 ▼

选取原料

党参 15 克　　枸杞子 10 克　　猪肝 200 克　　盐 1 小匙

制作过程

❶将猪肝洗净切片，余水后备用。

❷将党参、枸杞子用温水洗净后备用。

❸净锅上火倒入适量的清水，将猪肝、党参、枸杞子一同放进锅里煲至熟，用盐调味即可。

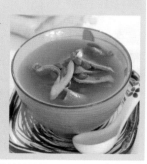

功能效用

此汤具有滋补肝肾、补中益气、明目养血的功效，老年人常食可改善头晕耳鸣、两目干涩、视物昏花等症状。体虚者常食，可改善肤色萎黄、贫血、神疲乏力等症状。

ᕫ兔肉百合枸杞汤 ▼

选取原料

百合 130 克　　枸杞子 50 克　　兔肉 60 克　　盐 5 克

制作过程

❶将兔肉洗净，砍成小块；百合洗净，剪去黑边；枸杞子泡发。

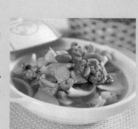

❷锅中加水烧沸，下入兔肉块，焯去血水，去掉浮沫后捞出。

❸在锅中倒入一大碗清水，再加入兔肉、盐，用中火烧开后倒入百合、枸杞，再煮 5 分钟，起锅即成。

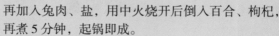

功能效用

养肝明目、清心安神。老年人常食能补虚、滋阴，还能预防心脑血管疾病。

ぐ葡萄当归煲猪血 ▼

选取原料

当归 15 克

党参 15 克

葡萄 150 克

猪血 200 克

料酒适量

阿胶 10 克

制作过程

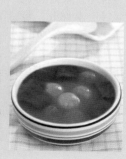

❶将葡萄洗净、去皮备用。当归、党参择洗干净，切成片。
❷猪血洗净，入沸水锅氽透，切方块，与当归、党参同放砂锅，加水适量，大火煮沸，烹入料酒，改用小火煨煮30分钟，加葡萄，继续煨煮。
❸放入阿胶融化搅匀即成。

功能效用

此品常食可改善少气乏力、困倦等症。

♂山楂麦芽猪腱汤 ▼

选取原料

山楂	猪腱	麦芽	鸡精	盐
适量	适量	适量	3克	2克

制作过程

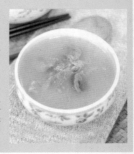

❶山楂洗净，切开去核；麦芽洗净；猪腱洗净，斩块。
❷锅上水烧开，将猪腱氽去血水，取出洗净。
❸瓦煲内注水用大火烧开，下入猪腱、麦芽、山楂，改小火煲5小时，加盐、鸡精调味即可。

•功能效用

　　山楂有消食化积、行气散瘀的作用。用于治疗肉食积滞、胃脘胀满病症。麦芽疏肝醒脾、退乳。二者同食可改善脾虚腹胀、饮食积滞等症状。

夏季养生药膳

☾阿胶牛肉汤▼

选取原料

阿胶粉 15克	牛肉 100克	米酒20 毫升	生姜 10克	红糖 适量

制作过程

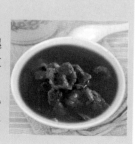

① 将牛肉洗净，去筋切片。

② 牛肉片与生姜、米酒一起放入砂锅，加适量水，用文火煮30分钟。

③ 再加入阿胶粉，并不停地搅拌，至阿胶溶化后加入红糖，搅拌均匀即可关火。

功能效用

阿胶可补血止血、养心安神，牛肉可补益气血。此汤对心血亏虚引起的心悸失眠有改善作用。

ᕃ百合猪蹄汤 ▼

选取原料

 百合 100 克

 猪蹄 1 只

 料酒适量

 精盐适量

 味精适量

 葱段适量

 姜片适量

制作过程

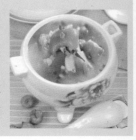

1. 猪蹄去毛桩后洗净，斩成件；百合洗净。
2. 将猪蹄块下入沸水中氽去血水。
3. 猪蹄、百合加水适量，大火煮 1 小时后，加入调味料即可。

功能效用

百合、猪蹄均能滋阴润燥，百合还能养心安神。两者合用还能促进皮肤细胞新陈代谢，防衰抗老。

老鸭汤 ▼

选取原料

 竹笋 30 克　 枸杞子 15 克　 党参 30 克　 鸭肉 500 克

 香油 5 克　 味精 2 克　 盐 3 克

制作过程

❶净鸭洗净，氽水后捞出；竹笋洗净切片；党参、枸杞子泡水，洗净备用。

❷鸭子、竹笋、党参、加水以大火炖开后，改小火炖2小时至肉熟。

❸撒入枸杞子，放入盐、味精调味起锅，淋上香油即可。

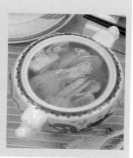

功能效用

本品对气虚汗出不止、易感冒者有食疗效果。

♌茯苓绿豆老鸭汤 ▼

选取原料

茯苓	老鸭	陈皮	绿豆	盐
20克	500克	3克	200克	少许

制作过程

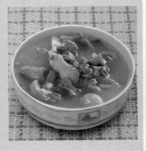

❶先将老鸭洗净、斩件，氽去血水备用。

❷土茯苓、绿豆和陈皮用清水浸透，洗干净备用。

❸瓦煲内加入适量清水，先用武火烧开，然后放入土茯苓、绿豆、陈皮和老鸭，待水再开，改用文火继续煲3小时左右，以少许盐调味即可。

• 功能效用

本品能清热祛暑、利尿通淋。夏季常食可改善口渴多饮的症状。

秋季养生药膳

℃杏仁白萝卜炖猪肺 ▼

选取原料

南杏仁 30 克　猪肺 250 克　白萝卜 200 克　花菇 50 克

制作过程

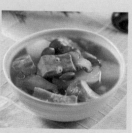

❶猪肺处理干净，切大件；南杏、花菇浸透洗净；白萝卜洗净切中块。

❷将以上用料连同 1 碗半上汤、姜片放入炖盅，盖上盅盖，隔水炖煮，先用大火炖 30 分钟，再用中火炖 50 分钟，后用小火炖一小时。

❸炖好后加盐、味精调味即可。

功能效用

本品可敛肺定喘、止咳化痰，哮喘患者可常食。

⌒鲜莲红枣炖水鸭 ▼

选取原料

| 鲜莲子 | 水鸭 | 红枣 | 生姜 | 盐 |
| 200克 | 1只 | 6粒 | 1片 | 少许 |

制作过程

❶莲子、红枣、生姜分别用清水洗净，莲子去心；红枣去核；生姜刮皮，切片备用。

❷水鸭宰洗干净，去内脏，放入沸水中煮数分钟，捞起沥干水分，斩大件。

❸将全部材料放入锅内，注入适量清水，炖3小时，以少许盐调味即可。

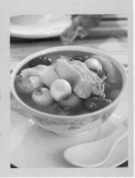

●功能效用

本品清肺泻火、益气补虚，常食可缓解鼻干咽痛、肺虚干咳等症。

霸王花猪肺汤 ▼

选取原料

霸王花 50 克

猪肺 250 克

瘦肉 300 克

南北杏 10 克

姜 2 片

盐 5 克

制作过程

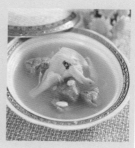

❶霸王花、南北杏分别洗净。

❷猪肺处理干净，切成块状，氽水；锅上火，放姜片、猪肺干爆 5 分钟。

❸将 2000 克清水放入瓦煲内，煮沸后加入所有原材料，武火煲滚后，改用文火煲 3 小时，加盐调味即可。

功能效用

本品具有滋阴清热、润肺止咳的功效。

℃桂枝莲子粥 ▼

选取原料

大米	莲子	桂枝	葱花	白糖
100克	30克	20克	5克	5克

制作过程

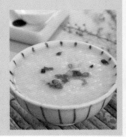

❶大米淘洗干净，用清水浸泡；桂枝洗净，切小段；莲子，洗净备用。

❷锅置火上，注入清水，放入大米、莲子、桂枝熬煮至米烂。

❸放入白糖稍煮，调匀，撒上葱花便可食用。

• 功能效用

　　桂枝发汗解肌、温通经脉、助阳化气、平冲降气。用于风寒感冒、脘腹冷痛等症。此粥具有温通经络、发汗驱寒、宣肺固表的作用，常食可预防感冒、增强体质。

♋枸杞菊花绿豆汤▼

选取原料

枸杞 10 克　　菊花 15 克　　绿豆 30 克　　冰糖适量

制作过程

❶将绿豆洗净，用清水浸约半小时，枸杞、菊花洗净，备用。

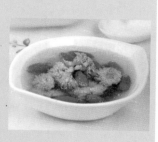

❷把绿豆放入锅内，加清水适量,武火煮沸后，文火煮至绿豆烂。

❸加入菊花、枸杞、冰糖，再煮 5 ~ 10 分钟即可。

• 功能效用

　　绿豆具有降压、降脂、滋补强壮、调和五脏、保肝、清热解毒、消暑止渴、利水消肿的功效。本品能清疏风热、清肺润燥、清肝明目，非常适合夏季食用。对肺热咳嗽、目赤肿痛等热性病疗效颇佳。

冬季养生药膳

龟板杜仲猪尾汤 ▼

选取原料

龟板 25 克　炒杜仲 30 克　猪尾 600 克　盐 2 小匙

制作过程

❶猪尾剁段洗净、氽烫捞起，再冲净一次。

❷龟板、炒杜仲冲净。

❸将上述材料盛入炖锅，加 6 碗水以大火煮开，转小火炖 40 分钟，加盐调味。

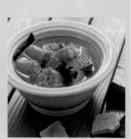

功能效用

　　本品具有益肾藏精、壮腰强筋等功效，适合老年人冬季食用，可改善腰膝酸软、耳鸣耳聋等肾虚症状。

৫菟杞红枣炖鹌鹑 ▼

选取原料

鹌鹑 2 只　　菟丝子 10 克　　枸杞子 10 克　　红枣 7 枚

绍酒 2 茶匙　　盐适量　　味精适量

制作过程

①鹌鹑洗净，斩件，氽去血污。

②菟丝子、枸杞子、红枣用温水浸透，红枣去核。

③将以上用料连同 1 碗半沸水倒进炖盅，加入绍酒，盖上盅盖，隔水炖之；先用大火炖 30 分钟，后用小火炖 1 小时，用盐、味精调味即可。

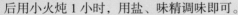

功能效用

　　本品能补脾益气、固肝肾、安胎，对肝肾亏虚引起先兆流产有疗效。

♊补骨脂虫草羊肉汤 ▼

选取原料

补骨脂 20 克　冬虫夏草 20 克　淮山 30 克　羊肉 750 克

枸杞子 15 克　　生姜 4 片　　蜜枣 4 个　　盐适量

制作过程

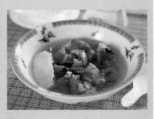

❶羊肉洗净，切块，用开水氽烫去除膻味。

❷补骨脂、冬虫夏草、淮山、枸杞子洗净。

❸所有材料放入锅内，加适量清水，武火煮沸后，文火煲 3 小时，调味供用。

功能效用

　　本品具有温补肝肾，益精壮阳的作用，适用于妇女性欲低下或男性精液稀少、阳痿、早泄等症。

ɔ生姜肉桂炖虾仁 ▼

选取原料

肉桂 5 克

虾仁 150 克

枸杞 3 克

生姜 15 克

味精适量

盐适量

制作过程

❶虾仁洗净，备用；枸杞洗净，泡发；生姜去皮洗净，拍烂。

❷肉桂洗净，备用。

❸将以上用料放入炖煲中，待水开后，先用中火炖1小时，然后再用小火炖1

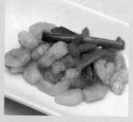

小时，放入少许熟油、食盐和味精收汁即可。

功能效用

本品具有温里散寒、活血化瘀的功效。

养心安神药膳

☾北沙参保健茶 ▼

选取原料

北沙参 20 克　　丹参 10 克　　何首乌 10 克　　白糖少许

制作过程

❶将北沙参、丹参、何首乌
洗净放入砂锅，加水 1000
毫升。
❷煎沸 15 分钟，取药汁倒入
茶杯。
❸加放白糖，搅匀待温饮用。
每日 1 剂，分 2 次饮服。

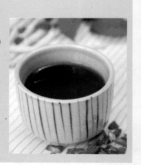

功能效用

　　这道茶饮具有益气生津、滋阴凉血、养心安神
的功效。

♋养心安神茶 ▼

选取原料

五味子 10 克

旱莲草 10 克

刘寄奴 5 克

白糖适量

合欢皮 10 克

清水 300 毫升

制作过程

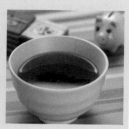

❶将五味子、旱莲草、刘寄奴洗净备用。

❷将所有药材放入杯中，加入沸水后盖上杯盖。

❸闷上 15 分钟，然后加糖调匀即可饮用。

功能效用

养心安神，破瘀散结。用于心血瘀滞、心神不宁，胸常有隐痛或刺痛者。

℃当归鸡汤 ▼

选取原料

| 党参 | 当归 | 红枣 | 鸡腿 | 盐 2 |
| 15 克 | 15 克 | 8 枚 | 1 只 | 小匙 |

制作过程

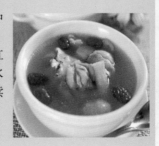

❶鸡腿剁块，放入沸水中汆烫，捞起冲净。

❷鸡腿、党参、当归、红枣一起入锅，加 7 碗水以大火煮开，转小火续煮 30 分钟。

❸起锅前加盐调味即可。

功能效用

本品具有补血活血、增加血液细胞，可改善因贫血症状。党参、当归配伍可补气养血，促生红细胞，增强机体的造血功能，红枣可补益中气、养血补虚。

☙灵芝红枣兔肉汤 ▼

选取原料

红枣 10 颗

灵芝 6 克

兔肉 250 克

盐适量

🍲制作过程

❶将红枣浸软，去核，洗净；灵芝洗净，用清水浸泡 2 小时，取出切小块。

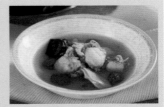

❷将兔肉洗净，汆去血水，切小块。

❸将全部材料放入砂煲内，加适量清水，武火煮沸后，改文火煲 2 小时，加盐调味即可。

●功能效用

　　本汤具有滋阴养血、补肝益肾、养心安神等功效，可有效改善心悸失眠、五心烦热、气血亏虚等症状。

保肝护肝药膳

♀苦瓜菊花猪瘦肉汤 ▼

选取原料

瘦肉	菊花	鸡精	苦瓜	盐
400 克	10 克	5 克	200 克	3 克

制作过程

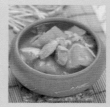

❶瘦肉洗净，切块，氽水；苦瓜洗净，去子去瓤，切片；菊花洗净，用水浸泡。

❷将瘦肉放入沸水中氽去血水。

❸锅中注水，烧沸，放入瘦肉、苦瓜、菊花慢炖，5 小时后，加入盐和鸡精调味，出锅装入炖盅即可。

功能效用

本品能疏风明目、清肝泻火，可改善目赤肿痛、口干舌燥等症。

♋天麻苦瓜酿肉 ▼

选取原料

| 天麻 4 克 | 川芎 4 克 | 茯苓 4 克 | 绿苦瓜 300 克 | 猪绞肉 150 克 |

制作过程

❶苦瓜洗净，用刀切成2厘米宽的圆圈状，挖去子、白膜，装盘。

❷猪绞肉加入调味料拌匀，用汤匙填入苦瓜内。

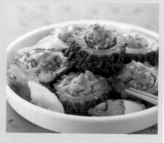

❸将川芎、茯苓、天麻洗净，三者水煎取汁，再淋于苦瓜上，入蒸笼蒸 15 ~ 20 分钟即可。

●功能效用

本品可清热、活血、降血压、降血脂，可有效防治心脑血管疾病的发生。

◔车前枸杞叶猪肝汤 ▼

选取原料

车前子 150 克　猪肝 1 只　枸杞叶 100 克　姜少许

盐 3 克　味精 2 克　香油适量

制作过程

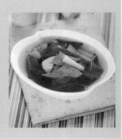

❶车前子洗净，加水 800 毫升，煎至 400 毫升。

❷猪肝、枸杞叶洗净，猪肝切片，枸杞叶切段。

❸再将猪肾、枸杞叶放入，加入姜片和精盐，继续加热，同煮至熟，下味精，淋香油即可。

功能效用

　　本品能清热利尿、渗湿止泻、明目祛痰，对老年人老眼昏花、两目干涩、目赤肿痛等均有改善效果。

土茯苓鳝鱼汤 ▼

选取原料

鳝鱼 100 克

蘑菇 100 克

当归 8 克

土茯苓 10 克

赤芍 10 克

盐 2 克

米酒 10 克

制作过程

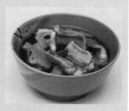

❶将鳝鱼洗净，切小段；蘑菇洗净，撕成小朵；当归、土茯苓、赤芍洗净备用。

❷将当归、土茯苓、赤芍先放入锅中，以大火煮沸后转小火续煮 20 分钟。

❸再下入鳝鱼煮 5 分钟，最后下入蘑菇炖煮 3 分钟，加盐、米酒调味即可。

功能效用

本品能祛风除湿，对风湿性关节炎有效。

健脾养胃药膳

☙淮山猪肚汤 ▼

选取原料

猪肚	淮山	红枣	盐	味精
500克	100克	8颗	5克	适量

制作过程

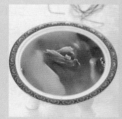

❶猪肚用开水烫片刻，刮除黑色黏膜，洗净切1厘米宽的条。

❷淮山去皮切成滚刀块。

❸热锅放油，下猪肚稍微翻炒一下，然后与红枣一起放入砂煲内，加适量清水，大火煮沸后改用小火煲2小时。还剩20分钟到时间的时候，下入淮山。调味即可。

功能效用

本品健脾益气，对脾虚腹泻、食欲缺乏有效。

❤党参麦冬瘦肉汤 ▼

选取原料

 瘦肉 300 克

 党参 15 克

 麦冬 10 克

 山药适量

 盐 4 克

 鸡精 3 克

 生姜适量

制作过程

❶瘦肉洗净切块；党参、麦冬适量；山药、生姜洗净，去皮，切片。
❷瘦肉氽去血污，洗净后沥干水分。
❸锅中注水，烧沸，放入瘦肉、党参、麦冬、山药、生姜，用大火炖，待山药变软后改小火炖至熟烂，加入盐和鸡精调味即可。

功能效用

本品益气滋阴、健脾和胃，还能缓解秋燥。

薏苡仁瓜皮鲫鱼汤 ▼

选取原料

冬瓜皮	薏苡仁	鲫鱼	生姜	盐
60克	150克	250克	3片	少许

制作过程

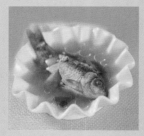

① 将鲫鱼剖洗干净，去内脏，去鳃；冬瓜皮、薏苡仁分别洗净。

② 将冬瓜皮、薏苡仁、鲫鱼、生姜片放进汤锅内，加适量清水，盖上锅盖。

③ 用中火烧开，转小火再煲1小时，加盐调味即可。

功能效用

　　鲫鱼有益气健脾、利水消肿、清热解毒之功效。冬瓜皮利尿消肿。本品能利水消肿、清热解毒、清热健脾，对各种泌尿系统疾病均有一定的疗效。

党参煮土豆 ▼

选取原料

党参 15 克

土豆 300 克

料酒 10 克

姜适量

葱适量

盐适量

味精适量

芝麻油适量

制作过程

❶将党参洗净，润透，切成段；土豆去皮，切薄片；姜切片，葱切段。

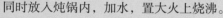

❷炖锅内加水，再加几滴醋，以防止土豆的颜色变黑，然后将党参、土豆、姜、葱、料酒同时放入炖锅内，加水，置大火上烧沸。

❸再用文火烧煮 35 分钟，调味即成。

功能效用

本品富含膳食纤维，是减肥女性的一大优选。

滋阴润肺药膳

豆蔻陈皮鲫鱼羹 ▼

选取原料

| 鲫鱼
1 条 | 陈皮
适量 | 豆蔻
适量 | 盐
少许 | 葱段
15 克 |

制作过程

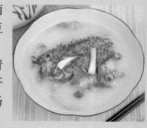

❶鲫鱼宰杀洗净，斩成两段后下入热油锅煎香；豆蔻、陈皮均洗净浮尘。

❷锅置火上，倒入适量清水，放入鲫鱼，待水烧开后加入豆蔻、陈皮煲至汤汁呈乳白色。

❸加入葱段继续熬煮 20 分钟，调入盐即可。

功能效用

本品能行气暖胃、健脾调中，对妊娠恶心有效。

梅肉山楂青菜粥 ▼

选取原料

乌梅	青菜	山楂	大米	冰糖
20克	10克	20克	100克	5克

制作过程

❶大米洗净，用清水浸泡约半个小时；山楂洗净，去核备用；青菜洗净后切丝；乌梅洗净。

❷锅置火上，注入清水，放入大米煮至七成熟。

❸放入山楂、乌梅煮至粥将成，放入冰糖、青菜稍煮后调匀便可。

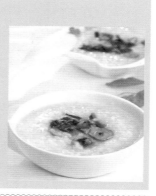

功能效用

此粥具有生津止渴、敛汗固表、健脾养胃的功效。

♋鱼腥草银花瘦肉汤 ▼

选取原料

鱼腥草 30 克

金银花 15 克

连翘 12 克

猪瘦肉 100 克

盐适量

清水 2000 毫升

制作过程

❶鱼腥草、金银花、连翘用清水洗净。

❷所有材料放锅内加水煎汁，用文火煮 30 分钟，去渣留汁。

❸瘦肉洗净切片，放入药汤里，用文火煮熟，调味即成。

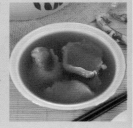

功能效用

　　本品具有清热解毒、清热排脓的功效，肺炎、肺脓肿等咳吐黄痰、脓痰者有较好的食疗作用。

♋白果莲子乌鸡汤 ▼

选取原料

| 白果 30 克 | 莲子 50 克 | 乌鸡 1 只 | 盐 5 克 |

制作过程

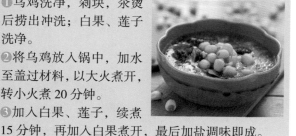

❶乌鸡洗净，剁块，余烫后捞出冲洗；白果、莲子洗净。

❷将乌鸡放入锅中，加水至盖过材料，以大火煮开，转小火煮 20 分钟。

❸加入白果、莲子，续煮 15 分钟，再加入白果煮开，最后加盐调味即成。

功能效用

本品具有滋阴补肾，缩尿固精、健脾养胃的功效，可用于小儿遗尿、妇女带下过多、成人遗精滑泄等症。

补肾养肾药膳

ᓬ姜片海参炖鸡汤 ▼

选取原料

鸡腿 1 只　　海参 100 克　　姜 1 段　　盐 2 小匙

制作过程

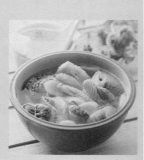

❶鸡腿切块，氽烫，捞起，备用；姜切片。

❷海参自腹部切开，洗净腔肠，切大块，氽烫，捞起。

❸煮锅加 6 碗水煮开，加入 1 的材料煮沸，转小火炖约 20 分钟，加入海参续炖 5 分钟，加盐调味即成。

功能效用

　　本品能补肾益精、养血润燥、益气补虚，常食还能有效防治心脑血管疾病，如高血压、冠心病等。

螺肉煲西葫芦 ▼

选取原料

螺肉	香附	枸杞	西葫芦	丹参
200克	10克	适量	250克	10克

制作过程

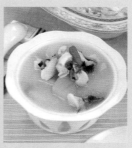

❶将螺肉用盐反复搓洗干净；西葫芦洗净切方块备用；枸杞洗净备用；香附、丹参洗净，煎取药汁，去渣备用。

❷净锅上火倒入高汤，下入西葫芦、螺肉、枸杞，大火煮开，转小火煲至熟，最后倒入药汁，煮沸后调入盐搅匀即可食用。

功能效用

此汤可清热解毒、利尿消肿、凉血活血，行气疏肝，滋阴补肾。

৫田七郁金炖乌鸡 ▼

选取原料

田七 6 克

郁金 9 克

乌鸡 500 克

绍酒 10 克

蒜片 10 克

姜片 5 克

葱段 5 克

盐 2 克

制作过程

❶田七洗净，打碎；郁金洗净润透，切片；乌鸡肉洗净，切块。

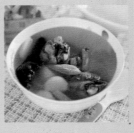

❷乌鸡块放入蒸盆内，加入姜片、葱段、蒜片、绍酒、盐、田七和郁金，再加入 300 克清水。

❸把蒸盆置于蒸笼内，用武火蒸 50 分钟即可。

●功能效用

本品具有补气血、祛瘀血、消腹水等功效。

☾菟丝子大米粥 ▼

选取原料

菟丝子 8 克　　大米 100 克　　白糖 4 克　　葱花 5 克

制作过程

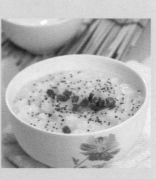

❶大米淘洗干净，置于冷水中浸泡半小时后捞出沥干水分，备用；菟丝子洗净；葱洗净，切花。

❷锅置火上，倒入适量清水，放入大米，以大火煮至米粒开。

❸再加入菟丝子煮至浓稠状，撒上葱花，调入白糖拌匀即可。

功能效用

　　此粥有补肝肾、益精髓、养肌、强阴、坚筋骨、益气力之功效。

乌发明目药膳

♀芝麻润发汤 ▼

选取原料

乌骨鸡 300 克　　红枣 6 粒　　黑芝麻 50 克　　盐适量

制作过程

❶乌骨鸡洗净，切块，氽烫后捞起冲洗干净备用；红枣洗净。

❷将乌骨鸡、红枣加黑芝麻和水，放置火上，大火烧开后以小火煲约 2 小时，再加盐调味即可。

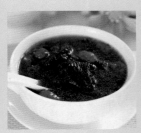

功能效用

　　本品具有补肝益肾、乌发明目等作用。常食乌鸡，还可提高生理机能、延缓衰老、强筋健骨，对防治妇女缺铁性贫血症、须发早白等有明显效果。

◕柴胡枸杞羊肉汤 ▼

选取原料

柴胡	羊肉片	枸杞子	油菜	盐
15 克	200 克	10 克	200 克	3 克

制作过程

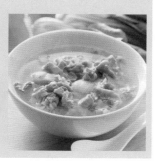

❶柴胡冲净，放进煮锅中加4碗水熬高汤，熬到约剩3碗，去渣留汁。

❷油菜洗净切段。

❸枸杞子放入高汤中煮软，将羊肉片放入锅中，并加入油菜；待肉片熟后，加盐调味即可食用。

功能效用

柴胡疏肝解郁，枸杞子养肝明目，羊肉对手脚冰冷、痛经的女性有很好的改善作用。本品可益精明目，补肾强筋。

↻ 木瓜墨鱼汤 ▼

选取原料

木瓜	红枣	墨鱼	生姜	盐
500 克	5 枚	250 克	3 片	适量

制作过程

❶将木瓜去皮、子，洗净，切块；将墨鱼洗净，取出墨鱼骨（清洗墨鱼时，应将其头浸入水中，以免墨鱼中的黑汁四处飞溅）。

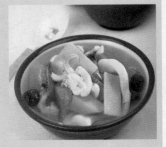

❷将红枣浸软，去核，洗净。

❸将全部材料放入砂煲内，加适量清水，武火煮沸后，改文火煲 2 小时，加盐调味即可。

• 功能效用

本品能养血滋阴、温经通络、调经利水、美肤乌发。

滋阴润肤药膳

◖益气润肤汤▼

选取原料

| 土茯苓 | 胡萝卜 | 鲜马蹄 | 木耳 | 盐 |
| 25克 | 350克 | 10粒 | 20克 | 少许 |

制作过程

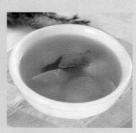

❶将所有材料洗净，胡萝卜、鲜马蹄去皮切块；木耳去蒂洗净，切小块。

❷将备好的材料和2000克水放入砂锅中，以大火煮开后转小火煮约2小时。

❸再加盐调味即可。

功能效用

本品可使皮肤细嫩光滑，对皮肤干燥、粗糙者有很好食疗作用，还能补气益血、润泽肌肤。

☙蜜橘银耳汤▼

选取原料

银耳 20 克　　蜜橘 200 克　　白糖 50 克　　水淀粉适量

制作过程

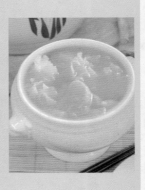

❶将银耳水发后放入碗内，上笼蒸 1 小时取出。

❷蜜橘剥皮去筋，成净蜜橘肉；将汤锅置旺火上，加入适量清水，将蒸好的银耳放入汤锅内，再放蜜橘肉、白糖煮沸。

❸水沸后用水淀粉勾芡。待汤见开时，盛入汤碗内即可食用。

●功能效用

　　本品富含维生素 C，能润肤美白、滋阴祛斑、美容养颜、补虚损。

ᕦ荞麦红枣羹 ▼

选取原料

红枣 30 克　　桂圆肉 50 克　　荞麦 100 克　　白糖 30 克

制作过程

❶荞麦洗净，浸泡 1 小时；桂圆肉、红枣均洗净，红枣去核。

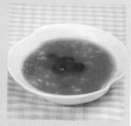

❷砂锅中加水，烧开，下入荞麦、桂圆、红枣，先用武火煮开，再转文火继续煲 40 分钟。

❸起锅前，调入白糖，依据个人的口味搅拌均匀即可食用。

●功能效用

　　本品具有补气健脾、养血补心、开胃消食、除色斑等功效。

↺黄精牛筋煲莲子 ▼

选取原料

黄精 10 克

莲子 15 克

蹄筋 500 克

生姜适量

盐适量

味精适量

制作过程

❶莲子泡发，黄精、生姜洗净。
❷蹄筋切块，入沸水氽烫。
❸煲中加入清水烧沸，放入蹄筋、莲子、黄精、生姜片煲2小时，调味即可。

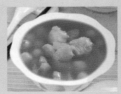

·功能效用

本品中黄精补气养阴；牛筋富含胶原蛋白，能增强细胞生理代谢，使皮肤更富有弹性和韧性，延缓皮肤的衰老。几者合用，能滋润肌肤、增加皮肤弹性。

去皱去斑药膳

☯清热除斑汤 ▼

选取原料

| 绿豆 30 克 | 杏仁 30 克 | 猪蹄 450 克 | 百合 30 克 | 盐 适量 |

制作过程

❶将所有食材洗净；猪蹄砍成块，氽烫后捞起备用。

❷将所有材料放入煲中，注入水，以文火煲至豆类和猪蹄软烂。

❸加盐调味即可。

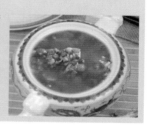

• 功能效用

　　绿豆清热解毒、利尿通淋；百合富含水分，可滋阴润肤；杏仁富含维生素 B，可抑制皮脂腺分泌；合用对改善痤疮、粉刺均有疗效。

143

ᕮ鸡骨草煲生鱼 ▼

选取原料

鸡骨草200克　　生鱼1条　　姜10克　　葱2根

盐3克　　鸡精2克　　胡椒粉2克　　香油少许

制作过程

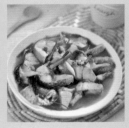

❶生鱼1条，处理干净，切块入油烧煎至金黄色；鸡骨草泡发；姜去皮切片。

❷砂锅内加水，放姜片、鸡骨草煮沸煲40分钟，放鱼块煮熟，放盐、鸡精、胡椒粉，撒入葱段，淋上香油即可。

功能效用

　　鸡骨草清热利湿，散瘀止痛；鱼富含蛋白质、脂肪和碳水化合物，常食此品能起到润肤去皱的功效。

❧灵芝玉竹麦冬茶 ▼

选取原料

灵芝5克　　麦冬6克　　玉竹3克　　蜂蜜适量

制作过程

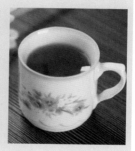

❶灵芝、麦冬、玉竹洗净后共入锅，加水600毫升，煎煮15分钟。

❷将煮好的灵芝玉竹麦冬茶滤去残渣，倒入杯中，待茶稍凉后依据个人的口味加入适量的蜂蜜，搅拌均匀，即可饮用。

功能效用

灵芝能美白养颜、有效抗皱、抗衰老。麦冬能滋阴润肤、抗皱抗衰老。因此常喝此茶不仅能紧肤抗皱，还能增强体质。

ᕮ玫瑰枸杞养颜羹 ▼

选取原料

玫瑰	枸杞子	醪糟	杏脯	葡萄干
20克	10克	1碗	10克	10克

制作过程

❶玫瑰洗净切丝备用。

❷锅中加水烧开，放入玫瑰、醋、醪糟、枸杞、杏脯、葡萄干煮开。

❸用生粉勾芡，撒上玫瑰花丝即成。

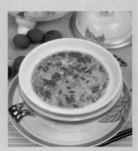

功能效用

玫瑰能理气和血、疏肝解郁、降脂减肥、润肤养颜，尤其对妇女经痛、月经不调、面生色斑有较好的功效，常饮能使面色红润。

祛痘降火药膳

✿荸荠鲜藕茅根汤 ▼

选取原料

鲜白茅根	荸荠	猪瘦肉	鲜藕	盐
100克	200克	100克	200克	少许

制作过程

❶将荸荠、鲜藕洗净，去皮，切块；白茅根洗净，切碎后备用；猪瘦肉洗净，切块。

❷锅内加水，放入荸荠块、藕块、白茅根、瘦肉，用大火烧沸。

❸改用小火煮20分钟调入盐即可。

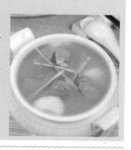

功能效用

　　本品具有凉血止血、清热利尿、解暑止渴等治疗功效。

℃红豆沙 ▼

选取原料

红豆 25 克　　百合 10 克　　枸杞子 10 克　　冰糖 25 克

制作过程

❶红豆洗净泡发，百合洗净，枸杞子泡发。

❷锅中加水烧开，下入红豆煲烂。

❸待红豆煮熟时，再下入百合、枸杞子、冰糖煲 10 分钟即可。

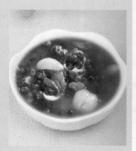

功能效用

　　红豆能利水消肿、解毒排脓、补血美容，对消除痘痘有一定的功效。百合富含黏液质及维生素，能促进皮肤细胞新陈代谢，也可帮助消除痘痘。本品可调节血糖、润肠通便。

海蜇马蹄汤 ▼

选取原料

海蜇	马蹄	猪瘦肉	党参	盐
100克	500克	100克	10克	5克

制作过程

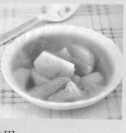

❶海蜇处理干净，切细丝；马蹄洗净，去皮，切开两半；猪瘦肉洗净切片，用油、盐稍腌；党参洗净，切段。

❷把海蜇、马蹄放入锅内，加水煮半小时，放入猪瘦肉片和姜片，煮至海蜇、马蹄熟、肉片熟，加盐调味供用。

功能效用

海蜇具有清热解毒、化痰软坚、降压消肿等食疗作用，马蹄味甜，清凉降火，可缓解咽干口燥、小便黄赤等上火症状。

♒绿茶乌梅粥 ▼

选取原料

绿茶 5 克　　乌梅 5 克　　大米 80 克　　清水适量

制作过程

❶大米洗净，与绿茶同加水煮，取汁，备用。

❷锅置火上，加入清水，倒入姜汁茶，放入大米，大火煮开。

❸加入乌梅肉同煮至浓稠，即可食用。

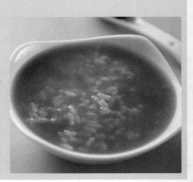

功能效用

　　绿茶适宜高血压、高血脂、冠心病、动脉硬化、油腻食品食用过多者、醉酒者；乌梅适合便秘者、肝病患者。本品能排毒养颜、生津止渴、减肥塑身。

美白养颜药膳

青豆党参排骨汤 ▼

选取原料

 青豆 50 克   党参 25 克   排骨 100 克   盐适量

制作过程

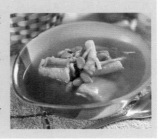

①青豆洗净，党参润透切段。

②排骨洗净砍块，氽烫后捞起备用。

③将上述材料放入煲内，加水以小火煮约 45 分钟，再加盐调味即可。

功能效用

青豆、党参、猪骨三者合用，具有改善皮肤粗糙、暗黄；还可增强体质，改善神疲乏力、精神萎靡症状。

૯银耳樱桃羹 ▼

选取原料

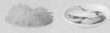

| 银耳 | 白芷 | 樱桃 | 桂花 | 冰糖 |
| 50克 | 15克 | 30克 | 适量 | 适量 |

制作过程

❶将银耳洗净，泡软后撕成小朵；樱桃洗净，去蒂；白芷、桂花均洗净备用。
❷先将冰糖溶化，加入银耳煮20分钟左右，再加入樱桃、白芷、桂花煮沸后即可。

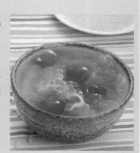

功能效用

银耳含丰富胶原蛋白，能增强皮肤的弹性；银耳还能清除自由基、促进细胞新陈代谢，改善人体微循环，从而起到抗衰老的作用。

♋健体润肤汤 ▼

选取原料

山药 25 克　　枸杞子 10 克　　薏苡仁 50 克　　冰糖适量

制作过程

❶山药去皮，洗净切块；
薏苡仁洗净；枸杞子泡发。
❷所有材料加水，以小火
煲约 5 小时。
❸依据个人的口味再加入
冰糖调味即可。

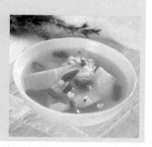

功能效用

　　薏苡仁能利水消肿、健脾去湿、清热排脓，常
食可使皮肤光滑白皙、消除粉刺色斑；山药含有的
营养成分和黏液质、淀粉酶等，能助消化、补虚劳、
益气力、抗衰老，也有润肤美容的效果。

✿灵芝麦冬茶 ▼

选取原料

灵芝适量　　玉竹适量　　麦冬适量　　蜂蜜少许

制作过程

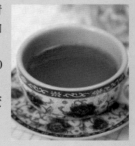

❶将灵芝、玉竹、麦冬用清水稍稍冲洗，去除杂质，加600克水，煮沸。

❷待水沸腾后用小火再煮10分钟。

❸依据个人的口味加入蜂蜜调匀即可饮用。

功能效用

　　灵芝能美白养颜；麦冬能改善皮肤松弛；玉竹改善面色苍白、萎黄现象。本品具有平衡阴阳、滋阴润肺、补气健脾、美白护肤等功效。常喝此茶不仅能紧肤抗皱，还能增强体质。

♻洋葱汁▼

选取原料

| 山楂5颗 | 洋葱70克 | 草莓50克 | 柠檬半个 |

制作过程

❶将洋葱洗净，切成细丝；草莓去蒂，洗净备用。

❷柠檬洗净，切片；山楂洗净，切开，去核，备用。

❸将洋葱、山楂、柠檬、草莓倒入搅拌机内，搅打成汁即可。

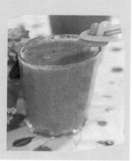

●功能效用

　　洋葱富含多种维生素、钙、铁、磷以及植物纤维等营养成分，能杀菌利水。草莓具有生津通便、养肝、明目的作用。本品具有发汗泻火、健脾消食、美白养颜等治疗功效。

排毒瘦身药膳

℃冬瓜瑶柱汤 ▼

选取原料

冬瓜 200 克　　瑶柱 20 克　　　虾 30 克　　草菇 10 克

制作过程

❶冬瓜去皮，切成片；瑶柱泡发；草菇洗净，对切。
❷虾剥去壳，挑去泥肠洗净；姜去皮，切片。
❸锅上火，爆香姜片，下入高汤、冬瓜、瑶柱、虾、草菇煮熟，加入调味料即可。

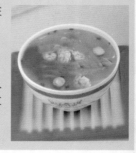

•功能效用

　　冬瓜利水消痰、除烦止渴、祛湿解暑；瑶柱滋阴、养血、补肾；此汤具有滋阴补血、利水祛湿之功效。

♨山楂荷叶泽泻茶 ▼

选取原料

山楂 10 克　　荷叶 5 克　　泽泻 10 克　　冰糖 10 克

制作过程

❶山楂洗净，去核；泽泻冲洗干净。

❷荷叶剪成小片，冲净。

❸所有材料盛入锅中，加500毫升水以大火煮开，转小火续煮20分钟，加入冰糖，溶化即成。

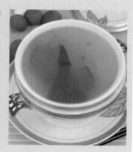

功能效用

此茶可以降体脂、健脾、降血压、清心神，可以预防肥胖症、高血压病、动脉硬化等疾病。加入红枣可以让茶味道更好。

❦瞿麦蔬果汁▼

选取原料

苹果	梨子	小豆苗	莲子	瞿麦
50克	50克	15克	10克	5克

制作过程

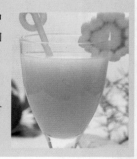

❶全部药材与清水置入锅中浸泡30分钟后，以小火加热煮沸，约1分钟后关火，滤取药汁待凉。

❷苹果、梨子洗净切小丁；小豆苗洗净，切碎；全部材料、药汁放入果汁机搅打，倒入杯中即可饮用。

功能效用

苹果能养血护心，梨凉心降火，而小豆苗含丰富纤维及叶绿素助排毒，起到减肥瘦身效果。瞿麦利尿通淋、破血通经、清心热、利小肠、膀胱湿热。

冬瓜板栗高汤粥 ▼

选取原料

冬瓜 25 克　　板栗 3 颗　　葱花少许　　大米 100 克

制作过程

❶板栗去壳、皮，洗净；冬瓜去皮洗净。

❷锅置火上，注入水后，放入大米、板栗，用旺火煮至米粒完全开花。

❸放入冬瓜、姜末，倒入高汤，改用文火煮至粥成，调入盐，撒上葱花即可。

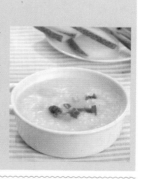

功能效用

　　板栗对肾虚、腰酸腰痛、小便频多有辅助治疗作用。冬瓜含不饱和脂肪酸，能降压降脂，消热祛暑。本品具有消暑去燥、排出毒素、利水降火、清热解毒的功效。

增强记忆药膳

◊山药山楂黄豆粥 ▼

选取原料

大米	黄豆	山药	山楂	豌豆
90 克	10 克	30 克	10 克	10 克

制作过程

①先取大米洗净熬煮。
②加入山药块、黄豆、山楂丝、豌豆洗净后与大米一同煮粥。
③加入盐，味精煮沸即可。

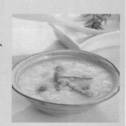

功能效用

常食豆制品不仅可防肠癌、胃癌，还可防止老年斑、老年夜盲症，增强记忆力，是延年益寿的最佳食品。

♀黄精陈皮粥 ▼

选取原料

黄精	陈皮	大米	葱花	白糖
5克	3克	100克	5克	8克

制作过程

❶黄精洗净；陈皮洗净，浸泡发透后，切成细丝；大米泡发洗净。

❷锅置火上，注入适量清水后，放入大米，用大火煮至米粒完全绽开。

❸放入黄精、陈皮，用小火熬至粥成闻见香味时，放入白糖调味撒上葱花即可。

功能效用

黄精补气养阴、健脾润肺、益肾。用于虚损寒热、脾胃虚弱、体倦乏力、肺虚燥咳、精血不足、内热消渴。此粥具有滋阴补肾、补润心肺、行气健脾的功效。

ᕦ牛蒡肉汤 ▼

选取原料

牛蒡根 300 克　猪瘦肉 150 克　　紫菜 50 克　　香菜 10 克

制作过程

❶牛蒡根洗净去皮，
切丝，浸泡半小时。
❷猪瘦肉洗净切丝，
加盐、味精、料酒、
葱姜末和淀粉拌匀；
紫菜泡发；香菜洗净
切末。
❸锅上火，加水和牛
蒡丝烧沸，加盐和肉丝再烧沸，撇去浮沫，改小火
煮熟，加紫菜煮沸，撒入香菜，淋入香油即可食用。

●功能效用

　　本品具有清热解毒、泻火发汗的功效，也适合
糖尿病、高血压患者。

❥枸杞鸭肉粥 ▼

选取原料

鸭肉	红枣	大米	葱花	枸杞子
80克	2颗	120克	3克	10克

制作过程

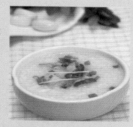

❶大米洗净；红枣泡发洗净，切碎；枸杞子洗净；鸭肉洗净切块，用料酒、生抽腌制备用。

❷油锅烧热，入鸭肉过油；锅加清水，放大米煮沸，下红枣、枸杞子熬煮至米粒开花。

❸下鸭肉，将粥熬煮至浓稠，调入盐、味精，撒上葱花即可食用。

功能效用

鸭肉滋补养胃；枸杞子抗衰老、养肝明目，适用于烦热、盗汗等症。

ʕ茯苓糙米鸡 ▼

选取原料

鸡半只　　　葱1根　　　姜1小块　　　茯苓10克

淮山10克　松子1汤匙　红枣5颗　糙米半碗

制作过程

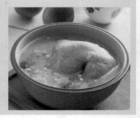

❶将鸡洗净，入锅中汆烫去血水。

❷烧开一小锅水，再放入所有材料，大火煮5分钟后以小火慢炖约30分钟即关火，食用前撒入松子、葱花即可。

功能效用

　　茯苓健脾燥湿、镇静安神；淮山滋养补脾，增强记忆；松子润肠通便，适合脾胃虚弱、水肿、失眠者。

镇静安眠药膳

❝双仁菠菜猪肝汤 ▼

选取原料

猪肝 200 克　　菠菜 2 棵　　酸枣仁 10 克　　柏子仁 10 克

制作过程

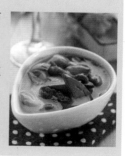

❶将酸枣仁、柏子仁装在棉布袋里，扎紧。

❷猪肝洗净切片；菠菜去头，洗净切段；将布袋入锅加 4 碗水熬高汤，熬至约剩 3 碗水。

❸猪肝氽烫捞起，和菠菜一起加入高汤中，待水一滚沸即熄火，加盐调味即成。

功能效用

　　菠菜和猪肝都是补血佳品，酸枣仁、柏子仁均是养心安神的佳品。本品适合失眠多梦患者食用。

℃远志菖蒲鸡心汤 ▼

选取原料

鸡心 300 克　　胡萝卜 1 根　　远志 15 克　　菖蒲 15 克

制作过程

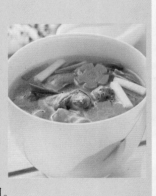

① 将远志、菖蒲装在棉布袋内，扎紧。

② 鸡心汆烫，捞起，备用；葱洗净，切段。

③ 胡萝卜削皮洗净，切片，与第①步骤中准备好的材料先下锅加 4 碗水煮汤；以中火滚沸至剩 3 碗水，加入鸡心煮沸，下葱段、盐调味即可食用。

功能效用

本品滋补心脏、安神益智，可改善失眠多梦、健忘惊悸、神志恍惚。

灵芝红枣瘦肉汤 ▼

选取原料

猪瘦肉 300 克　　灵芝 4 克　　红枣适量　　盐 3 克

制作过程

❶将猪瘦肉洗净，切片；灵芝、红枣洗净，红枣去掉核，备用。

❷净锅上火倒入水，下入猪瘦肉烧开，打去浮沫，下入灵芝、红枣煲至熟，调入盐即可。

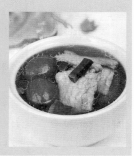

功能效用

　　灵芝可益气补心、补肺止咳；红枣补气养血；猪肉健脾补虚，三者同用，可调理心脾功能，补益心血神智，调养肺气虚劳，少烦恼减倦怠，益精气滋肝肾，改善贫血症状。

☙丹参三七炖鸡 ▼

选取原料

乌鸡	丹参	三七	姜丝	盐
1 只	30 克	10 克	适量	5 克

制作过程

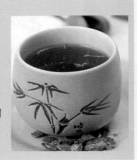

❶乌鸡洗净切块；丹参、三七洗净。

❷三七、丹参装入纱布袋中，扎紧袋口。

❸布袋与鸡同放于砂锅中，加清水 600 克，烧开后，加入姜丝和盐，小火炖 1 小时，加盐调味即可。取汤饮用。

●功能效用

丹参活血祛瘀、安神宁心；田七止血散瘀；乌鸡能滋阴补肾；合用可改善身体虚弱、心律失常、失眠、心悸。

╭莱菔子萝卜汤▼

选取原料

  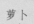 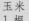

莱菔子	猪尾骨	萝卜	玉米	盐
15克	半根	1根	1根	5克

制作过程

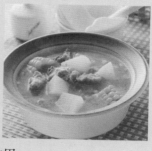

❶猪尾骨洗净后以开水氽烫；莱菔子、萝卜、玉米均洗净。

❷锅中加清水煮开，放入莱菔子煮沸，加入猪尾骨同煮15分钟。

❸将萝卜、玉米切块，加入猪尾骨锅中续煮至熟，加盐调味即可取汤饮用。

功能效用

本品具有增进食欲、消食化痰的功效。适用于消化不良、胃胀、痰多、失眠者。

♋金瓜百合甜点▼

选取原料

百合 50 克　　金瓜 250 克　　白糖 10 克　　蜂蜜 15 克

制作过程

❶金瓜洗净，先切成两半，然后用刀在瓜面切锯齿形状的刀纹。

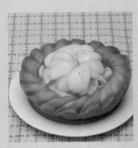

❷百合洗净，逐片削去黄尖，用白糖拌匀，放入勺状的金瓜中，放入锅中，煮开后转小火，约蒸煮 8 分钟即可。

❸熟后取出，淋上备好的蜜汁即可。

功能效用

　　滋阴泻火，养心安眠。用于心阴虚、心火盛、烦躁不眠、手足心热、口干舌燥等症。

♋山药麦芽鸡肫汤 ▼

选取原料

鸡肫 200 克

山药 20 克

麦芽 20 克

蜜枣 20 克

盐 4 克

制作过程

❶ 鸡肫洗净，切块，余水；山药洗净，去皮，切块；麦芽洗净，浸泡，备用。

❷ 锅中放入鸡肫、山药、麦芽、蜜枣，加入清水，加盖以小火慢炖。

❸ 1 小时后揭盖，调入盐稍煮，出锅即可食用。

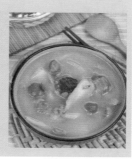

功能效用

本品对更年期的潮热盗汗、失眠健忘有效。

补血益气药膳

℃浮小麦莲子黑豆茶 ▼

选取原料

黑豆	莲子	浮小麦	黑枣	冰糖
30克	7颗	30克	7颗	少许

制作过程

❶将黑豆、浮小麦、莲子、黑枣均洗净，放入锅中，加水 1000 毫升，大火煮开，转小火煲至熟烂。

❷调入冰糖搅拌溶化即可，代茶饮用。

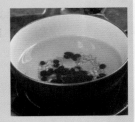

功能效用

　　浮小麦、五味子均是敛阴固汗的常用药，莲子、黑豆滋阴补肾，黑枣益气补血。本品对盗汗、自汗有很好的改善作用。

◯砂仁黄芪猪肚汤 ▼

选取原料

猪肚	黄芪	银耳	砂仁	盐
250克	25克	100克	10克	适量

制作过程

❶银耳以冷水泡发，去
蒂，撕小块；黄芪、砂
仁洗净备用。

❷猪肚刷洗干净，余水，
切片，备用。

❸将猪肚、银耳、黄芪、
砂仁放入瓦煲内，大火
烧沸后再以小火煲2小
时，再加盐调味即可。

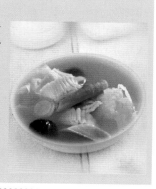

●功能效用

　　本品对妊娠妇女恶心呕吐、厌油腻、神疲乏力
有效。

♋鲜人参炖鸡▼

选取原料

人参 2 根　　乌鸡 650 克　　猪瘦肉 200 克　　火腿 30 克

制作过程

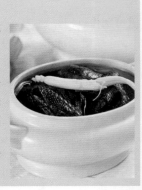

❶将乌鸡去毛后，在背部开刀去内脏；猪瘦肉切件；火腿切粒。

❷把所有的肉料焯去血污后，加入其他原材料，然后装入盅内，移去锅中隔水炖 4 小时。

❸在炖好的汤中加入所有调味料即可。

功能效用

　　本品能益气固表，强壮身体，安神。可治大便滑泄、健忘、眩晕头痛、尿频等。

♋枸杞蒸鲫鱼 ▼

选取原料

鲫鱼 1 条

枸杞子 20 克

生姜 5 克

味精 3 克

葱段 6 克

盐 2 克

料酒 4 克

制作过程

❶将鲫鱼洗净宰杀后，用姜丝、葱段、盐、味精、料酒等腌渍入味。

❷将泡发好的枸杞子均匀地撒在鲫鱼身上。

❸再将鲫鱼上火蒸 6~7 分钟至煮即可。

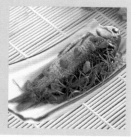

·功能效用

　　枸杞子能养肝明目、补血安神；鲫鱼有健脾利湿、和中开胃、活血通络、温中下气之功效。

🍲阿胶淮杞炖甲鱼 ▼

选取原料

甲鱼1只　　淮山8克　　枸杞子6克　　阿胶10克

🍲制作过程

❶甲鱼处理洗净，切块，余水；淮山、枸杞子洗净。

❷甲鱼肉、清鸡汤、淮山、枸杞子、生姜、绍酒置于炖盅，盖上盅盖，隔水炖之。

❸待锅内水开后用中火炖2小时，放入阿胶后再用小火炖30分钟即可。

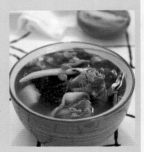

• 功能效用

　　阿胶能补血、止血、滋阴润燥；枸杞子补肾固精、养肝明目，常食能让人长寿；甲鱼具有益气补虚、滋阴壮阳、益肾健体、净血散结等功效。

活血理气药膳

❧猪骨黄豆丹参汤▼

选取原料

猪骨 400 克　　黄豆 250 克　　丹参 20 克　　桂皮 10 克

制作过程

❶将猪骨洗净，剁成块；黄豆去杂，洗净。

❷丹参、桂皮用干净纱布包好，扎紧备用，砂锅加水，加入猪骨、黄豆、纱布袋，大火烧沸，改用小火炖煮约1小时，拣出布袋，调入盐、味精、料酒即可。

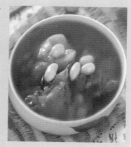

功能效用

丹参对血热瘀滞所引起的阴茎异常勃起有一定的改善作用。黄豆健脾、益气、补血。对缺铁性贫血有益。

♥莲子茅根炖乌鸡 ▼

选取原料

萹蓄 15 克

土茯苓 15 克

茅根 15 克

红花 8 克

莲子 50 克

乌鸡肉 200 克

制作过程

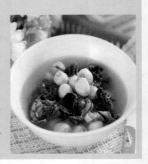

❶将萹蓄、土茯苓、茅根、红花洗净，煎取药汁备用。莲子洗净备用。

❷乌鸡肉洗净，切小块，入沸水中氽烫，去血水。

❸全部用料放入炖盅内，加药汁，加盖，文火隔水炖 3 小时，加盐调味即可。

功能效用

此品适宜血精患者食用。

♌延胡索橘皮饮 ▼

选取原料

柴胡 10 克　　延胡索 15 克　　鲜橘皮 15 克　　丝瓜 10 克

制作过程

❶丝瓜去皮洗净切块；柴胡、延胡索洗净，煎汁去渣。

❷将橘皮、丝瓜洗净，一起放入锅中，加水 600 毫升，旺火煮开后转小火续煮 15 分钟。

❸倒入药汁，煮沸后即可关火，加少许白糖，代茶饮。

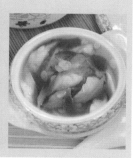

功能效用

　　丝瓜有清暑凉血、解毒通便、通经络等功效。柴胡和解表里、疏肝、升阳。延胡索活血散瘀、行气止痛。治疗胸痹心痛，胁肋、脘腹诸痛等病症。本品对肝郁气滞的乳腺增生者有一定的食疗效果。

❝三味鸡蛋汤▼

选取原料

鸡蛋	芡实	莲子	山药	冰糖
1个	9克	9克	9克	适量

制作过程

❶芡实、山药、莲子分别用清水洗净，莲子去心，山药去皮，切成小块，备用。

❷将莲子、芡实、山药放入锅中，加入适量清水熬成药汤。

❸加入鸡蛋煮熟，取出鸡蛋，剥去壳，稍煮入味汤内再加入冰糖即可。

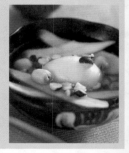

功能效用

本品具有补脾益肾、清心安神、固精安神的功效，可治疗遗精、早泄、心烦神昏、暑热烦渴、心悸失眠、烦躁、盗汗等症。

补肾壮阳药膳

莲子百合芡实排骨汤 ▼

选取原料

排骨 200克	芡实 适量	莲子 适量	百合 适量	盐 3克

制作过程

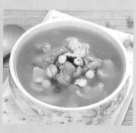

❶排骨洗净，斩件，氽去血渍；莲子去皮，去莲心，洗净；芡实洗净；百合洗净泡发。

❷将排骨、莲子、芡实、百合放入砂煲，注入清水，大火烧沸。

❸改为小火煲2小时，加盐调味即可。

功能效用

本品适宜由肾虚引起的早泄、阳痿等患者食用。

ᕫ肾气乌鸡汤 ▼

选取原料

 熟地 15 克

 山茱萸 10 克

 山药 15 克

 丹皮 10 克

 茯苓 10 克

 泽泻 10 克

 牛膝 8 克

 乌鸡腿 1 只

制作过程

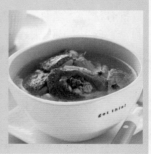

❶将乌鸡洗净，剁块，放入沸水汆烫，去掉血水。

❷将乌鸡及所有的药材盛入煮锅中，加适量水至盖过所有的材料。

❸以武火煮沸，然后转文火续煮 40 分钟左右即可取汤汁饮用。

功能效用

本品有滋阴补肾、温中健脾的功效。

海马汤 ▼

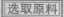

选取原料

海马2只　　枸杞子15克　　红枣5颗　　生姜2片

制作过程

❶将枸杞子、红枣均洗净。

❷海马泡发洗净。

❸锅中加入适量清水，放置在火上。

❹所有材料加水煎煮30分钟即可。

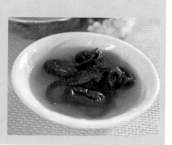

功能效用

　　海马能强身健体、补肾壮阳、舒筋活络、消炎止痛。适用于宫寒不孕、腰膝酸软、尿频等症。本品具有温阳益气、补肾滋阴等功效，可改善阳痿遗精、腰膝酸软等症。

❋韭黄蚌仔羹 ▼

选取原料

蚌仔 90 克

韭黄 50 克

木耳 50 克

鸡蛋 1 个

盐 3 克

鸡精 2 克

葱花 6 克

姜 5 克

制作过程

❶蚌仔洗净去壳取肉切丝；韭黄洗净切段；姜洗净去皮切末；木耳泡发洗净切丝。
❷水沸，入蚌仔、木耳、韭黄，大火煮沸。
❸调入鸡精、淀粉水勾成芡后，调入鸡蛋液拌匀，呈现蛋花时，加盐撒上葱花即可。

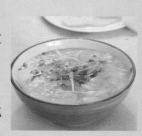

功能效用

本品具有升阳补肾、涩精止遗、滋阴补虚的功效。

♋五味山茱茶 ▼

选取原料

五味子	何首乌	山茱萸	山楂	白砂糖
5克	5克	5克	3克	少许

🍵制作过程

❶将五味子、山茱萸、何首乌、山楂分别洗净，将全部材料放入砂锅，加入清水1000克。

❷煎沸15分钟后，取汁倒入茶杯。

❸加放白糖，搅匀待温饮用。每日1剂，分2次饮服。

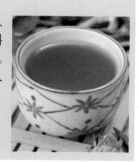

●功能效用

本品具有补肾健脾、固精敛汗、缩尿止遗、增强免疫力等功效。

强筋壮骨药膳

☯猪蹄炖牛膝 ▼

选取原料

| 猪蹄 1 只 | 牛膝 15 克 | 番茄 1 个 | 盐 1 小匙 |

制作过程

❶猪蹄剁成块，放入沸水余烫，捞起冲净。

❷番茄洗净，在表皮轻划数刀，放入沸水烫到皮翻开，捞起去皮，切块。

❸将备好的材料和牛膝一起放入锅中，加 6 碗水放置火上以大火煮开，转小火续煮 30 分钟，加盐调味即可。

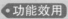

•功能效用

本品能活血调经、祛瘀疗伤，改善闭经、痛经。

✿肉桂煲虾丸 ▼

选取原料

虾丸
150 克

瘦猪肉
50 克

肉桂
5 克

生姜
15 克

薏苡仁
25 克

制作过程

❶虾丸对半切开；瘦猪肉洗净后切成小块；生姜洗净拍烂。

❷肉桂洗净；薏苡仁淘净。

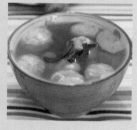

❸将以上材料放入炖煲，待锅内水开后，先用中火炖1 小时，然后再用小火炖 1 小时，放进少许熟油、盐和味精即可食用。

功能效用

虾能补肾、壮阳；肉桂能补元阳、暖脾胃、除积冷、通血脉，共用能补火助阳、行气血、运经脉、散寒止痛。

➲鹿茸黄芪煲鸡汤 ▼

选取原料

鸡 500 克　　瘦肉 300 克　　鹿茸 20 克　　黄芪 20 克

制作过程

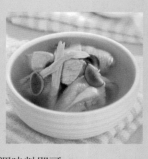

❶鹿茸片、黄芪分别洗净；生姜去皮，切片；瘦肉切成厚块。

❷将鸡洗净，斩成块，放入沸水中焯去血水后，捞出。

❸锅内注入适量水，下入所有原材料武火煲沸后，再改文火煲 3 小时，调入调味料即可。

•功能效用

本品对肾阳不足、脾胃虚弱、精血亏虚所致的阳痿早泄、腰膝酸软、筋骨无力等病症均有较好的效果。

⌒杜仲巴戟猪尾汤 ▼

选取原料

猪尾适量　　巴戟适量　　杜仲适量　　胡萝卜适量

制作过程

❶猪尾洗净斩件；巴戟、杜仲均洗净，浸水片刻；胡萝卜洗净切块。

❷净锅加入适量清水置火上烧开，下入猪尾氽透，捞出洗净。

❸将泡发巴戟、杜仲的水倒入瓦煲，再注入适

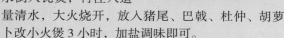

量清水，大火烧开，放入猪尾、巴戟、杜仲、胡萝卜改小火煲3小时，加盐调味即可。

功能效用

滋补肝肾、强壮筋骨。

↻海马龙骨汤 ▼

选取原料

龙骨 220 克

海马 2 只

胡萝卜 50 克

味精 3 克

鸡精 2 克

盐 2 克

制作过程

❶将龙骨斩件，洗净余水；胡萝卜洗净去皮，切块；海马洗净。

❷将龙骨、海马、胡萝卜放入炖盅内，加适量清水炖 2 小时。

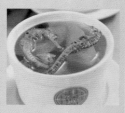

❸最后放入味精、盐、鸡精调味即可。

·功能效用

此品对早泄患者有很好的食疗功效。

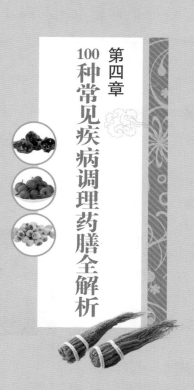

第四章

100种常见疾病调理药膳全解析

心脑血管科 >> 高血压

ℂ半夏薏苡仁粥 ▼

选取原料

半夏 15 克　　薏苡仁 1 杯　　百合 10 克　　冰糖适量

制作过程

❶将半夏、百合分别洗净；薏苡仁洗净，浸泡 1 小时，备用。

❷置锅于火上，锅中加水烧开，倒入薏苡仁煮至半生熟，再倒入半夏、百合，用小火煮至薏苡仁熟透。

❸最后加入冰糖调味即可。

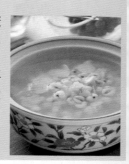

●功能效用

　　本方有效预防高血压，对痰湿型高血压患者有很好的疗效。

低血压

ⅷ党参牛肉煲 ▼

选取原料

党参 100 克　　牛肉 500 克　　姜适量　　　　葱适量

料酒适量　　　水适量　　　食盐适量

制作过程

❶将党参洗净，切段，用纱布包好；牛肉洗净，切块。
❷所有材料放砂锅中用大火烧沸，去浮沫，改小火炖至牛肉熟烂，去党参药包。
❸最后加食盐调味即可。

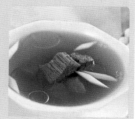

功能效用

此方可治血压下降引起的头晕、疲倦等症。

贫血

☙黑木耳枣汤 ▼

选取原料

黑木耳 15 克　　红枣 15 枚　　水适量　　冰糖适量

制作过程

❶将黑木耳洗净，用温水泡发；红枣洗净，去核，备用。
❷把黑木耳和红枣一起放进锅中，加适量水，用大火煮沸后加上冰糖，改用小火煮半小时。
❸搅拌均匀即可食用。

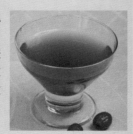

• 功能效用

　　本方具有和血养颜，滋补强身的功效。对贫血有食疗作用。

冠心病

桂参大枣猪心汤 ▼

选取原料

| 桂枝 | 红枣 | 党参 | 猪心 | 盐 |
| 15克 | 6枚 | 10克 | 半个 | 适量 |

制作过程

❶猪心汆烫，捞出，切片。

❷桂枝、党参、红枣洗净，盛入锅中，加三碗水以大火煮开，转小火续煮30分钟。

❸再转中火让汤汁沸腾，放入猪心片，待水再开，加盐调味即可。

功能效用

　　本方具有温经散寒、益气养心的功效，适合寒凝心脉型冠心病患者食用。

心律失常

ℭ莲子猪心汤 ▼

选取原料

猪心 1 个　　　莲子 60 克　　　红枣 15 克

葱段 5 克　　　蜜枣适量　　　盐适量

制作过程

❶猪心入锅中加水煮熟洗净，切成片；红枣、莲子、枸杞子泡发洗净。

❷所有材料放入锅中，加清水适量，小火煲 2 小时。

❸最后加盐调味即可。

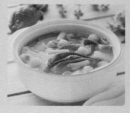

功能效用

本品具有养心安神、益气补虚的功效。

心肌炎

ᕫ金银花莲心饮 ▼

选取原料

   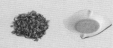

金银花	生甘草	山楂	莲子心	蜂蜜
20克	3克	10克	5克	适量

制作过程

❶将金银花、山楂、莲子心、甘草洗净，放入锅中。

❷锅中加水700毫升，大火煮开后即可关火。

❸过滤药渣，留汁，待药汁稍凉后，加入蜂蜜，搅拌均匀，分两次服用。

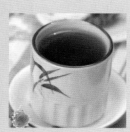

功能效用

本品具有清热解毒、活血化瘀的功效，对心肌炎有一定的疗效。

脑卒中后遗症

◟人参五味子紫苏汤▼

选取原料

五味子 15 克　　人参 15 克　　紫苏叶 15 克　　红糖 10 克

🍲制作过程

❶将五味子、人参、紫苏叶洗净。

❷将 3 味药一起放进锅中，加水 3000 毫升，煎取 1500 毫升。

❸加入红糖，拌匀饮服即可。

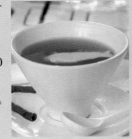

功能效用

　　益气养阴固脱。适用于脑卒中手撒尿遗、四肢不温、肢体不遂等。

神经科 >> 头痛

↻鱼肚川芎汤 ▼

选取原料

鱼肚 40 克　　川芎 15 克　　葱白 25 克　　黄酒 10 克

清汤 500 克　　熟猪油 15 克　　味精 1.5 克　　精盐 2 克

制作过程

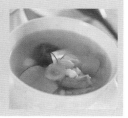

❶将鱼肚用温水浸泡，然后用沸水煮 2 小时，洗净，切片。

❷再把鱼肚放进锅里，川芎用布包好放进锅中，加上适量清汤，用中火烧沸后，加葱白、猪油，出锅前调味即可。

功能效用

本品有活血行气，滋养筋脉的功效。

失眠

☯远志锁阳乌鸡汤 ▼

选取原料

 乌鸡半只

 锁阳 15 克

 远志 10 克

 熟地黄 10 克

 党参 10 克

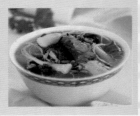 茯苓 10 克

红枣 6 枚

甘草 5 克

制作过程

① 乌鸡洗净，剁块，氽烫后捞起洗净。

② 将所有药材均洗净，盛入炖锅，加入鸡块，加水至盖过材料，以大火煮开，转小火慢炖 50 分钟。

• 功能效用

此汤具有益气养血、养心安神的作用。

抑郁症

当归郁金猪蹄汤 ▼

选取原料

当归 10 克　　　郁金 8 克　　　猪蹄 250 克

蜜枣 5 枚　　　生姜 15 克　　　盐适量

制作过程

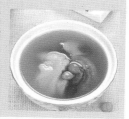

① 将猪处理干净，在沸水中煮 2 分钟，捞出，过冷后，斩块备用；其他用料洗净备用。

② 将全部用料放入锅内，加适量水，大火浇沸后，转成文火煮 3 小时。加入盐调味即可。

功能效用

理气活血，疏肝解郁的作用。

眩晕

ᕲ枸杞麦冬粥 ▼

选取原料

枸杞子	麦冬	花生米	粳米	白糖
30克	10克	30克	50克	适量

制作过程

❶先将枸杞子、麦冬，水煎取汁。

❷然后将粳米洗净，放进锅中，加适量水、药汁和花生米，用大火煮沸，再转为小火熬煮至粥成。

❸待粥熟时，调入白糖，搅拌均匀即可。

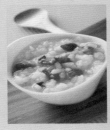

功能效用

滋补肝肾。适用于肝肾不足所致的头晕眼花、视物不清、耳鸣耳聋。

神经衰弱

◟莲子百合汤 ▼

选取原料

百合 10 克

莲子 50 克

黑豆 200 克

陈皮 2 克

椰汁适量

冰糖适量

制作过程

❶ 将所有材料洗净，莲子、黑豆用开水浸泡半小时。

❷ 水烧开，放入莲子、百合、黑豆，用中火煲 40 分钟，再下入陈皮稍煮片刻即可关火。

❸ 加入冰糖倒入椰汁即可。

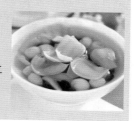

• 功能效用

清心安神、益气健脾，适用于神经衰弱者。

阿尔茨海默病

♥山药芡实猪肉粥 ▼

选取原料

山药 30 克　　芡实 20 克　　猪肉 100 克　　小米适量

制作过程

❶将山药、芡实洗净捣碎，猪肉洗净剁烂，小米洗净。
❷将全部用料放入锅内，加适量水煲粥，粥熟即可。
❸分两次空腹服用。

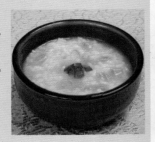

功能效用

　　此方具有补中益气，滋阴补脑的功效。

帕金森病

☙ 天麻川芎鱼头汤 ▼

选取原料

鲢鱼头半个　　　天麻5克　　　川芎5克　　　盐3克

制作过程

❶ 将鲢鱼头洗净，斩块；天麻、川芎洗净，浸泡备用。

❷ 将鲢鱼头、天麻、川芎放进锅中，加入适量水，先用大火煮沸，再用小火煲至鲢鱼熟。

❸ 最后入盐调味即可。

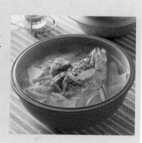

功能效用

　　本品具有熄风止痉、祛风通络的作用，适合帕金森病、动脉硬化、脑卒中半身不遂等患者食用。

三叉神经痛

◟羌活鸡肉汤 ▼

选取原料

羌活	川芎	红枣	鸡	盐
15克	10克	5枚	1只	2小匙

制作过程

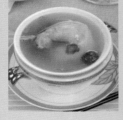

❶鸡洗净，备用；羌活、川芎洗净，装进干净纱布袋、扎紧。红枣洗净。

❷将鸡放入沸水中氽烫，捞起冲干净。

❸将以上材料一起放入锅中，加七碗水以大火煮开，转小火续炖30分钟，起锅前取掉纱布袋丢弃，加盐调味即可。

• 功能效用

本方具有行气活血、祛湿止痛的功效。

呼吸科 >> 感冒

⸮苦瓜排骨汤 ▼

选取原料

排骨 100克	苦瓜 200克	麻黄 10克	黄豆 20克	盐 适量

制作过程

❶将苦瓜洗净、去瓤,切成块;麻黄、黄豆洗净;猪排骨洗净。

❷把排骨、苦瓜、麻黄、黄豆一同放入锅内,加适量清水,大火煮沸后改为小火煮1小时。

❸最后加入盐调味即可。

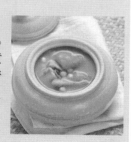

功能效用

本品具有发汗祛邪、宣肺止咳的功效。适合感冒汗出不畅、咳嗽痰多、鼻塞流涕的患者食用。

肺炎

❧银杏炖鹌鹑 ▼

选取原料

银杏 20 克　　鹌鹑 1 只　　生姜 10 克　　味精 3 克

鸡精 2 克　　绿豆 20 克　　盐 2 克

制作过程

❶鹌鹑洗净斩小块，生姜切片。

❷把鹌鹑放入沸水中汆烫。

❸锅中加油烧热，下入姜片爆香，加入适量清水，放入鹌鹑、银杏、绿豆煲 30 分钟，加入盐、味精、鸡精即可。

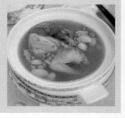

功能效用

此汤具有清热宣肺、化痰止咳的功效。

支气管炎

ﻌ核桃姜糖水 ▼

选取原料

核桃仁 30 克　　杏仁 15 克　　生姜 9 克　　冰糖适量

制作过程

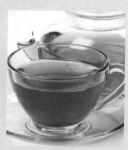

❶将核桃仁、杏仁、生姜洗净，放进捣蒜器中，捣碎。
❷再将这些材料与冰糖放进锅中，加清水适量，用慢火慢炖。
❸ 30 分钟后即可饮用。

功能效用

　　具有散寒化瘀、补肾纳气的功效，可治疗寒证型慢性支气管炎。

肺源性心脏病

✿虫草红枣炖甲鱼 ▼

选取原料

 甲鱼 1 只　 冬虫夏草 5 枚　 红枣 10 枚　 紫苏 10 克

 鸡汤适量　 蒜瓣适量　 葱段适量　 姜片适量

制作过程

❶甲鱼洗净，切块；冬虫夏草、紫苏、蒜瓣洗净；红枣泡发。
❷将甲鱼汆水备用。
❸甲鱼放入砂锅中，上放虫草、紫苏、红枣，加上调味品，注入适量鸡汤，炖2小时即成。

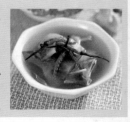

功能效用

　　本品益气补虚、养肺补心。

哮喘

᧐菊花桔梗雪梨汤 ▼

选取原料

甘菊 5 朵　　桔梗 5 克　　雪梨 1 个　　冰糖 5 克

制作过程

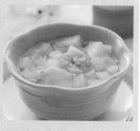

❶甘菊、桔梗洗净，放进锅中，加 1200 毫升水，用大火煮开，转小火继续煮 10 分钟，去渣留汁。
❷加入冰糖搅拌均匀后，盛出待凉。
❸梨子洗净，削去皮，梨肉切丁，加入已凉的甘菊水即可。

功能效用

　　本品通宣肺气、清热止咳，适合咳嗽气喘、咳吐黄痰等症的哮喘患者食用。

肺气肿

⟳杏仁菜胆猪肺汤 ▼

选取原料

菜胆	杏仁	猪肺	黑枣	盐
50 克	20 克	500 克	5 粒	适量

制作过程

❶杏仁洗净，浸泡，去皮，黑枣、菜胆洗净。

❷将猪肺洗净，切成块状，氽烫，烧锅放姜，将猪肺爆炒。

❸把材料放进锅中，武火煲开后，改用文火煲 3 小时，加盐调味即可。

功能效用

益气补肺、平喘化痰，适合肺气肿日久迁延不愈患者食用。

肺胀肿

⟲旋覆花乳鸽止咳汤 ▼

选取原料

乳鸽 1 只　　旋覆花 10 克　　沙参 10 克　　山药 20 克

制作过程

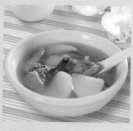

❶将乳鸽去毛及肠杂，洗净切成小块。

❷山药、沙参洗净，切片；旋覆花洗净，备用；将所有药材煎水取汁。

❸将乳鸽放入砂锅中，加入药汁及盐、适量清水，用小火炖 30 分钟至肉烂，吃肉喝汤。

功能效用

健脾益胃、润肺止咳。适合久咳引起的体虚、食欲缺乏患者食用。

肺结核

♋百部甲鱼汤 ▼

选取原料

 甲鱼 500 克

 生地黄 25 克

 知母 10 克

 百部 10 克

 地骨皮 10 克

 姜片 5 克

 葱段 3 克

 鸡汤适量

制作过程

❶将甲鱼除杂，斩成块，汆水备用；百部、地骨皮、生地黄、知母洗净，入纱布袋。

❷锅中放进所有材料，加鸡汤中火炖至六成熟，加入中药袋。

❸继续炖至肉熟烂，即成。

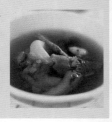

功能效用

对肺虚久咳、咳吐血丝的肺结核患者有疗效。

消化科 >> 慢性胃炎

ᕲ山药白术羊肚汤 ▼

选取原料

羊肚 250 克

红枣 15 克

枸杞子 15 克

山药 10 克

白术 10 克

鸡精 3 克

盐 2 克

制作过程

❶ 羊肚洗净，切块，余水；山药洗净，去皮，切块；白术洗净，切段；红枣、枸杞洗净，浸泡。

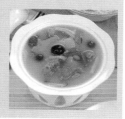

❷ 锅中烧水，放入羊肚、山药、白术、红枣、枸杞，加盖。

❸ 炖 2 小时后调入盐和鸡精。

功能效用

本品具有健脾益气、暖胃宽中的功效。

胃及十二指肠溃疡

℃佛手元胡猪肝汤▼

选取原料

佛手 9 克

元胡 9 克

制香附 6 克

甘草 6 克

猪肝 100 克

姜丝适量

葱花适量

盐适量

制作过程

❶将佛手、元胡、制香附、甘草洗净；猪肝洗净，切片。
❷将药材放入锅内，加水煮沸，去渣。
❸加入猪肝片，放适量盐、姜丝、葱花，熟后即可食用。

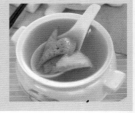

功能效用

本品能行气止痛、疏肝和胃。

胃酸过多症

✧草果羊肉汤 ▼

选取原料

薏苡仁 200 克　　草果 4 个　　羊肉 200 克　　盐 5 克

制作过程

① 将薏苡仁洗净，入锅，加适量水，用武火烧沸，再用文火煮熟。

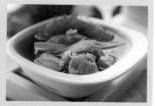

② 将羊肉和草果洗净共入锅，加适量水用武火熬煮大约 20 分钟，再将羊肉、草果捞起，将汤与薏苡仁合并，再用文火炖至羊肉熟透。

③ 羊肉切块，与草果共入薏苡仁汤内，加盐即可。

功能效用

本品适用于脾胃虚寒之腹胀、腹痛等症。

胃下垂

❝枣参茯苓粥 ▼

选取原料

白茯苓	人参	红枣	大米	白糖
20克	10克	10克	100克	8克

制作过程

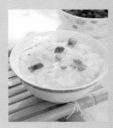

❶大米泡发；人参洗净，切小块；白茯苓洗净；红枣去核洗净。

❷锅置火上，注入清水后，放入大米，用大火煮至米粒开花，放入人参、白茯苓、红枣同煮。

❸改用小火煮至粥成，放入白糖调味即可。

功能效用

益脾和胃、益气补虚，适合脾胃气虚引起的食少便溏等患者食用。

胃癌

℃佛手娃娃菜 ▼

选取原料

娃娃菜 350 克　佛手 10 克　红辣椒 10 克　生抽 8 克

味精 2 克　香油 10 克　盐 3 克

制作过程

❶娃娃菜洗净切条，入水焯熟，装盘；红辣椒洗净切末。

❷佛手洗净，放进锅里加水煎汁，取汁备用。

❸用调料调成味汁，淋在娃娃菜上即可。

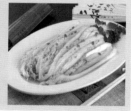

功能效用

本品能防癌抗癌、开胃消食。

急性肠炎

৩黄连甘草饮 ▼

选取原料

黄连 5 克

甘草 5 克

当归 5 克

白芍 5 克

黄芪 5 克

白糖适量

制作过程

❶将黄连、甘草、当归、白芍、黄芪洗净，备用。

❷将洗净的药材放入炖盅内，然后加入适量的清水，用小火蒸煮大约 5 分钟。

❸加入糖水搅拌均匀即可。

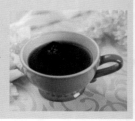

功能效用

清热燥湿，解毒杀虫。可辅助治疗急性肠炎。

慢性肠炎

🍵山楂山药粥 ▼

选取原料

山药 20 克　山楂 20 克　粳米 70 克　红糖适量

制作过程

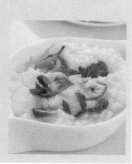

❶将山楂、山药洗净，粳米洗净，泡发。

❷再把山楂、山药，煎水取汁，粳米放进锅中，加上适量水和药汁，用大火煮沸，小火煮至粥成。

❸加上红糖，搅拌均匀即可食用。

功能效用

本方可以健脾止泻。适用于慢性肠炎，症见脾虚食滞、大便溏泄、完谷不化等。

便秘

ᕲ五仁粥 ▼

选取原料

花生仁 20 克　核桃仁 20 克　杏仁 20 克　郁李仁 10 克

火麻仁 10 克　绿豆 30 克　小米 70 克　白糖 4 克

制作过程

❶小米、绿豆泡发洗净；其他材料洗净。

❷锅置火上，加入清水，放入除白糖以外所有材料煮开。

❸再转中火煮至粥呈浓稠状，调入白糖拌匀即可。

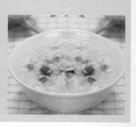

功能效用

此粥有润肠通便、清热泻火的功效。

痔疮

♋槐花大米粥 ▼

选取原料

槐花适量　　　大米 80 克　　　牛蒡子 15 克　　　白糖 3 克

制作过程

❶大米淘洗干净，泡发；槐花、牛蒡子洗净，装入纱布袋，下入锅中，加适量水熬取汁备用。

❷锅置火上，倒入清水，放入大米，以大火煮至米粒开花。

❸加入槐花牛蒡汁煮至浓稠状，调入白糖拌匀即可。

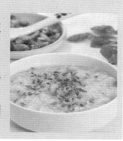

功能效用

　　此粥具有清热润肠、凉血止血之功效，适合痔疮出血、便血等患者食用。

痢疾

⌇黄连白头翁粥 ▼

选取原料

黄连 10 克　　肉豆蔻 10 克　　白头翁 50 克　　粳米 30 克

制作过程

❶将黄连、肉豆蔻、白头翁洗净，入砂锅，煎水，去渣取汁；粳米洗净，泡发。

❷另起锅，加清水 400 克，煮至米开花。

❸加入药汁，熬煮成粥，即可食用。

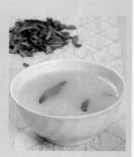

● 功能效用

　　本品具有清热解毒、止泻止痢，适合湿热型肠炎腹泻、痢疾等患者食用。

直肠癌

⒉银花茅根猪蹄汤 ▼

选取原料

猪蹄 1 只

黄瓜 35 克

灵芝 8 克

金银花 10 克

茅根 10 克

盐 6 克

制作过程

❶将猪蹄洗净，切块，余水；黄瓜洗净，切块；灵芝洗净。
❷金银花、茅根洗净，煎水取汁。
❸汤锅上火倒入水，下入猪蹄、药汁，调入盐、灵芝烧开，煲至快熟时，下入黄瓜即可。

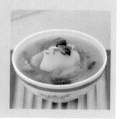

功能效用

本品具有清热解毒、消炎抗癌的功效。

胆结石

○洋葱炖乳鸽 ▼

选取原料

 海金沙 10 克

 鸡内金 10 克

 乳鸽 500 克

 洋葱 250 克

 酱油 10 克

 姜 5 克

 味精适量

 胡椒粉适量

制作过程

❶乳鸽洗净砍成块，洋葱洗净切块；海金沙、鸡内金洗净。

❷锅中加油烧热，爆香洋葱片。

❸再下入乳鸽、海金沙、鸡内金，加入高汤用文火炖 20 分钟，放入调味料搅匀即成。

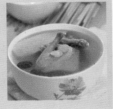

功能效用

本方具有利胆除湿，固本扶正的功效。

病毒性肝炎

❧五味子红枣饮 ▼

选取原料

五味子 9 克　　红枣 10 枚　　金橘 30 克　　冰糖适量

制作过程

❶将五味子、红枣、金橘分别洗净。

❷再把所有材料放进锅中，加上适量水，用小火煎成汁。

❸加上冰糖，待溶化即可。

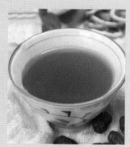

功能效用

本方可以养血补肝、滋肾强身，对病毒性肝炎有一定的效果。

脂肪肝

୧冬瓜豆腐汤▼

选取原料

泽泻 15 克　　白术 15 克　　冬瓜 200 克　　豆腐 100 克

虾米 50 克　　高汤适量　　味精适量　　香油适量

制作过程

❶将冬瓜去皮瓤洗净切片；虾米用温水浸泡洗净；豆腐洗净切片；泽泻、白术洗净。

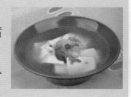

❷净锅上火倒入高汤，调入盐、味精。

❸加入所有材料煲至熟，淋入香油即可。

功能效用

　　此汤具有健脾、利水、渗湿、泄热的功效。

228

肝硬化

✦玉米车前大米粥 ▼

选取原料

玉米粒 80 克　车前子适量　大米 120 克　　盐 2 克

制作过程

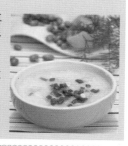

❶玉米粒和大米一起泡发，再洗净；车前子洗净，捞起沥干水分。

❷锅置火上，加入玉米粒和大米，再倒入适量清水烧开。

❸放入车前子同煮至粥呈糊状，调入盐拌匀撒上葱花即可。

功能效用

　　此粥具有清热利水、帮助排石的功效，适合肝硬化腹水、胆结石、胆囊炎、水肿、尿路结石等患者食用。

内分泌科 >> 糖尿病

ᕷ苦瓜瘦肉汤▼

选取原料

苦瓜 150 克　　猪瘦肉 150 克　　味精适量　　　盐适量

制作过程

❶将苦瓜洗净，切成两半，挖去核，切块；瘦肉切成小块。

❷把苦瓜、瘦肉放入砂锅中，加适量清水，煲至瘦肉烂熟。

❸调入适量的盐、味精即可。

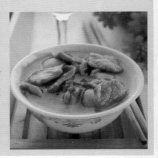

•功能效用

本品具有降糖降压、排毒瘦身、清热泻火的功效，适合糖尿病、高血压、肥胖症等患者食用。

甲状腺肿大

℃海带海藻瘦肉汤 ▼

选取原料

瘦肉 350 克　　海带适量　　海藻适量　　　盐 3 克

制作过程

❶瘦肉洗净，切件，余水；海带洗净，切片；海藻洗净。

❷将瘦肉余一下，去除血腥。

❸将瘦肉、海带、海藻放入锅中，加入清水，炖 2 小时至汤色变浓后，调入盐即可。

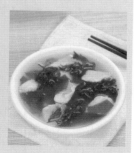

•功能效用

　　此汤对单纯性甲状腺肿大的患者有很好的食疗作用。

甲状腺功能亢进

❦牡蛎豆腐羹 ▼

选取原料

牡蛎肉 150 克　　豆腐 100 克　　鸡蛋 1 个　　韭菜 50 克

香油适量　　　高汤适量　　　葱段适量　　　盐适量

制作过程

❶将牡蛎肉洗净；豆腐洗净，均匀切成细丝；韭菜洗净，切末。

❷油热，将葱炝香，倒入高汤，下入牡蛎、豆腐丝，调入盐。

❸最后再下入韭菜末、鸡蛋，淋入香油即可。

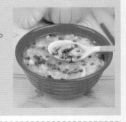

功能效用

本品有滋阴潜阳、软坚散结的功效。

痛风

威灵仙牛膝茶 ▼

选取原料

威灵仙 10 克　　牛膝 10 克　　车前草 5 克　　红糖适量

制作过程

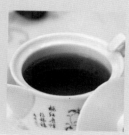

❶先将威灵仙、牛膝、车前草洗净，放入茶杯。

❷置锅于火上，倒入 600 毫升水，烧开。

❸用开水冲泡威灵仙、牛膝、车前草，加入适量红糖加盖焖 10 分钟即可。

功能效用

本品具有祛风除湿、活络通经、利尿通淋作用，适合痛风患者食用，有利于体内多余尿酸从小便排出。

系统性红斑狼疮

⚘灵芝丹参粥 ▼

选取原料

灵芝 30 克

大米 50 克

茯苓 5 克

丹参 5 克

三七 3 克

白糖适量

制作过程

❶将灵芝、丹参、三七、茯苓
洗净放锅内加水共煎，取汁。
❷另起锅，加入药汁和淘洗干
净的大米，用小火煮成稀粥。
❸熟时调入白糖即可。

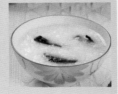

•功能效用

　　本品具有补益气血、活血通络、养血安神的功
效，可降低系统性红斑狼疮并发心血管疾病的风险。

泌尿科 >> 急性肾炎

ᕙ莲子红糖茶 ▼

选取原料

莲子 50 克　　茶叶 3 克　　红糖 30 克　　开水适量

制作过程

❶将莲子洗净，用温水浸泡
5小时即可；茶叶泡茶备用。
❷把莲子捞出放进锅中，加
红糖和适量水，煮烂后再加
入茶水，即可饮用。

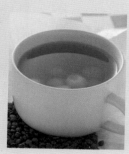

功能效用

　　本方具有养心健脾，益肾固精的作用。适用于
急性肾炎水肿。

慢性肾炎

✎泽泻薏苡仁瘦肉汤 ▼

选取原料

猪瘦肉	泽泻	薏苡仁	味精	盐
60克	30克	50克	2克	3克

制作过程

①猪瘦肉洗净，切件；泽泻、薏苡仁洗净。

②把全部材料放入锅内，加适量清水，大火煮沸后转小火煲1～2小时。

③拣去泽泻调入盐和味精即可食用。

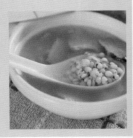

功能效用

本品具有健脾益气、利尿消肿的功效，适合慢性肾炎、水肿等患者食用。

肾结石

ᕙ核桃海金粥 ▼

选取原料

| 核桃仁 | 海金沙 | 花生 | 粳米 | 水 1000 |
| 10 个 | 15 克 | 15 克 | 100 克 | 毫升 |

制作过程

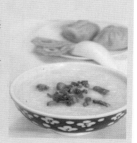

❶核桃仁分别洗净捣碎，海金沙用布包扎好。

❷加水 1000 毫升，煮 20 分钟后，去掉海金沙，入粳米煮粥，粥成撒上葱花即可。

❸每日早、晚空腹温热服食。

功能效用

本品具有补肾益气、活血化瘀、化石排石，适合肾结石、尿路结石等患者食用。

肾病综合征

⚘山药蒸鲫鱼 ▼

选取原料

鲜山药 100 克　　藕节 20 克　　鲫鱼 1 条　　葱适量

味精适量　　　姜适量　　　盐适量　　　枸杞 10 克

制作过程

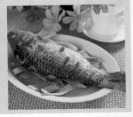

❶鲫鱼去鳞及肠杂，洗净，用黄酒、盐腌 15 分钟。
❷山药去皮、切片，藕节洗净，铺于碗底，把鲫鱼置上。
❸加葱、姜、盐、味精、枸杞，上笼蒸 30 分钟即可。

功能效用

利水消肿。适用于肾虚体弱等。

尿路感染

↻车前子田螺汤 ▼

选取原料

田螺 500 克　　车前子 30 克　　红枣 10 枚　　盐适量

制作过程

❶先用清水浸养田螺 1 ～ 2 天，经常换水以漂去污泥，洗净，钳去尾部。

❷车前子、红枣均洗净；用纱布包好车前子。

❸把田螺、车前子、红枣放入开水锅内，大火煮沸，改小火煲 2 小时，加盐即可。

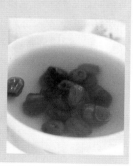

功能效用

　　本品具有利水通淋、清热祛湿的功效，对湿热蕴结型尿路感染、前列腺炎等有辅助治疗作用。

尿毒症

♌猪肝菠菜汤 ▼

选取原料

猪肝 50 克　　菠菜 150 克　　盐适量　　开水适量

制作过程

❶将猪肝洗净，切片；菠菜洗净，切段。

❷再把猪肝放进锅中，加适量水，煮沸后，加上菠菜，煮熟。

❸最后依据个人口味加上盐调味即可。

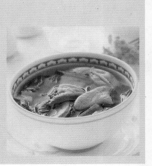

功能效用

本方可以解毒，适用于尿毒症。

妇科 >> 月经不调

♋益母土鸡汤 ▼

选取原料

人参	红枣	土鸡腿	益母草	盐
15克	8枚	1只	10克	2克

制作过程

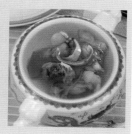

❶将人参片、红枣、益母草均洗净；鸡腿剁块，放入沸水中氽烫后捞出，洗净。

❷鸡腿和人参片、红枣、益母草放入锅中，加1000毫升水，以大火煮开，转小火续炖25分钟。加盐即成。

功能效用

活血化瘀、缓中止痛、调经，适合月经不调、经色淡、量少，并伴神疲乏力、面色苍白的患者食用。

痛经

ᕫ桂枝大枣汤 ▼

選取原料

桂枝 10 克　　大枣 10 枚　　山楂 15 克　　红糖 30 克

制作过程

❶将桂枝用清水浸泡后洗净，用纱布包紧备用。
❷大枣去核并洗净；山楂去核并洗净。
❸将上药材一起煎水煮，煮好后去除桂枝，调入红糖，温饮。

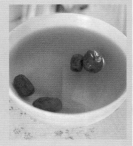

功能效用

　　温经散寒、活血止痛，适用于经前或经期小腹疼痛，得热痛减，经行量少等症食用。

闭经

❧ 虫草洋参鸡汤 ▼

选取原料

全鸡 1 只　　枸杞 10 克　　西洋参 20 克　冬虫夏草 20 克

葱 1 根　　　姜 5 片　　　盐适量

制作过程

❶将全鸡处置干净，余水；葱洗净并切段；姜去皮切块；西洋参、虫草、枸杞均洗净。

❷将所有食药材一同入锅，加水至完全淹没，大火煮开后改小火煮 1 小时，加盐调味即可。

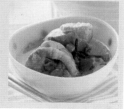

功能效用

补气、活血暖身，适用于妇女闭经者食用。

阴道炎

☙大芥菜红薯汤▼

选取原料

大芥菜	红薯	花生油	姜	盐
450克	500克	5克	2片	3克

制作过程

❶大芥菜洗净，切段。
❷红薯去皮，洗净，切成块状。
❸锅中放入花生油、姜片、红薯爆炒5分钟，加入1000毫升水，煮沸后加入大芥菜，煲煮20分钟，加盐调味即可。

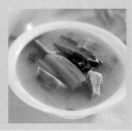

●功能效用

　　清热解毒、消炎杀菌，一般人皆可食用，尤其是慢性阴道炎患者多食。

带下过多

♋马齿苋瘦肉汤 ▼

选取原料

鲜马齿苋	瘦肉	料酒	鸡精	盐
200 克	150 克	适量	适量	适量

制作过程

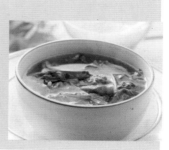

❶马齿苋洗净并切段；猪瘦肉洗净，切片。

❷锅内放入马齿苋、猪瘦肉、料酒，加入清水，大火煮沸后改小火煮 30 分钟，加入盐、鸡精调味即可。

功能效用

清热祛湿、消炎解毒，适用于带下过多患者食用。

盆腔炎

ꙮ三黄粥 ▼

選取原料

| 黄连 16克 | 黄柏 12克 | 黄芩 10克 | 粳米 100克 | 白糖 适量 |

制作过程

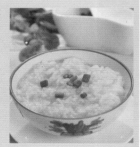

❶分别将黄连、黄柏、黄芩用清水冲洗干净后备用；然后将其一同入锅煎汁，煎好后去渣留汁备用。

❷将粳米淘洗干净，然后将药汁和粳米一同入锅煮粥，至粥好时加入白糖拌匀，撒上葱花即可。

• 功能效用

清热解毒、除湿，适用于盆腔炎患者食用。

先兆流产

ᕙ阿胶糯米粥 ▼

选取原料

阿胶 15 克　桑白皮 15 克　糯米 100 克　红糖 8 克

制作过程•

❶将桑白皮用清水冲洗净，然后如果煎水，去渣留汁备用；糯米泡好，洗净；阿胶研磨成粉末。

❷将糯米和药汁一同入锅煮粥，快好时撒入阿胶粉，至熟后调入红糖拌匀即可。

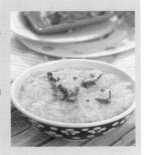

•功能效用

补血止痛，适用于先兆流产有出血者妇女食用。

妊娠呕吐

⚬红枣糯米粥 ▼

选取原料

糯米 60 克　　红枣 30 克　　生姜 3 片　　红糖适量

制作过程

❶将糯米泡好淘洗干净；红枣洗净去核备用。

❷将糯米入锅注水煮粥，煮成稀粥时加入红枣和生姜，至熟后调入适量红糖即可。

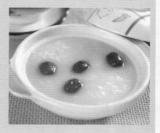

功能效用

　　益气补血，适用于气机上逆、妊娠呕吐者食用。

妊娠水肿

杜仲鲤鱼汤 ▼

选取原料

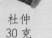 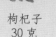

杜仲	枸杞子	干姜	鲤鱼	银耳
30克	30克	10克	500克	适量

制作过程

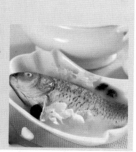

❶将杜仲、枸杞、干姜分别洗净，然后装入纱布袋，扎口备用。

❷鱼去鳞及内脏，洗净，与药、银耳同煮1小时，去药袋、银耳，依据个人口味加盐调味，饭前食鱼饮汤。

功能效用

本品补肾效果良好，适用于肾虚所致妊娠水肿者食用。

产后腹痛

♋红糖阿胶粥 ▼

选取原料

红糖适量　　阿胶 12 克　　糯米 100 克　　葱花适量

制作过程

❶将糯米淘洗净，冷水浸泡 1 小时；阿胶研磨成细粉备用。

❷将糯米入锅，注入适量的清水，煮粥，至成稀粥的时候撒入阿胶拌匀，至煮好后调入适量的红糖搅拌均匀，撒上葱花即可。

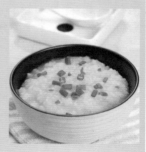

·功能效用

本品滋阴补血的效果良好，适用于产后腹痛妇女食用。

产后恶露不绝

🍜益母草粥 ▼

选取原料

益母草 50 克　　粳米 100 克　　红糖适量　　清水适量

🍲制作过程

❶将益母草用清水冲洗干净，然后将其入锅煎水，煎好后去渣留汁备用。

❷粳米淘洗干净，与煎好的药汁一同入锅煮粥，至煮好时加入适量的红糖，调匀即可食用。

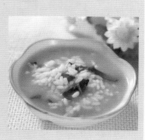

●功能效用

活血化瘀，适用于血瘀所致产后恶露不绝妇女食用。

产后缺乳

☝桂圆皮蛋瘦肉粥 ▼

选取原料

皮蛋 2 个　　桂圆肉 15 克　　大米 100 克　　排骨 150 克

猪瘦肉 400 克　　料酒适量　　　盐适量　　　葱花适量

制作过程

❶皮蛋去壳，打碎；排骨、瘦肉洗净后，分别入沸水煮至八成熟，加盐、料酒腌制片刻。
❷锅内注水，倒入桂圆肉、大米、排骨一起煮粥，至快好时下入瘦肉、皮蛋稍煮撒上葱花即可。

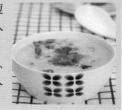

•功能效用

　　益脾健胃、补气血，适用于产后缺乳妇女食用。

急性乳腺炎

♨黄柏生地饮 ▼

选取原料

黄柏10克　　黄连10克　　生地10克　　蜂蜜适量

制作过程

❶将黄柏、黄连、生地洗净，备用。

❷将洗好的药材放入杯中，以开水冲泡，加盖焖10分钟。

❸加入蜂蜜调味即可。

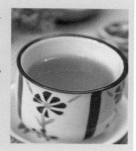

功能效用

清热利湿、凉血消肿，适用于急性单纯性乳腺炎妇女食用。

乳腺增生

Წ莪术三棱饮 ▼

选取原料

莪术 8 克　　三棱 8 克　　蜂蜜适量　　开水适量

制作过程

❶将莪术、三棱分别洗净后备用。

❷将其一同入锅注水后煎汁，煎好后去渣留汁，然后在药汁中调入适量的蜂蜜，搅拌均匀即可。

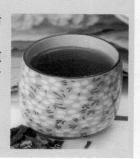

功能效用

本品有破血行气、消积止痛的作用，适用于乳腺增生妇女食用。

乳腺癌

✿佛手萝卜汤 ▼

选取原料

胡萝卜 100 克　　佛手瓜 75 克　　马蹄 35 克　　姜末适量

香油适量　　　胡椒粉适量　　　盐适量　　　腰果 30 克

制作过程

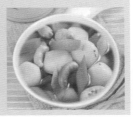

❶将胡萝卜、佛手瓜、马蹄均去皮，洗净，切块，备用。
❷锅加油烧热，爆香姜末。
❸下入胡萝卜、佛手瓜、马蹄、腰果煸炒，加水烧开，调入盐、胡椒粉，淋入香油。

功能效用

　　本品疏肝解郁、行气止痛、软坚散结的功效。

255

功能性子宫出血

✿地榆兔肉汤 ▼

选取原料

地榆 15 克　　海螵蛸 30 克　　地骨皮 25 克　　兔肉 150 克

制作过程

① 将地榆、海螵蛸、地骨皮分别用清水洗净，然后一同入锅煎汁，煎好后去渣留汁备用。

② 兔肉处置干净后与药汁一同入锅煮汤，至兔肉熟烂后，加入适当的调料拌匀即可。

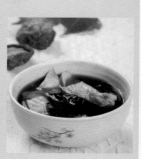

功能效用

清热、凉血止血，适用于功血患者食用。

子宫脱垂

♨黄芪党参粥 ▼

选取原料

黄芪 30 克　　党参 20 克　　粳米 100 克　　白糖适量

制作过程

❶将黄芪、党参分别用清水洗净后备用。

❷粳米淘洗干净，与黄芪、党参一同入锅，加适量的清水，煮粥，至熟时加入适量的白糖拌匀即可。

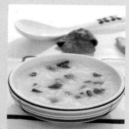

功能效用

本品能补气固脱，适用于宗气下陷所致子宫脱垂者食用。

更年期综合征

☙山药枸杞粥 ▼

选取原料

山药	枸杞子	面粉	粳米	冰糖
400克	12克	50克	100克	适量

😋制作过程

❶枸杞洗净；山药洗净，磨成泥，放入碗中，加入面粉拌匀成面团，以沾水的汤匙舀入开水中，煮至浮起，捞出备用。

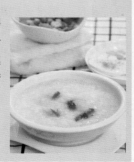

❷米洗净，入锅注水煮粥，至快熟时加入枸杞和山药团，调入适量的冰糖拌匀即可。

• 功能效用

补肾，增强体力，适用于更年期的妇女食用。

早泄

⅄黄芪杞子炖乳鸽 ▼

[选取原料]

黄芪 30 克　　枸杞子 30 克　　乳鸽 200 克　　盐适量

[制作过程]

❶先将乳鸽去毛及内脏，洗净，斩件；黄芪、枸杞子洗净，备用。

❷将乳鸽与黄芪、枸杞子同放炖盅内，加适量水，隔水炖熟。

❸加盐调味即可。

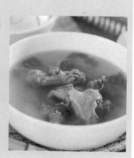

●功能效用

　　本品具有补心益脾、固摄精气的功效，适合遗精、早泄、滑精、腰膝酸软等患者食用。

遗精

甲鱼芡实汤 ▼

选取原料

甲鱼 300 克

芡实 10 克

红枣 4 枚

枸杞子 5 克

姜片适量

盐适量

制作过程

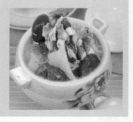

❶将甲鱼洗净，斩块，余水。
❷芡实、枸杞、红枣洗净备用。
❸净锅上火倒入水，加上甲鱼、芡实、枸杞、红枣、姜，用大火煮沸，再用下火直至甲鱼熟烂，加盐即可。

功能效用

本品具有补肾固精、滋阴补虚的功效。

前列腺炎

○冬瓜薏苡仁鲫鱼汤 ▼

选取原料

鲫鱼	冬瓜	薏苡仁	茶树菇	盐
250克	60克	30克	50克	少许

制作过程

❶鲫鱼剖洗干净，切块；冬瓜皮、薏苡仁、茶树菇洗净。

❷将鲫鱼、冬瓜皮、薏苡仁、茶树菇放进汤锅内，加适量清水，盖上锅盖。

❸用中火烧开，转小火再煲1小时，加盐调味即可。

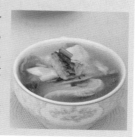

功能效用

清热解毒、利水消肿，可用于湿热下注所引起的前列腺炎、尿路感染、肾炎水肿等症的食疗。

前列腺增生

✆茅根赤小豆粥 ▼

选取原料

白茅根 50 克　　赤小豆 30 克　　粳米 50 克　　葱花 5 克

⊛制作过程

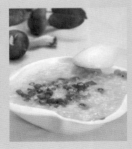

❶将白茅根洗净，切段，放进锅中，加上适量水，急火煮沸 10 分钟，滤渣取汁。

❷赤小豆、粳米洗净，放进锅中，加上药汁和适量水，急火煮开，改文火煮至粥成。

❸加适量盐，撒上葱花即可。

●功能效用

　　清热利尿、通淋化瘀，适用于淤积内阻型前列腺增生症。

不育症

♋巴戟天黑豆炖鸡 ▼

选取原料

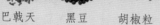

巴戟天	黑豆	胡椒粒	鸡	盐
15克	100克	15克	1只	5克

制作过程

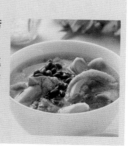

❶将鸡剁块，用沸水汆烫，捞出；巴戟天、胡椒粒洗净。

❷将黑豆淘净，和鸡块、巴戟天、胡椒粒一道放入锅中，加水至盖过材料。

❸以大火煮开，再转小火续炖40分钟，加盐调味即可食用。

功能效用

补肾阳、强筋骨，此汤有辅助治疗男子阳痿遗精、精冷不育的作用。

儿科 >> 小儿感冒

╰白萝卜炖排骨▼

选取原料

猪排 250 克

白萝卜 200 克

葱段适量

料酒适量

盐适量

制作过程

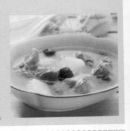

❶猪排剁块，与葱、料酒，中火煮 90 分钟；白萝卜去皮切块，焯水。

❷锅内煮的排骨汤继续烧开，投入排骨和萝卜，炖 15 分钟，至肉烂、萝卜软加盐调味即成。

●功能效用

发散风热、利尿通淋，适合风寒感冒的小儿患者。

小儿流涎

ᕈ陈皮猪肚粥 ▼

选取原料

陈皮 10 克

猪肚 60 克

大米 60 克

黄芪 15 克

鸡精 1 克

葱花适量

盐 3 克

制作过程

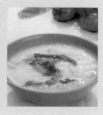

❶猪肚洗净,切成长条;大米淘净;黄芪、陈皮均洗净,切碎。

❷锅中注水,下入大米,大火烧开,放入猪肚、陈皮、黄芪,转中火熬煮成粥。

❸加盐、鸡精调味,撒上葱花即可。

功能效用

健脾养胃、滋补虚损,用于脾虚引起的小儿流涎。

小儿夜啼

☙清心宁神茶 ▼

[选取原料]

淡竹叶 3 克　　灯芯草 1 撮　　绿茶 1 克　　蝉衣 1 克

[制作过程]

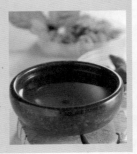

❶将淡竹叶、灯芯草、蝉衣各洗净。

❷将所有材料放进锅中，加适量水，用小火煮 20 分钟煮沸。

❸可依据个人口味加上白糖调味。

• 功能效用

　　清心安神。主治小儿夜啼，手足心热或午后潮热，口干者。

小儿腹泻

♪芡实莲子薏苡仁汤 ▼

选取原料

芡实 100 克　　莲子 100 克　　薏苡仁 100 克　　茯苓 50 克

淮山 50 克　　猪小肠 500 克　　肉豆蔻 10 克　　盐 2 小匙

制作过程

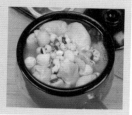

❶将猪小肠洗净，放入沸水中汆烫，捞出，剪成小段。

❷将药材洗净，与小肠一起放入锅中，加适量水。

❸用中火炖煮 2 小时左右，至熟烂后加入盐调味即可。

功能效用

此汤温补脾阳、固肾止泻的作用。

小儿营养不良

☙山楂山药茶 ▼

选取原料

山楂 10 克　　山药 15 克　　白糖适量　　清水适量

制作过程

❶将山楂、山药洗净。

❷将洗好的所有材料放进锅中，加适量水，用大火煮 5 分钟。

❸加糖搅拌均匀，待温即可饮用。

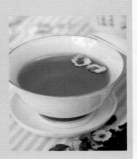

功能效用

　　本方可以增加食欲，补脾益气，对小儿营养不良有一定的食疗作用。

小儿惊风

✍天麻炖鹌鹑 ▼

选取原料

天麻片 10 克　　鹌鹑 2 只　　生姜 3 克　　盐适量

制作过程

❶将天麻洗净;生姜去皮,洗净,切片;鹌鹑宰杀后去毛及内脏,洗净,斩件。

❷将天麻片、姜片和鹌鹑放入炖锅中,加适量清水,以大火煮沸,再改用小火炖至肉熟烂。

❸加入盐调味即可。

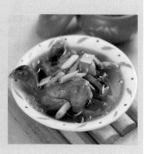

• 功能效用

本品具有补血和血、平肝熄风的功效,可改善小儿惊风、神昏高热、夜啼等症状。

小儿遗尿

✦薏苡仁猪肠汤 ▼

选取原料

| 薏苡仁
20 克 | 猪小肠
120 克 | 金樱子
10 克 | 山茱萸
10 克 | 盐
适量 |

制作过程

❶薏苡仁洗净，用热水泡 1
小时；猪小肠洗净，放入开
水中氽烫至熟，切小段。

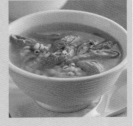

❷将金樱子、山茱萸装入纱
布袋中，扎紧，与猪小肠、
薏苡仁放入锅中，加水煮沸，
转中火续煮 2 小时。

❸煮至熟烂后，将药袋捞出，加入盐调味即可。

·功能效用

补肾健脾、缩尿止遗，适合遗尿的小孩食用。

270

小儿夏季热

◐豆腐冬瓜汤▼

选取原料

 豆腐 250 克　　 冬瓜 200 克　　 盐适量　　 清水适量

❀制作过程

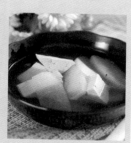

❶豆腐洗净，切小块；冬瓜去皮，洗净，切薄片。

❷锅中加水，放入豆腐、冬瓜，煮汤。

❸煮熟后加盐调味即可。

●功能效用

本品具有清热解暑、生津止渴的功效，可缓解小儿夏季热的症状。

小儿单纯性肥胖

◖茯苓豆腐 ▼

选取原料

茯苓 30 克　　枸杞子 5 克　　豆腐 500 克　　香菇适量

料酒适量　　　淀粉适量　　　精盐适量

制作过程

❶豆腐洗净，切块，撒上精盐；香菇洗净切片；茯苓、枸杞洗净。
❷将豆腐炸金黄色。
❸清汤、精盐、料酒倒入锅内烧开，加淀粉勾芡，下入豆腐、茯苓、香菇炒匀即成。

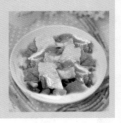

功能效用

有健脾化湿、减肥、降血糖等功效。

小儿自汗盗汗

♨西洋参冬瓜野鸭汤 ▼

选取原料

西洋参 10 克

石斛 10 克

荷梗 30 克

生姜适量

红枣适量

冬瓜 300 克

野鸭 500 克

制作过程

❶将野鸭除杂，洗净，切块。

❷将所有材料洗净；西洋参切成薄片。

❸将所有材料放入锅内，用武火煮沸后，再用文火煲 2 小时左右，加盐即可。

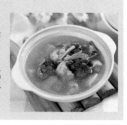

功能效用

此汤可解暑益气。

新生儿黄疸

℃茵陈汤 ▼

选取原料

茵陈 10 克　　　　白糖少许　　　　清水适量

制作过程

❶将茵陈洗净。

❷再放进锅中，加适量水，大火煮沸，小火煮成汤。

❸最后加上少许白糖，搅拌均匀即可，分为 3 次服用。

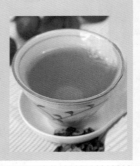

•功能效用

　　本方可以清热利湿，退黄，对新生儿黄疸有一定的功效。

五官科 >> 口腔溃疡

☙黄连玄参甘草饮 ▼

选取原料

黄连 8 克

甘草 5 克

连翘 5 克

玄参 5 克

玉竹 5 克

白糖适量

制作过程

❶将所有药材洗净，备用。
❷将洗净的药材放入炖盅内，然后加入适量的清水，用小火蒸煮大约 5 分钟。
❸取汁倒入杯中加入适量糖水，搅拌均匀即可饮用。

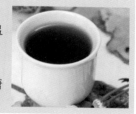

功能效用

本品清热泻火、生津止渴。

口臭

♨藿香鲫鱼 ▼

选取原料

| 藿香 5 克 | 鲫鱼 1 条 | 盐 5 克 | 醋 6 克 |

🍲制作过程

❶鲫鱼宰杀，除去肠肚、腮，藿香洗净。

❷将鲫鱼和藿香一块调好味，再放入炖锅内。

❸用小火清蒸至熟便可食用。

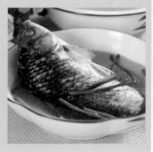

•功能效用

　　本方具有利水渗湿的功效，对恶心呕吐、口气酸臭有很好的疗效。

鼻炎

℃苍耳辛夷薄荷饮 ▼

选取原料

苍耳子 10 克

辛夷 10 克

薄荷 10 克

连翘 6 克

桔梗 6 克

白糖适量

制作过程

❶所有材料洗净，备用。
❷将洗净的药材放入锅内，加入适量的清水，大火煮开转用小火煮大约 5 分钟。
❸取汁倒入杯中加入适量白糖，搅匀即可饮用。

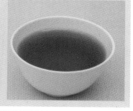

功能效用

本品清热解毒、宣通鼻窍的作用。

白内障

ᘓ桑杏菊花甜汤 ▼

选取原料

 桑叶 10 克

 杏仁 50 克

 菊花 10 克

 枸杞子 10 克

 果冻粉 15 克

细糖 25 克

制作过程

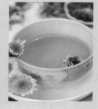

❶将洗净的桑叶,煎水取汁。

❷杏仁磨成粉与果冻粉置入锅中,加药汁,小火加热至沸腾后,倒入盒中,移入冰箱冷藏。

❸将洗净的菊花、枸杞入锅共煎取汁,加糖后与果冻汤混合即可食用。

功能效用

本品疏风散热、清肝明目的作用。

耳鸣耳聋

✿河车鹿角胶粥 ▼

选取原料

鹿角胶 15 克　　紫河车 1/4 具　　粳米 100 克

生姜 3 片　　葱白适量　　食盐适量

制作过程

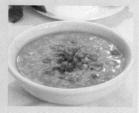

❶ 先煮洗净的粳米做粥，待沸后放入洗净的鹿角胶、紫河车块、姜片、葱白同煮为稀粥。

❷ 煮好后加入食盐调味。

❸ 每日 1 剂，分 2 次温服。

功能效用

本品有补肾阳、益精髓的作用。

皮肤科 >> 痤疮

🍵银花白菊饮 ▼

选取原料

金银花 10 克 白菊花 10 克   冰糖适量   清水 1000 毫升

制作过程

❶将银花、白菊花分别洗净、沥干水分，备用。

❷砂锅洗净，加入水，用武火煮沸倒入银花和白菊花，再次煮开后，转为文火慢慢熬煮，待花香四溢时加入冰糖。

❸至冰糖溶化后搅拌均匀即可饮用。

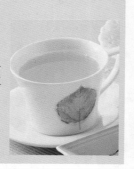

功能效用

清热解毒、泻火祛痘，适合肺经风热、热毒内蕴、肠胃湿热型痤疮患者食用。

湿疹

᯼茅根绿豆饮 ▼

选取原料

鲜茅根 30 克　　泽泻 15 克　　绿豆 50 克　　冰糖 20 克

制作过程

❶将茅根、泽泻洗净，放进锅中，煮至 20 分钟，捞去药渣。

❷再把药汁放进锅中，加入绿豆、冰糖，煮至绿豆开花蜕皮。

❸过滤去渣，留汁即可。

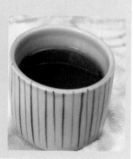

功能效用

本方具有清热解毒，除湿利尿的功效。

带状疱疹

♨银花绿豆粥 ▼

选取原料

 金银花 50 克

 绿豆 50 克

 粳米 100 克

制作过程

❶先将绿豆洗净浸泡半天，金银花洗净加水煎汁。

❷取金银花汁与淘洗干净的粳米、绿豆放进锅中，加适量水，用大火煮沸，再改用小火煮至粥成。

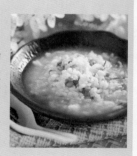

• 功能效用

本方具有清热解毒，消肿止痛的功效。

冻疮

⚘银花赤芍饮 ▼

选取原料

金银花 500 克　　赤芍 200 克　　白糖 250 克　　清水适量

制作过程

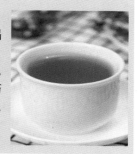

❶将金银花、赤芍洗净。

❷再把金银花、赤芍放进锅中，加适量水，煮20分钟，去渣，再以文火继续加热浓缩。

❸停火待凉，加入白糖将药液吸净，混匀，晒干，压碎。每次取 10 克，沸水冲泡，代茶饮用。

功能效用

　　清热解毒，清热凉血。适用于冻疮剧痛、腐烂及邪毒内陷。

银屑病

⚘金银花连翘饮 ▼

选取原料

玄参 10 克　金银花 20 克　连翘 10 克　清水适量

制作过程

❶将金银花、玄参、连翘洗净，放入砂锅内，加适量水。
❷置旺火上烧沸，5 分钟后取茶液一次，再加水煎熬一次，取汁。
❸将两次茶液合并，稍冷却，加蜂蜜搅匀即可。

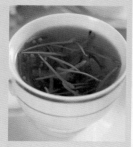

功能效用

本品具有清热解毒的功效，适合热毒型牛皮癣患者服用。

白癜风

♋三味炖乌鸡 ▼

选取原料

何首乌15克　　白蒺藜5克　　旱莲草5克　　乌鸡1只

🍲制作过程

① 将乌鸡宰杀，去毛，去内脏，斩件洗净；将何首乌、白蒺藜、旱莲草三味中药洗净备用。

② 锅内加适量水，放入乌鸡块和以上三味中药材，用慢火煮熟后即可。

③ 每日2次，食肉喝汤。

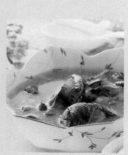

●功能效用

本方具有凉血消斑、祛风止痒的功效。

脱发

♋何首乌黑豆乌鸡汤▼

选取原料

何首乌 15 克　　黑豆 50 克　　红枣 10 枚　　乌鸡 1 只

味精适量　　姜片适量　　葱段适量

⊛制作过程

❶乌鸡去毛和内脏，洗净，斩件；所有材料洗净。

❷将乌鸡、何首乌、黑豆、红枣放入锅内，加适量清水、黄酒、葱段、姜片及食盐，大火烧沸后，改用小火煨至鸡肉熟烂。

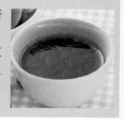

•功能效用

本品具有滋阴血、补肝肾、乌发、防脱发的功效。

骨科 >> 骨质增生

♋人参鸡汤 ▼

选取原料

高丽参1克　　枸杞子5克　　红枣3枚　　童子鸡1只

板栗2个　　葱2段　　糯米50克　　盐5克

制作过程

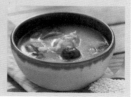

❶鸡洗净，斩块；其他材料分别洗净。

❷锅中加水，放入所有材料，大火煮沸，转小火煮40分钟。

❸调入盐即可食用。

• 功能效用

　　本品具有益气补肾，补充钙质的功效，对骨质增生有较好的食疗作用。

骨质疏松

⌣川牛膝炖猪蹄 ▼

选取原料

川牛膝 15 克

猪蹄 1 只

黄酒 80 毫升

胡椒粉 2 克

味精 3 克

盐 5 克

制作过程

❶猪蹄刮去毛，洗净，斩块；川牛膝洗净。

❷猪蹄、川牛膝、黄酒一起放入大炖盅内，加水，隔水炖。

❸炖至猪蹄熟烂，调入盐、味精、胡椒粉即可。

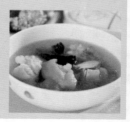

●功能效用

本品有活血化瘀、强筋壮腰的功效。

肩周炎

℃川乌粥 ▼

选取原料

制川乌 10 克

桂枝 10 克

肉桂 5 克

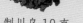

葱白 2 根

粳米 100 克

红糖适量

制作过程

❶先将制川乌洗净,煎制 90 分钟。

❷下入洗净的桂枝、肉桂、葱白,煎 40 分钟,取汁。

❸将药汁与粳米同煮,粥成后加入红糖即可。

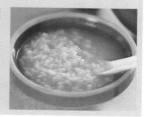

功能效用

本品具有活血通络、祛风除湿的功效。

风湿性关节炎

♋生姜肉桂炖猪肚 ▼

选取原料

猪肚 150 克

猪瘦肉 50 克

生姜 15 克

肉桂 5 克

薏苡仁 25 克

盐 6 克

制作过程

❶将猪肚洗净，氽水后切成长条；猪瘦肉洗净后切成块。

❷生姜去皮，洗净，用刀将姜拍烂；肉桂浸透，洗净；薏苡仁淘洗干净。

❸将以上用料放入炖盅内，加适量清水，隔水炖 2 小时，调入盐即可。

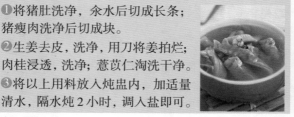

功能效用

本品有温肾助阳、温里散寒的作用。

强直性脊柱炎

⌇白芷羊肉汤 ▼

选取原料

| 白芷 20 克 | 羊肉 100 克 | 料酒适量 | 精盐 3 克 |

制作过程

❶白芷洗净备用；羊肉洗净，切小块，开水浸泡 2 小时，捞起再洗净。

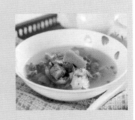

❷再将羊肉置锅中，加黄酒、姜、葱、精盐，开水煮开，去浮沫。

❸再加白芷，急火煮开 5 分钟，改文火煮 30 分钟，分次食用。

功能效用

　　本方可以温阳补血，祛寒通络，适用于强直性脊柱炎属风寒型。

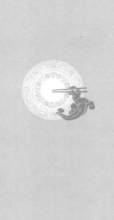

U0321628

养生堂《本草纲目》

食物养生

随身查

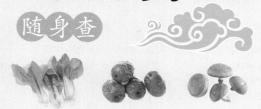

张彩山 编著

天津出版传媒集团

天津科学技术出版社

图书在版编目（CIP）数据

养生堂《本草纲目》食物养生随身查 / 张彩山编著 . 一天津：天津科学技术出版社，2013.11（2024.4 重印）

ISBN 978-7-5308-8535-2

Ⅰ . ①养… Ⅱ . ① 张… Ⅲ . ①《本草纲目》– 食物养生 Ⅳ . ① R281.3 ② R247.1

中国版本图书馆 CIP 数据核字（2013）第 285045 号

养生堂《本草纲目》食物养生随身查
YANGSHENGTANG BENCAOGANGMU SHIWU YANGSHENG SUISHENCHA

策划编辑：杨　譞

责任编辑：孟祥刚

责任印制：刘　彤

出　　版　天津出版传媒集团
　　　　　天津科学技术出版社

地　　址：天津市西康路 35 号

邮　　编：300051

电　　话：（022）23332490

网　　址：www.tjkjcbs.com.cn

发　　行：新华书店经销

印　　刷：鑫海达（天津）印务有限公司

开本 880×1230　1/64　印张 5　字数 147 000

2024 年 4 月第 1 版第 2 次印刷

定价：58.00 元

　　在众多的养生方法中，食物养生一直备受中医和养生学家的重视。同时在中国传统养生理论中，对于食物养生早已有了相当精确的研究，早在《黄帝内经》中就有"五谷为养，五果为助，五畜为益，五菜为充，气味合而服之，以补精益气"的记载。且中医还认为"药食同源"，人们食用的食物都是可以用来防病治病的，像西红柿富含番茄红素，具有抗氧化功能；芹菜可以降血压；黑木耳可起到降低胆固醇的作用；苹果具有防止骨质疏松的功效；小米具有安心宁神的功效等。

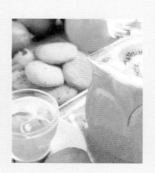

　　全书以李时珍的《本草纲目》为基础，精心挑选了上百种居家保健治病必知的养生食物。并根据食物种类分为五谷杂粮养生食材、五色蔬菜养生食材、水果和干果养生食材、

肉蛋类养生食材等，并详细介绍了每种食物的别名、来源、性味、主要成分、药用价值、主要产地、功效主治、选购秘诀、使用禁忌、保健应用等实用知识，使读者能够在第一时间就对每种食物有清晰的认知，并迅速掌握每种食物的保健功效和食用方法。同时我们还按照中国人的日常饮食习惯，为每种食物量身定做了养生食疗方，其制作步骤清晰明了，讲解详细，操作简单易行。

　　科学的养生理念，丰富实用的内容，新颖的养生菜品，相信本书一定能成为你居家生活的好帮手，为你和家人、朋友的健康保驾护航。

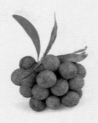

CONTENTS | 目 录

第一章　食物养生关键词

第二章　健康一生的补养计划

第三章　跟从四季制订养生食谱

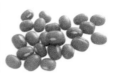

第四章　五谷杂粮养生食材

第五章　五色蔬菜养生食材

第六章　水果和干果养生食材

第七章　肉蛋类养生食材

第八章　水产类养生食材

第九章　滋补中药及其他养生食材

第一章

食物养生关键词

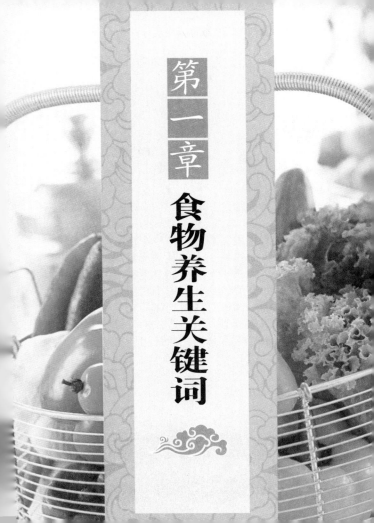

养生吃什么

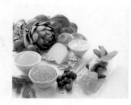

对于味觉来说，食物只是提供感官上的刺激。但是对于身体来说，食物意味着蛋白质、维生素、矿物质、脂肪等基本的营养成分，是保证生命的延续和个体的生长发育根本。

蛋白质

蛋白质是人体表现各种生命活动所必需的物质，故说蛋白质是生命的基础。组成蛋白质的基本单位是存在于自然界的 20 多种氨基酸。食物中蛋白质营养价值的高低取决于其所含人体必需氨基酸的种类、含量及其相互间的比例是否与人体组织蛋白质相近似，越相近似的营养价值就越高（鸡蛋的蛋白质和人体蛋白质最相似）。

对应食物：牛肉、羊肉、猪肉、鱼肉、虾、鸡肉、鸭肉、鸡蛋、鸭蛋、黄豆、黑豆等。

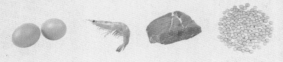

（维生素）

维生素是一组有机化合物，包括维生素 A、B
族维生素、维生素 C、维生素 D 和维生素 E 等几大
类，它们共同的特点是能够加强氨基酸、碳水化合
物和脂肪在人体器官内的新陈代谢。

对应食物：动物肝脏、奶、奶制品、西蓝花、菠菜、
莴苣、黄豆、橙子、杏仁、小米、大白菜、黄瓜、鸡蛋、
鳝鱼、胡桃、荷兰豆、卷心菜等。

（脂肪）

脂肪存在于黄油、坚果等中，包括脂肪及类脂两
大类，也是人体营养的重要组成成分。构成脂肪的基
本单位是脂肪酸（分饱和脂肪酸和不饱和脂肪酸两种）。
不饱和脂肪酸人体不能合成，必须通过食物摄入，故
称"必需脂肪酸"，如亚油酸、亚麻酸、花生四烯酸等。

对应食物：花生、核桃、果仁、芝麻、蛋糕、猪肉、
花生油、麻油、豆油、菜油、猪油等。

矿物质和微量元素

　　矿物质和微量元素包括钙、铁、磷、钾、钠、镁、锌等多种物质，这一大类物质不含热量，但是它们是地球上所有物质的构成基础。我们身体产生的能量，均是由消耗矿物质和微量元素而产生的。需要注意的是，矿物质有时候相互之间能抵消，我们最好吃健康一些的食品来保证身体摄取足量的矿物质和微量元素。

　　对应食物：花生油、豆油、猪油等烹调用油脂；肉类、蛋类、奶类、蛋糕、油条及花生、核桃等果仁食物本身所含的油脂。

碳水化合物

　　碳水化合物是一大类具有碳、氢、氧元素的化合物，是人类从膳食中获得热能的最经济和最主要的来源。它按化学结构大致可分为单糖类、双糖类、多糖类。碳水化合物存在于谷类产品（如面包、米饭等）、玉米、土豆及其他蔬菜、水果和糖果中。

对应食物：小麦、大麦、燕麦、甘蔗、甜瓜、香蕉、坚果、胡萝卜、蔗糖等。

膳食纤维

　　膳食纤维是一种特殊的营养素，主要来自植物的细胞壁，包含纤维素、半纤维素、树脂、果胶及木质素等。同时，它还是健康饮食不可缺少的，膳食纤维在保持消化系统健康上扮演着重要的角色，它不仅能减缓消化速度和快速排泄胆固醇，还能起到预防心血管疾病、癌症、糖尿病以及其他疾病的作用。最主要的是，膳食纤维还可以起到稀释和加速食物中的致癌物质和有毒物质的移除，保护脆弱的消化道和预防结肠癌的作用。

对应食物：大米、小麦、玉米、牛肉、黄豆、蚕豆、花生、蒜苗、金针菜、茭白、苦瓜、韭菜、冬笋、菠菜、芹菜、柿子、苹果、香蕉等。

健康饮食与养生

食养应先调和脾胃

脾胃为后天之本，为气血生化之源，食物养生能否得以实施，实施后能否达到预期效果，首先取决于脾胃的功能状态。如果脾胃功能旺盛，可据养生者的实际需求调配膳食，通过脾胃的受纳吸收而发挥其协调脏腑功能的作用。体弱血虚者则需要适当加强血肉之品的补养，酌选高蛋白食物及动物内脏等进行养血。

食物养生要因人而异

人有男女老幼之别，体质有虚实寒热之辨，食物养生也必须因人而异。一般来说，根据人的生长发育过程，要少年重养，壮年重调，老年重保。少年正值生长发育，首当注意培养良好的饮食习惯，不偏食，切忌强力进补。青年时期，机体逐渐成熟，不要盲目进补，应运用食物之偏性去调整人体阴阳之偏颇。老年时，形气始衰，可适当进补，合理搭配。因此，应酌选清淡、熟软，富含营养，易于消化之食品，如古代养生家所推崇的多种粥食，如山药粥、莲子粥等皆为益寿佳品。且应注意少食多餐。

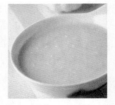

食饮有节，补勿过偏

食饮有节是指饮食要有一定的
节律。其中包括适宜的食物、量的适
度、冷热适中、五味调和、按时卫生
等。一般来讲，应据食物养生者的具
体情况选择食物，以满足人体对营养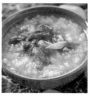
物质的需求。切忌暴饮暴食，"饮食
自倍，肠胃乃伤"。黏硬难以消化及荤腥油腻厚味少
食，酒宜少饮。茶能消食降脂，羸弱消瘦之人少品。
进食过程中还应当注意食宜熟软，冷热适宜。

把握食养宜忌

食养宜忌对于饮食养生的效果，具有十分重要的
意义。食养所宜包括调和五味、食宜清淡、养助齐备、
食养所忌等。调和五味由《内经》首先提出。谨和五味
包括两层含义，一层为各类食物的合理搭配，即《素
问·藏气法时论》所谓"五谷为养，五果为助，五畜为
益，五菜为充"。另一层意思则为具体食味，如辛、甘、
苦、酸、咸的调和，五味各有所归及其阴阳的偏性，五
味俱全，方使气血充盈，腠理固密，身体健康。

近年我国提倡食宜清淡，提倡多食素食，避免过
于甘肥厚腻，同时又要防止五味太过。而食宜清淡，
对老年人尤其重要。实践证明，饮食清淡对于促进人
体健康大有裨益。应当注意的是，提倡清淡，以素食
为主也要有一定的度，以素为主，荤素搭配是可取的。

食物是最好的医药

食物的四气、五味

食物与药物一样，具有四气、五味，通常简称为气味或性味。四气又称四性，是指食物所具有的寒、热、温、凉四种不同的性质。其中寒和凉为同一性质，只是程度上的不同，即凉次于寒；温和热为同一性质，也只程度上的不同，即温次于热。因此，食物的四气实质上是说明食物寒凉和温热两种对立的性质。

在中国传统的医学中，一向讲究饮食中寒、热、温、凉的平衡。中医学认为，"热者寒之，寒者热之"。用温性的食物治疗阴证和寒证，而用寒性的食物来治疗阳证和热证。这样能达到阴阳平衡，促进身体康复。如高热汗出，伤津耗液，宜选清凉、有滋润作用的瓜果饮料或食品。西瓜、蔗汁、梨汁、藕汁、荸荠汁或其他果汁，以及酸梅汤、冰牛奶等，既可清热，又可养液。冬天怕冷，四肢不温的人则可吃羊肉、牛肉、狗肉、鸡肉等偏温热性的食物。身体虚弱，易感风寒的人，宜常用生姜、大枣、红糖煎服，以益气温中，散寒健脾。

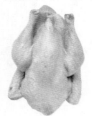

五味，是指食物所具有的酸、苦、甘、辛、咸五种不同的味。食物的五味与药物的五味相一致。食物

的味最早是以口感味觉确定的。随着对食物认识的不断深入，已由最初的口感发展成抽象的概念，即以食物的性质和作用来确定食物性能理论上的味。不同味的食物具有不同的作用，味相同的食物其作用相近似或有共同之处。它和四气一样，同样是食物作用于人体所发生的作用并经过反复验证后归纳所得。具体说来，酸味食物具有收敛、固涩的作用，多用于虚汗、久泻、遗精等病症，如乌梅收敛固涩以涩肠止泻。苦味食物具有清热、泄降、燥湿等作用，多用于热性体质或热性病症，如苦瓜可治痈肿丹毒。甘味食物具有滋补、缓急、润燥等作用，多用于机体虚弱或虚证，如大枣用于脾胃虚弱、食少便溏、体倦乏力。辛味食物具有发散、行气等作用，如生姜、薄荷

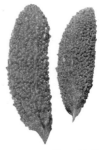

用于发散外邪。咸味食物具有软坚、润下、养血等作用，多用于瘰疬、痞块等病症，如海蜇头用于痞积胀满、大便秘结。

食物的升降浮沉

　　食物的升、降、浮、沉是指食物的四种作用趋向。在正常情况下，人体的功能活动有升有降，有浮有沉。升与降、浮与沉的相互协调平衡就构成了机体的生理过程。反之，升与降、浮与沉的失调和不平衡

就会导致机体的病理变化。如当升不升，则表现为子宫下垂、久泻脱肛、胃下垂等下陷的病症；当降不降，则可表现为呕吐、喘咳等气逆的病症；当沉不沉，则可表现为在下、在里的病症；当浮不浮，则可表现为肌闭无汗等在表的病症。而能够协调机体升降浮沉的生理活动，或具有改善、消除升降浮沉失调病症的食物，就相对地分别具有升、降、浮、沉的作用。不仅如此，利用食物升降浮沉的作用，还可以因势利导除病祛邪。

食物的归经

食物归经理论是前人在长期的医疗保健实践中，根据食物作用于机体脏腑经络的反应而总结出来的。如梨能止咳，故归肺经；核桃仁、芝麻有健腰作用，故归肾经；酸枣仁有安神作用，故归心经；芹菜、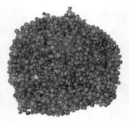莴苣有降血压、平肝阳作用，故归肝经；山药能止泻，故归脾经。由此可见，食物归经理论是具体指出食物对人体的医疗效用所在，是人们对食物选择性作用的认识。

食物的补泻

食物性能的"补"与"泻"概念，一般泛指食物的补虚与泻实两方面作用，这也是食物的两大特性。补性食物一般具有补气、助阳、滋阴、养血、生津、生精等功效；泻性食物一般具有解表、开窍、辟秽、清热、泻火、燥湿、利尿、行气、活血化瘀、凉血等功效。在日常生活中，补性食物多于泻性食物。

以脏补脏

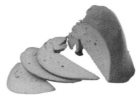

据分析，禽、畜、兽，特别是哺乳动物的各个脏器组织，不但其外部形状、解剖位置与人体的脏器组织"形似"，而且其细胞结构、生化特性和生理功能也与人体相应脏器组织"质近"。即是说，人与动物的脏器有许多共性，有特殊的亲和力，可产生"同气相求"的感应效果。现已发现，动物脏器与人体相应脏器之间的微量元素从含量到比例均极相似，20世纪发明的脏器移植术的成功，也足以证明。就营养价值而言，动物的心、肺、脑、胃、肠、肝等脏器组织，与该动物的肌肉、躯壳、骨骼、鳞爪等可食部位相比，更滋补健身。其中，除脂肪含量少于肥肉外，其他如蛋白质、铁、卵磷脂、酶类、激素、维生素A、维生素E等物质，都高出一倍、数倍或数十倍之多。

不同体质的食疗调养方法

中医很重视体质，不同的个体，其身体素质有很大的差别，在考虑养生方案的时候，就应当根据其不同体质的特殊需要"辨体施养"。

平和体质是最健康的体质，多由先天禀赋良好，加之后天调养得当形成。

平和体质

体质特征

体形匀称、健壮，肤色润泽，目光有神，唇色红润，精力充沛，睡眠安和，胃口良好。性格随和开朗，平时较少生病，对自然环境和社会环境的适应力较强。

饮食需求

饮食清淡，不宜有偏嗜。顺应四时变化，保持自身与自然界的整体阴阳平衡。也可酌量选食具有缓补阴阳作用的食物，以增强体质。

推荐食物

各类谷物皆宜，顺应季节食用即可。

阳盛体质多由过食辛热或脏腑失调所致，以阳气偏盛、热量过多、功能亢奋为主要特点。

体质特征

形体壮实，面色红赤，声高气粗，喜凉怕热，口苦口臭等。阳盛体质的人不易生病，一旦患病，多为突发病、急性病。

阳盛体质

饮食需求

多食滋阴、清淡食品；忌食辛辣、燥热、大补之物，如葱姜蒜、牛肉、羊肉等；慎饮酒类。

推荐食物

绿豆、百合、荸荠等。

阳虚体质多由先天禀赋不足，或后天调养不当所致。特征以阳气不足为主要特点。

体质特征

疲倦怕冷，手脚冰凉，易出汗，唇色苍白，少气懒言，四肢乏力，喜热饮食，精神不振等。

饮食需求

多食一些甘湿、甘缓的食物，或补阳补气的食物，如板栗、羊肉、核桃等。

推荐谷物

核桃、板栗、红枣、桂圆等。

阳虚体质

气虚体质多由先天禀赋不足，或后天调养不当，或久病不愈、日久伤身所致。

体质特征

形体消瘦或偏胖，体倦乏力，面色苍白，语声低怯，多汗，不纳饮食或食少腹胀，心悸怔忡，精神疲惫，腰膝酸软，大便溏泄，小便频多，男子滑精早泄、女子白带清稀。

气虚体质

饮食需要

补气养气，温补五脏。宜食易于消化之物，少食生冷、苦寒、肥腻之品。

粳米、小米、糯米、甘薯、大豆、红枣、桂圆、花生、百合等。

　　血虚体质多由气血生化不足，或失血过多，或久病损耗，或脾胃功能失常，水谷精微不能化生血液所致。

体质特征

　　尤以女性多见，主要表现为面色萎黄或苍白，口唇、指甲苍白，头发干枯、容易脱落，常有惊悸反应。

血虚体质

饮食需求

　　以补肝养血、益气安神为主要原则。

推荐谷物

糯米、大枣、桂圆、花生、山药等。

15

阴虚体质多由阴血不足引起，可由先天禀赋不足，或后天调养不当，或久病不愈所致。

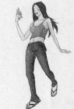

体质特征

体形瘦长，面色潮红，两目干涩，视物模糊，眩晕耳鸣，皮肤偏干，手足心热，易口燥咽干，大便干燥，睡眠质量差。

饮食需求

阴虚体质

以养阴降火，滋补肝肾为主要原则，多食用具有补肾养阴的食物，少食辛燥之物。

推荐谷物

百合、绿豆、芝麻、大豆、燕麦、糯米等。

气郁体质多由先天禀赋不足，或后天脏腑功能失调，或长期郁闷烦躁、心情不畅所致。

体质特征

一般形体消瘦，多愁善感，经常闷闷不乐，无故叹气，或者焦躁不安；食欲低下，对新环境的适应力差。

饮食需求

以疏肝、理气解郁为主要原则，可选择食用一些调养脾胃的食物。

推荐谷物

大麦、荞麦、高粱、刀豆、百合、山药、开心果等。

气郁体质

血瘀体质多由先天禀赋不足，或脏腑功能失调，或后天情志长期抑郁，或久居寒冷之地所致。

体质特征

形体多消瘦，皮肤干燥，易生斑，面色晦暗，口唇发暗，眼睛浑浊，容易脱发，面部表情呆板，容易健忘。

饮食需求

以补肝养血、活血化瘀为主要原

血瘀体质

则；少食寒凉、油腻之物。

推荐谷物

黑豆、黄豆、大枣、糯米、开心果等。

痰湿体质多由先天不足，或后天脏腑功能失调所致，以水液代谢功能减退、痰湿停滞于体内为主要原因。

体质特征

体形肥胖，腹部肥满松软，面部皮肤油脂较多，多汗，痰多，面色淡黄而暗，喜食甘甜，小便不多或微混。

饮食需求

戒肥甘厚味，戒酒，忌暴饮暴食和进食速度过快；饮食应以清淡性平为主。

痰湿体质

推荐谷物

红豆、蚕豆、扁豆、花生、茯苓、大枣、山药、薏苡仁等。

第二章

健康一生的补养计划

婴幼儿益智补脑的食物

医学的进步，许多研究已经帮父母确认，某些食物有助于头脑的思考与学习。不只是孩子，连大人都可以从这些食物中得到好处。

蚕豆：健脑、益气、补脾

蚕豆中含有调节大脑和神经组织的重要成分钙、锌、锰等，并含有丰富的胆碱，有健脑补脑的作用，脑力劳动者经常食用会有一定帮助。

鲫鱼：明目益智、美容抗皱

鲫鱼脑有健脑益智作用。鲫鱼含丰富 DHA 和卵磷脂，是脑细胞必不可少的营养素，有健脑益智的功效。

鸡蛋：补充人体所需氨基酸

鸡蛋中所含的蛋白质是天然食物中最优良的蛋白质之一，它富含人体所需要的氨基酸，而蛋黄除富含卵磷脂外，还含有丰富的钙、磷、铁以及维生素 A、维生素 D、B 族维生素等。

促进青少年身体发育的食物

青少年正处在青春期，身体生长发育旺盛，体内各个器官也逐渐发育成熟，在生理、心理方面都发生一系列变化。这一时期的巨大变化，使得青少年对食物所提供营养素的要求，既有别于儿童期，也不同于成人期。因此，青少年的膳食要根据其年龄特点，合理安排，以保证其对营养供给的特殊需要。

牛奶：全面补充营养

牛奶中含有品质很好的蛋白质，包括酪蛋白，少量的乳清蛋白，其生物学价值为85。同时牛奶中的钙含量很容易被吸收，另外，磷、钾、镁等多种物质的搭配也十分合理。还需要注意的是牛奶中所含有的脂肪熔点低，颗粒小，很容易被人体消化吸收，其消化率达97%。

胡萝卜：明目，增强抵抗力

胡萝卜含有丰富的胡萝卜素，对预防细胞癌有很大帮助。同时胡萝卜中还含有大量的维生素A，经常食用对于眼部保养有益处，并且维生素A是骨骼正常发育的必需物质，有利于细胞的生殖与增长。

牛肉：增长肌肉，增加免疫力

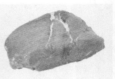

牛肉对增长肌肉、增强力量特别有效。在进行训练的头几秒钟里，肌氨酸是肌肉燃料之源，它可以有效补充三磷腺苷，从而使训练能坚持得更久。其中卡尼汀主要用于支持脂肪的新陈代谢，产生支链氨基酸，是对健美运动员增长肌肉起重要作用的一种氨基酸。同时牛肉可帮你增强免疫力，促进蛋白质的新陈代谢和合成，从而有助于紧张训练后身体的恢复。

白菜：增强免疫力，促进消化

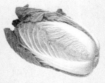

白菜的水分含量约95%，而热量很低。一杯熟的大白菜汁能提供几乎与一杯牛奶一样多的钙。所以很少使用乳制品的人可以通过食用足量的大白菜来获得更多的钙。且白菜可以增强身体抵抗力，有预防感冒及消除疲劳的功效。

男性健康养生食物

我们的祖先很早就懂得食物和医疗保健的密切关系。在《神农本草经》中就有记载大枣、芝麻、蜂蜜、葡萄、莲子、山药、核桃等食物具有补肾益精助阳的功能，它们具有维持和提高男性性功能的重要作用。同时在历代的中医典籍还记载了狗肉、羊肉、动物的鞭类也具有提高性欲、治疗性功能障碍的功效。

羊肉：湿补肝肾、健脾和胃

羊肉是冬季进补及补阳的食品。将羊肉煮熟，吃肉喝汤，有温中去寒、补气补血的功效，煮至半熟加蒜可治肾虚阳痿。

海参：防治男性前列腺疾病

海参是滋补人体的珍品，是高蛋白、低脂肪、低胆固醇的食物，肉质细嫩。海参似海带，含有一定量的碘，有促进新陈代谢、流畅血液的作用，对高血压适宜。并可治阳痿，治阳痿可将海参、狗肉共切片煮汤，加生姜、盐调味后，食参肉、喝汤。肝肾精血耗损、眩晕耳鸣、腰酸乏力，可将海参作为滋补食疗之品。

虾：补肾壮阳，抗早衰

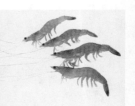

虾主要分为海水虾和淡水虾2种；海虾又叫红虾，包括龙虾、对虾等，以对虾味道最美，虾肉营养丰富，每100克鲜虾内含水分77克，蛋白质20.6克，脂肪0.7克，钙35毫克，磷150毫克，铁0.1毫克，维生素A360毫克。还含有维生素B₁、维生素B₂、维生素E、烟酸等。虾皮的营养价值更高，每100克含蛋白质39.3克，钙2000毫克、磷1005毫克、铁5.6毫克，其中钙的含量为各种动植物食品之冠，适宜老年人和儿童食用。虾药用价值较高，有壮阳补身、通乳的作用。治疗阳痿，可将鲜虾150克、韭菜250克加油盐一同炒熟食用，或将鲜大虾加糯米甜酒炖服，每日早晚适量食用。

狗肉：增强人体的性功能

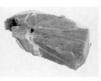

有人称香肉，含有多种氨基酸，有较高的热量，适宜于冬天进补。肾虚者可用狗肉、黑豆共炖烂调味食用治疗效果很好。

孕妇补养身体的食物

在整个妊娠期，为了满足胎儿生长发育的需要，并为今后分娩和喂奶时的消耗做好准备，孕妇在生理上必然会出现一系列变化，如月经停止、子宫逐渐增大、乳腺组织增生、血浆和红细胞增加、基础代谢率增高、血液循环和心脏负担增加等。这些变化都会给孕妇的营养需求带来很大程度的影响。一般来说，孕妇比一般女性有更多的营养需求，也有着很大不同的营养结构，因此需要有针对性的膳食调配制度。

核桃： 益于大脑的补充

核桃中含有丰富的不饱和脂肪酸、蛋白质和维生素E等，其中还有磷、钙、铁、镁等多种营养元素，其中的DHA还有"脑黄金"的美誉。孕妇经常食用适量的核桃，有利于胎儿脑部发育。

花生： 促进脑细胞发育，养血催乳

花生被誉为"植物肉"，也是世界公认的植物界的长生果。花生具有理气补血、健脑抗衰、醒脾开胃的功效，花生红外衣还是补血物质。

花生也是一味中药，适用于营养不良、脾胃失调、咳嗽痰喘、乳汁缺少等症。孕妇食用有助于胎儿脑部发育。

芝麻：养血护肤、滋补养生

芝麻为五谷之首，含有丰富的蛋白质、脂肪、维生素等，这些都是人体必需的基本营养物质，其中它含有的不饱和脂肪酸对人脑和神经系统的发育具有极其重要的作用。孕妇多食用芝麻不仅可以补血补肝、润肺养颜，还有利于胎儿脑部发育。

海鱼：补脑健脾、强身健体

海鱼风味独特，其中含有大量易被人体吸收的钙、磷、铁、碘等营养元素。孕妇食用有利于胎儿大脑发育及预防神经衰弱症，是孕期的良好补品。

产妇坐月子必吃的食物

女性产后的营养好坏，直接关系到产妇的身体健康及新生儿的发育。产后补充营养，最重要的一条原则是要注意科学搭配，只有这样，才能保证产后的营养供给。产后膳食应该尽量做到平衡，主副食科学搭配；不但要注意食材的选择，而且要注重食物烹煮方式多样化；在选取正确主食的前提下，也不忽视其他食品的摄入。

小米：补血养血、滋阴养颜

小米有含量丰富的维生素 B_1 和维生素 B_2，有利于产妇恢复体力，也能刺激其肠蠕动，进而增强食欲，因此可以多吃，但也不能完全以小米为主食，以免缺乏其他营养。

莲藕：滋肾养肝、补髓益血

莲藕营养丰富，含有大量的淀粉、维生素和矿物质，清淡爽口，健脾益胃。产妇多吃莲藕，既能清除腹内积存的瘀血，帮助消化，还能促进乳汁分泌，有助于哺育新生儿。

黄花菜：补充营养、强身健体

黄花菜味道鲜美，营养丰富，含有蛋白质及磷、铁、维生素 A、维生素 C 等重要营养。

黄豆芽：养气补血，促进骨骼发育

黄豆芽营养丰富，含有大量蛋白质、维生素 C、纤维素等，其中蛋白质是生长组织细胞的主要原料，能修复生产时损伤的组织，同时维生素 C 还能增加血管壁的弹性和韧性，防止出血，而纤维素则能通肠润便，防止产妇便秘。

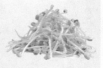

红糖：补血养血、健脾暖胃

从医学角度看，产妇适当多吃红糖是有科学道理的。红糖性温，入脾，具有益气养血、健脾暖胃、祛风散寒、活血化瘀的功效。产妇怕受寒、着凉，红糖可以御寒；产妇失血多，红糖可以补血；产妇活动少，容易影响食欲及消化，而红糖有暖胃健脾之功效；产后恶露不净，红糖还有活血化瘀的作用。

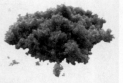

中年抗衰老的食物

花生: 有"长寿果"之称

　　花生性平，味甘，具有润肺，健脾和胃、养血止血、利尿润肠通便的功效，可用于辅助治疗燥咳、反胃、脚气、贫血及出血、产后乳汁不足、肠燥便秘、妇女带下、水肿等诸多症状。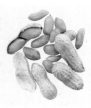

白果: 通畅血管，改善大脑功能

　　白果味甘、苦、涩，性平，可起到敛肺气、定咳喘、止带浊、缩小便等功效，可用于辅助治疗哮喘、咳嗽、白浊、眩晕等症。《本草纲目》中也说它有温肺补气、镇咳祛痰和杀虫的作用。现代医学及药理学的研究证明，白果中的银杏酸等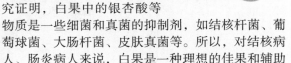
物质是一些细菌和真菌的抑制剂，如结核杆菌、葡萄球菌、大肠杆菌、皮肤真菌等。所以，对结核病人、肠炎病人来说，白果是一种理想的佳果和辅助治疗品。

板栗: 调节血脂、延年益寿

板栗性温，味甘，具有养胃健脾、补肾强筋、活血止血、消肿等功效，辅助治疗因肾虚所致的小便频数、腰腿酸软、腹泻、咳嗽、百日咳、便血、呕吐、金疮、折伤肿痛、瘰疬等病症。现代医学认为，板栗所含的不饱和脂肪酸和多种维生素，能调理肠胃、抗高血压、冠心病、动脉硬化等症，是抗衰老延年益寿的滋补佳品。板栗生食不易消化，熟食多量不易消化，因此一次食量不宜过多。脾虚湿热症者不宜食用。

黄瓜: 降血糖、抗衰老

黄瓜又名胡瓜，为葫芦科植物黄瓜的果实。具有丰富营养物质，含蛋白质、脂肪、糖类、多种维生素、纤维素以及钙、磷、铁、钾、钠、镁等成分。其所含的丙醇二酸，可抑制糖类物质转变为脂肪，有减肥和预防冠心病的功能。所含葡萄糖苷、甘露醇、果糖、木糖不参与通常糖代谢，故糖尿病患者以此代粮充饥，非但不升高血糖，甚至还能使之降低。

更年期女性的饮食调理

更年期女性宜合理饮食

女性更年期一般在 45 ~ 55 岁之间，时间的长短因人而异，短者几个月，长者几年甚至更长，主要表现是月经停止。绝经前，会出现月经周期不规律，出血量减少或增多，月经天数延长或缩短的现象。此外，还会表现有情绪不佳，烦躁不安，易怒失眠，乏力困倦等一系列表现，统称为"更年期综合征"。合理的饮食调养，可以缩短更年期，减轻更年期带来的痛苦，使女性顺利度过更年期。

更年期女性饮食要求

（1）控制热量。女性进入更年期后，基础代谢会降低，活动量若是减少，热能也需要相应降低，如果不注意控制热量，可能导致肥胖，并诱发一系列疾病。

（2）补充优质蛋白。满足机体对氨基酸的需求，以鸡、鸭、鱼、蛋、奶等动物蛋白为主，辅以豆制品、花生等植物蛋白。

（3）注意控制脂肪和胆固醇的摄入。进入更年期的女性高脂血症及冠心病的发病率明显增高。因此膳食中应选择含不饱和脂肪酸的植物油，少吃动物脂肪。

（4）多吃新鲜蔬果和粗制米面，改善生理功能，促进新陈代谢，增强机体抵抗力，调节神经系统功能。

（5）注意补充含钙食物。更年期女性由于性激素水平降低及其他原因易发生骨质增生和骨质疏松症。膳食中应增加含钙食物。如多吃虾皮、牛奶、豆制品。

更年期女性的饮食调理

女性在更年期中会有各种不同的反应，因此应视情况可安排不同的饮食。

（1）更年期女性月经失调，会引起贫血。所以，在饮食上应注意选择一些营养价值高的蛋白质食物，如鸡蛋、动物内脏和牛羊肉等。

（2）更年期由于自主神经功能失调和大脑皮层功能失调，会出现血压升高等症状，要求进食含有丰富 B 族维生素的蔬菜和水果，维持神经的稳定，减少钠盐摄入量，保持血压正常，防止水肿。

（3）由于代谢功能的改变，更年期女性常出现骨质疏松、身体发胖。所以，要通过饮食来调节和治疗。一般更年期女性体内代谢以分解代谢为主。

有助于老年人身体健康的食物

当开始进入老年（一般为65岁）起，人体肌肉组织开始趋向萎缩，基础代谢变低，因此对能量的需求相对有所减少，但对多数营养素需要量并不降低。总的来说，人到老年，食物的数量由多变少，而质量要求却并不因此降低。

黄豆：防止血管硬化

黄豆历来就有"植物肉"之称。它含有40%的蛋白质，20%脂肪和糖类，以及丰富的钙、磷、铁等矿物质和多种维生素，同时还具有人体代谢需要的其他营养素，对提高机体的抗病能力、延缓人体细胞衰老等，均有良效。

荞麦：增加血管弹性，促进新陈代谢

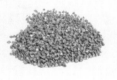

荞麦营养全面、独特，长期食用对于老年人延年益寿，促进儿童生长发育及年轻人的健美和减肥都有一定的作用。

木耳: 补气血、清肠胃

木耳有黑白之分，白木耳又称"银耳"，所含成分大致相同，均含有蛋白质、脂肪、碳水化合物、纤维素、胶质及磷、铁、钙、镁、钾、硫及钠等。黑木耳的含铁量特别丰富，每百克中含 185 毫克，比青菜中含铁量最高的芹菜还要多 20 倍，比动物性食品中含铁量最高的猪肝还高近 7 倍，为各种食物含铁之冠。黑木耳、白木耳性味均甘平。黑木耳有滋养、益胃、活血、润燥之功效，可用于痔疮出血、血痢便血、高血压、便秘等症。

茶叶: 降压、提神、保健

茶叶是世界著名的三大饮料之一，尤其是在中国和日本。茶叶含有丰富的营养，据分析，它含有多种对人体有益的化学成分，尤其是茶叶中所含的胶原蛋白质，能防止气管萎缩、弹性降低，对皮肤及防止黏膜干燥有很大作用。同时富含胶原蛋白的茶水能影响某些生理功能，能促进生长发育，起到延缓衰老和抗癌之功效。

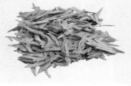

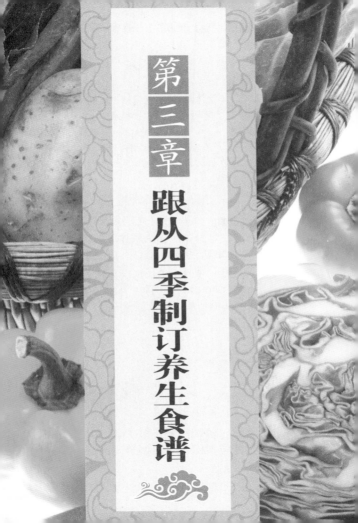

第三章

跟从四季制订养生食谱

春季养生食物

春季是冬夏季风转换交替的季节，冷暖气流互相争雄，旋进旋退，时寒时暖，乍阴乍晴，天气变化无常。在这个季节里，人们不仅要合理地调整饮食，还应有目的地选择一些适合春季食用的食物，以提高身体对气候变化的适应性。下面的这几种食物可在春季适当地多吃。

1.柑橘

柑橘宜生食，也可做成果汁饮料，味道佳美。具有生津和胃、润肺化痰、消胀除痞的功效。此外，柑橘中还含有丰富的维生素，具有抗病毒作用，春季是细菌病毒繁殖，活力增强的季节，食用柑橘有防病的作用。

2.荸荠

荸荠作为蔬菜，烧、炒、炸、焯、煨、煮等无一不可。其味甘性寒，功能清热生津，消积化痰，整肠通便，降压防病，促进生长发育，适用于春季补充津液，清除痰热，对于积滞伤食、咳嗽痰喘、醉酒亦有疗效。

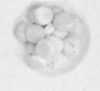

3.荠菜

荠菜又称"报春菜"，每到清明节前后，其茎叶鲜嫩，是采食的大好时节。荠菜含有丰富的氨基酸、蛋白质、多种维生素、糖类、无机盐类及钙、磷、钾、铁、锰等。据分析，荠菜的可食部分高达80%，是理想的野菜佳品。

4.春笋

食用竹笋在我国很普遍，尤其是南方。春季正是竹笋嫩肥的时节，春笋肉中，含蛋白质、糖类、脂肪、磷、钙等多种人体必需的营养成分。食用春笋的方法多种多样，但因其具有吸收别种食物鲜味而变得更加鲜美的特点，最好是与肉、禽、鱼、蛋等荤食合烹，也可以辅以豆制品、食用菌、叶菜类等素菜同烧。

5.香椿

香椿在我国已有两千多年的栽培历史。每当春暖花开时，香椿树便生出嫩芽，吐出浓郁的香气。嫩芽质脆、多汁，嫩叶芳香、味鲜，是我国人民喜食的传统蔬菜，也是无虫季节无药毒的纯天然佳品。

夏季养生食物

当进入盛夏时节，气温高且湿度大，给人以闷热难耐的感觉，这就是中医所说的长夏。长夏在五行中属土，与中医五脏之脾脏相应，而脾最恶湿喜燥，所以长夏多患脾胃病，出现食欲不振、腹泻等症状。可是，夏天炎热而多雨，人体消耗较大，为了保持机体的健康，更须合理调配饮食。如何选择食物，使身体能够摄取足够的营养，而且能适合夏季的人体特征，这其中很有学问。以下几种食物，大家不妨多吃。

1.薏苡仁

薏苡仁又名薏仁、苡仁、菩提子、六谷米等。我国南北各地均有种植。薏仁性微寒，味甘淡，具有健脾、清热、利湿的功效。《神农本草经》将其列为上品药，并说（薏苡仁）"能治风湿痹，久服轻身益气"。风湿痹，指人受了外来的风湿导致的周身关节酸痛。薏仁炒焦后服用，有止泻的功效。

2.豌豆

豌豆也是初夏的豆类，与蚕豆同时上市。豌豆性平，味甘，具有补中益气的功效。其营养成分有蛋白质、脂肪、氨基酸、胡萝卜素和维生素 B_1、维生素 B_2、钙、维生素 C 等。

3.绿豆

　　绿豆作为解暑食品，应该连皮一起食用。用绿豆衣煮汤，稍加白糖，可作为夏令的饮料。孟诜《食疗本草》说绿豆"补益元气，和调五脏，安精神，煮汁，止消渴"。《食物中药与便方》一书指出：绿豆适用于治疗中暑、烦渴，并有良好的解毒作用。

4.西瓜

　　西瓜是消夏解渴的佳品，古称之为"天然白虎汤""夏日瓜果之王"。俗语说"热天半个瓜，不用把药抓。"可见西瓜是一种既能防病，又能治病的天然营养保健佳品。

5.黄瓜

　　黄瓜含有丰富的蛋白质及维生素 B_1、维生素 B_2、维生素 C 等，还含有挥发油等。食用黄瓜的方法，有凉拌。因黄瓜性寒，因此常与蒜泥或生姜末同拌，加香油、精盐、味精，清凉香脆，可免寒中腹泻。熟食有黄瓜嵌肉，加生姜、葱，然后蒸熟食之，为夏令常食之佳肴。

秋季养生食物

经过漫长而炎热的夏季，身体能量消耗大而进食较少，因而在气温渐低的秋天，就有必要调养一下身体，也为寒冬的到来积蓄能量。人们常常会因快节奏的生活而忽视对日常饮食的要求，很多人仅仅满足于单纯的吃饱就好，忽视了营养的合理搭配。

1.猪肺

猪肺，其性平，味甘。具有补肺的功效，秋季气候干燥，燥邪容易伤肺，服用猪肺，可以说对于养肺、补肺是十分有效的。

中医学尤其是食疗学说，历来主张以脏补脏，认为动物内脏与人体内脏在形态、组织结构、脏腑功能作用上都十分相似。

2.山药

中医认为山药味甘，性平，入肺、脾、肾经，不燥不腻，具有健脾补肺、益胃补肾、固肾益精的功效。

山药可以充饥，又可入药。在秋季采集，用于秋季进补正当其时。山药的食用方法很多，可煮粥，亦可做汤羹食用，还可制成菜肴。

3.鸭肉

鸭肉性平，味甘咸，入肺、肾二经，具有滋阴养胃、利水消肿的作用，常用可辅助治疗痨热骨蒸、咳嗽、水肿等症。秋季食鸭肉，能滋阴润肺。鸭肉既做菜肴，又可进补，一举两得。

4.柿子

柿子营养丰富，味道甜美，鲜柿丰腴多汁，有诗人称赞它"色胜金衣生姜，甘逾玉液清"。柿子不光可作水果食用，同时也是营养价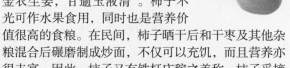值很高的食粮。在民间，柿子晒干后和干枣及其他杂粮混合后碾磨制成炒面，不仅可以充饥，而且营养亦很丰富。因此，柿子又有铁杆庄稼之美称。柿子采摘于秋季，用于秋季进补价廉物美效果较好。

5.银耳

银耳性平，味甘淡，能滋阴润肺，养胃生津，常用以治疗虚劳咳嗽，痰中带血，虚热口渴，肺热肺燥，衄血咯血，痰中带血，口干肺痈，痰郁咳逆等。银耳，能润肺滋阴，营养十分丰富，秋令进补用之十分适宜。在食用方法上，可以熬汤，又可煮粥，还可以蒸服，亦可做菜肴，十分方便。

冬季养生食物

在我国大部分地区，过了立冬，气温就会变得越来越低了。在冰雪严寒到来之际，我们应该如何调整饮食呢？中医养生学告诉我们，在冬季人体遭受寒气冷风侵袭，寒邪最易入肾而引起多种疾患，这时要注重温肾抑阴护阳，不仅能使身体更强壮，还可以起到很好的御寒作用。这个季节里，人的热量消耗会比其他季节里多，许多注重养生的人士都爱选择食用一些温热补益的食物来滋养五脏、扶正固本、培育元气，促使体内阳气升发。现在，为大家推荐几种冬季最适宜的食物，你不妨试试。

1.糯米

大米为五谷之一，分为籼米、粳米、糯米。这主要是根据米质来区分的。米质的疏松与紧密由其淀粉中直链和支链淀粉的多少决定。籼米几乎全部是直链淀粉，米饭胀性大而黏性差，较易消化。粳米，含支链淀粉较多，其黏性强而胀性小，口感较好，但消化不易。糯米全部是支链淀粉，黏性很强，较难消化吸收，只有在冬季，人的脾胃功能健旺时，方适宜食用。有人释其名，说其性极柔黏濡润，故名糯米。按中医药学的分析，糯米是大米中具有较好温补、强壮之功的谷食补品，适宜于冬令温补之需。

2.花生

据说能称为"植物肉"的，除了黄豆，就只剩下花生了。这里介绍花生，并非因为其营养丰富，与黄豆难分伯仲，而是根据其食用的季节，也应主要在冬季。花生春种秋收，由于在春夏季不易保存，容易霉变，而霉变的花生对人体危害甚大，中秋刚刚收获，故食用应主要在冬季。

3.芝麻

冬补时选食芝麻，还不仅仅是因为它能补肝肾、益精髓，还因为芝麻性润补阴，与冬令温补相配，则可起到阴阳平衡，监佐温补之燥热，适应冬令环境的干燥。就其补益作用而言，则其补肾精、益脑髓、长智力之效尤为令人称颂。

4.羊肉

羊肉性热、味甘，是冬令温阳祛寒的佳品。中医的本草著作上记载它能助元阳、补精血、疗肺虚、益劳损，是一种滋补强壮药。特别是冬令肾阳不足所致的阳痿、腰膝酸软冷痛，脾胃虚寒所致的反胃、体瘦、畏寒，产后血虚经寒之腹中冷痛，再

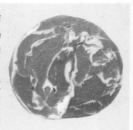

如慢性支气管炎的虚寒咳喘等一切虚寒症，吃羊肉，喝羊肉汤，最是有益。一般的风寒咳嗽症、气管炎，到了冬春，只需炖羊肉，吃肉饮汤，就可减轻或痊愈。可以说，自古至今，都公认羊肉是防寒、大补之品。

5.白菜

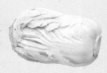

冬令补品中的蔬菜不多，白菜算是一味。医药界、营养学界的专家们对白菜的营养保健、滋补强壮作用早已有所认识。

当然，就蛋白质、脂肪、白糖类等的含量而言，白菜的营养价值不算高，它的维生素、矿物质含量也属一般。但是它含有丰富的纤维素，使人们对它特别垂青。据测定，白菜含有 90% 以上的纤维素。因此，白菜烧肉虽是极其寻常的家常菜，但却是古今老少皆宜的进补佳肴。据分析，白菜烧肉的好处还不仅仅于此，因为白菜含有较多的维生素，与肉类同食，减少致癌物质亚硝酸胺的产生。

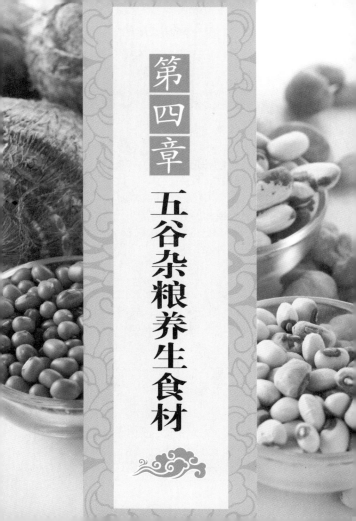

第四章
五谷杂粮养生食材

粳米——最佳补气粥品

《本草纲目》记载"粳米粥，利小便，止烦渴，养肠胃"。

◇别　　名　大米、硬米。
◇来　　源　为禾本科植物稻（粳稻）的种仁。
◇主要产地　全国各地均栽培。
◇性　　味　味甘，性平。
◇功效主治　可补中益气、健脾养
胃、益精强志、强壮筋骨、和五脏、
通血脉、聪耳明目、止烦、止渴、
止泻，是"第一补物"。

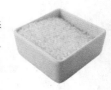

主要成分

粳米含瓜氨酸、精氨酸、天门冬素、葫芦巴碱、腺嘌呤、胡萝卜素、B族维生素，抗坏血酸，脂肪，葡萄糖，蔗糖，戊聚糖及甘露醇等。

选购秘诀

米粒完整、破碎粒少、外观光泽油润、粒质晶莹透明、有光泽，无霉变、无异味、无砂石、糠粉、稻壳等为佳。

药用价值

• 抗肿瘤作用　实验证明，粳米提取物对于腹水型肝癌小鼠的腹水生成有一定的抑制作用，可判定其有抗肿瘤的作用。

• 调节肠胃　粳米可以治疗各种消化道疾病，如消化不良、憩室炎等，还可以缓解轻度腹泻与便秘。

• 控制血糖浓度　粳米中的淀粉，人体消化吸收较慢，因此向血液释放葡萄糖的速度也较为缓慢，有利于糖尿病人控血糖浓度。

• 补充身体所需营养　粳米煮粥具有补脾、和胃、清肺的功效。米汤有益气、养阴、润燥的功能。

储存要点

置于干燥的地方，防霉、防蛀。

用法用量

煮粥、做饭食用，每餐 60 克。

使用禁忌

米粥最易于人体消化吸收，但熬粥时不可放碱。因为碱能破坏大米中的维生素 B_1。

保健应用

◀五仁粳米粥

【原料】芝麻仁、松子仁、胡桃仁、桃仁、甜杏仁各 15 克，粳米 200 克。

【做法】将上述五仁混合碾碎，加入粳米共煮稀粥，可以加糖适量。

• 功效　健胃破瘀、润肠通便。

糯米——温养胃气之妙品

《本草纲目》：暖脾胃，止虚寒泻痢，缩小便，收自汗，发痘疮。

◇别　　名　江米、元米。
◇来　　源　为禾本科植物稻（糯稻）的种仁。
◇主要产地　全国各地均栽培。
◇性　　味　味甘，性温。
◇功效主治　补中益气。辅治脾胃
虚弱、消渴、体倦乏力、气虚自汗、
便泄、妊娠腰腹坠胀等症。

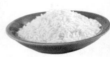

主要成分

糯米的主要成分绝大部分为碳水化合物，占70%左右，而蛋白质部分则占7%左右，其他还包括钙、磷、铁、烟酸，以及维生素 B_1，维生素 B_2 等成分。

选购秘诀

糯米在选购时，以米粒较大、颗粒均匀、颜色白皙、有米香无杂质的为佳。糯米中以米粒宽厚、近似圆形的黏性较大，细长形者则黏性较差。另外对掺假糯米进行鉴别时，可用碘酒浸泡片刻，再用清水洗净米粒，糯米为紫红色，而籼米或粳米显蓝色。

药用价值

•温暖脾胃、补益中气 对脾胃虚寒、食欲不佳、腹胀腹泻有一定缓解作用。糯米还有收涩作用，对尿频、盗汗有较好的食疗作用。

• 美容益寿 糯米制成的酒，可用于滋补健身和治病。还可用糯米、杜仲、黄芪、杞子、当归等酿成"杜仲糯米酒"，饮之有壮气提神、美容益寿、舒筋活血的功效。

💿 储存要点

置于干燥处，防霉、防蛀。

☕ 用法用量

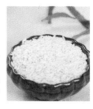

可以制作成八宝饭、糯米团子、糍米糕、粽子等，又可磨制后和其他米粉掺用，制作成各种富有特色的黏软糕点。每餐 50 克。

🥄 使用禁忌

性黏滞，难消化，小孩或病人宜慎用；有黄疸、泌尿系统感染以及胸闷、腹胀等症状的人不要多食。

📁 保健应用

◀ 糯米山药散 ▶

【原料】糯米 500 克，山药 50 克，砂糖、胡椒粉各适量。

【做法】糯米用水浸泡一夜后沥干，文火炒熟、磨筛，山药也研成细末后，将糯米与山药拌匀，再根据个人口味加入适量的砂糖、胡椒粉即成。

• 功效 和胃健脾。

小米——老人、产妇宜用的滋补品

《本草纲目》说，小米"治反胃热痢，煮粥食，益丹田，补虚损，开肠胃。"

◇别　　名　粟米。
◇来　　源　为禾本科植物粟的种子。
◇主要产地　主产河北。
◇性　　味　性凉，味甘、咸。
◇功效主治　和中、益肾、除热、
解毒。辅治脾胃虚热、反胃呕吐
或脾胃虚腹泻、烦热口渴、口干、
小便不利等症。

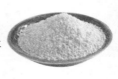

主要成分

　　小米中还富含蛋白质、脂肪、糖类、维生素 B_2、烟酸和钙、磷、铁等成分，是人体必需的营养食物，容易被消化吸收，故被营养专家称为"保健米"。

选购秘诀

　　以皮薄、米实、颜色金黄、无杂质者为佳。

药用价值

•益肾和胃　食用小米对脾胃虚弱、呕吐、腹泻与产后、病后体虚或失眠者有益。

•促进消化　小米含有容易被消化的淀粉，很容易被人体消化吸收。

• 安神宁心　现代医学发现，其内所含色氨酸会促使一种使人产生睡意的五羟色胺促睡血清素分泌，所以小米也是很好的安眠食品。小米性凉，很适合病人食用。

• 减少细菌　小米具有解除口臭，减少口中细菌滋生的功效。

• 祛斑美容　食用小米有减少皱纹、色斑、色素沉着的功效。

储存要点

置通风干燥处，防霉、防蛀。

用法用量

煎汤或煮粥，每餐 80 克。

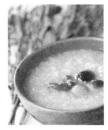

使用禁忌

小米粥不宜太稀薄。产后不能完全以小米为主食，应注意搭配，以免缺乏其他营养。

保健应用

◀小米龙眼粥

【原料】龙眼肉 30 克，小米 50 ~ 100 克，红糖少许。

【做法】龙眼肉洗净，小米淘洗干净，将两者同放入煮锅中，加适量的清水，一同熬煮成粥，待粥煮至软烂后，再根据个人口味加入适量的红糖即可。

• 功效　补血养心、安神益智。

燕麦——每天必吃的营养食品之一

《救荒本草》认为燕麦能"益脾养心、敛汗。可用于体虚自汗、盗汗或肺结核病人"。

◇别　　名　野麦、雀麦、夏燕麦。
◇来　　源　一年生草本植物禾本科雀麦的种子。
◇主要产地　主产于长江、黄河流域。
◇性　　味　性平，味甘。
◇功效主治　益肝和脾、滑肠催产、补虚损、止虚汗。辅治病后体虚、食欲不振、大便秘结等。

🌿 主要成分

淀粉、蛋白质、脂肪、氨基酸、脂肪酸、糖类、维生素 E、维生素 B_1、维生素 B_2、钙、磷、铁、硫胺素、烟酸、皂碱、核黄素以及谷类作物中独有的皂苷。

📋 选购秘诀

选购燕麦片时，要选购标注"氨基酸含量高"，而且要粒片均匀的。

🍵 药用价值

•调节血脂　燕麦含有丰富的 B 族维生素和锌，这两种元素对糖类和脂肪类的代谢都具有调节作用，还含有丰富的果胶，可以有效降低人体胆固醇。

• **强身健体** 燕麦含有丰富的钙、磷、铁、锌等矿物质，可预防骨质疏松、促进伤口愈合、预防贫血，是补钙的佳品。

• **滑肠通便** 燕麦具有通便的作用，老年人大便干燥时，可通过食用燕麦缓解。

储存要点

置于通风干燥处保存。

用法用量

每餐以 40 克为宜。

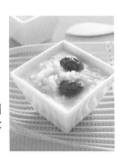

使用禁忌

吃燕麦一次不宜太多，否则会造成胃痉挛或腹胀，过多也容易造成滑肠、催产，孕妇应忌食。

保健应用

◀ **菊花燕麦粥** ▶

【原料】菊花 5 ~ 10 克，燕麦片 50 克，蜂蜜或糖浆适量。

【做法】菊花放入碗中，加入一些沸水冲泡，再加入即食燕麦片搅拌均匀即可。最后再根据个人不同喜好，加入蜂蜜或糖浆。

•**功效** 散风祛热、清肝明目。

玉米——有"黄金作物"之美誉

《本草推陈》:"为健胃剂,煎服亦有利尿之功。"

◇别　　名　玉高粱、玉麦、包谷、陆谷、苞米。
◇来　　源　为禾本科植物玉蜀黍的种子。
◇主要产地　全国各地均栽培。
◇性　　味　性平,味甘。
◇功效主治　调中开胃、益肺宁
心、健脾利湿、开胃益智、宁心
活血、利尿利胆、止血降压、降
血脂。适用于辅助治疗消肿、脚气病、小便不利、腹泻、
动脉粥样硬化等症。

🌿 主要成分

含有脂肪、卵磷脂、谷物醇、维生素 E、胡萝卜
素、核黄素及 B 族维生素 7 种营养保健物质,并且其
所含的脂肪中 50% 以上是亚油酸。

📖 选购秘诀

购买生玉米时,以挑选七八成熟的为好。尽量选
择新鲜玉米,其次可以考虑冷冻玉米。

🔴 药用价值

• 增强免疫力 多食玉米可起到预防高血压病、冠心病、
心肌梗死的作用,并具有延缓细胞衰老和脑功能退化的

作用。同时玉米中的纤维素含量较高，具有刺激胃肠蠕动，加速粪便产生的特性，可防治便秘、肠炎、肠癌等。

• 延缓衰老　玉米胚尖里所含有的营养物质能增强人体新陈代谢、调整神经系统功能，起到抑制、抚平皱纹、美容养颜的作用。

• 保护眼睛　玉米中含有的黄体素、玉米黄质，可以起到抗眼睛老化的作用。

储存要点

置于通风干燥处，或冰箱保鲜格中保存。

用法用量

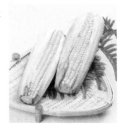

煮食或蒸食，每餐 50 克。

使用禁忌

发霉的玉米不能食用。

保健应用

◀ 牛奶嫩玉米

【原料】牛奶 200 毫升，嫩玉米 500 克，奶油 20 克，油面粉、胡椒粉、精盐、味精皆适量。

【做法】把玉米洗净，煮七成熟后，剥下玉米粒，放入油锅中炒熟，再倒入奶油、牛奶，再煮 15 分钟，加入精盐、味精、胡椒粉，用油面粉勾芡。

• 功效　健脾开胃、益肺生津。

芋头——老少皆宜的滋补品

《滇南本草》："治中气不足，久服补肝肾，添精益髓。"

◇别　　名　芋魁、芋根、土芝、芋奶、毛芋。
◇来　　源　为天南星科植物芋的块茎。
◇主要产地　南方及华北各省均栽培。
◇性　　味　性平，味甘、辛。
◇功效主治　益胃宽肠、通便解
毒，补益肝肾、调补中气。可用
来防治肿瘤及淋巴结核等症。

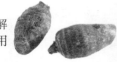

主要成分

含有蛋白质、淀粉、灰分、脂类、钙、磷、铁，
但维生素 C 和维生素 A 的含量甚少，而芋头含有维生
素 B_1、维生素 B_2 较多。

选购秘诀

以表面无缺洞，表皮干燥者为佳。

药用价值

• 增强免疫　芋头含有一种天然多糖类高分子植物胶
体，有很好的止泻作用，并能增强人体的免疫功能。
• 保护牙齿　矿物质氟的含量较高，是芋头的一个特
点，具有保护牙齿、治齿防龋的功效。
• 辅助治疗淋巴肿大　芋头对乳腺癌、甲状腺癌、恶性

淋巴瘤患者及其伴有淋巴肿大、淋巴结转移者有治疗作用。

• 美容乌发 芋头为碱性食物，能中和体内积存的酸性物质，协调人体的酸碱平衡，达到美容养颜、乌发的效果。

🖊 储存要点

置于干燥、阴凉、通风的地方。

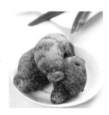

☕ 用法用量

煮熟后去皮，蘸糖食用。每餐80克。

🥄 使用禁忌

芋头含有较多的淀粉，食用过多会导致腹胀。

📁 保健应用

◀ 芋头烧牛肉 🍴

【原料】牛肉、芋头、精盐、料酒、味精、糖色、葱段、姜片、大料、桂皮、花椒各适量。

【做法】牛肉洗净，切块，去除血水；芋头洗净，去皮切块，牛肉块放入锅，加适量的水，再将其他调料入煮锅中，大火烧开后转小火，煮到九成熟时，用精盐、绍酒调好味，再加入芋头，炖至牛肉酥烂时，加味精即可。

• 功效 延年益寿，促进消化。

番薯——补胃养心的甘甜主食

《本草求原》："凉血活血，宽肠胃，通便秘，去宿瘀脏毒，舒筋络，止血热渴，产妇最宜。和鱼、鳢鱼食，调中补虚。"

◇别　　名　地瓜、山芋、红芋、葛瓜。
◇来　　源　为旋花科植物番薯的块根。
◇主要产地　全国各地区均种植。
◇性　　味　性平，味甘。
◇功效主治　具补虚益气、健脾强肾、补胃养心之功效。能辅助治疗痢疾和下血、湿热和黄疸症、遗精和淋毒、血虚和月经失调、酒积热滞、小儿疳积等症。

🌱 主要成分

含有膳食纤维、胡萝卜素、维生素 A 以及钾、铁、铜、硒、钙等。

📖 选购秘诀

以外形适中、外皮干净不沾泥、没有斑点的为佳。

🍂 药用价值

• **强身健体**　番薯是一种碱性食物，能与肉、蛋、米、面所产生的酸性物质中和，调节人体的酸碱平衡。
• **增强免疫**　番薯的蛋白质质量高，经常食用可填补人体对主食营养吸收的不足。番薯中的膳食纤维比较多，对促进胃肠蠕动和防止便秘非常有效，可防治痔疮和肛裂等，对预防直肠癌和结肠癌也有一定的作用。

• **防癌治癌** 番薯中含有一种与肾上腺所分泌的激素相似的类固醇，能有效地抑制乳腺癌和结肠癌的发生。

储存要点

用报纸包裹后放置于阴凉处即可，能保存 3 ~ 4 周。

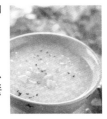

用法用量

番薯可作为主食，可蒸、煮、烤食，又可加工成各种食品。每餐 100 ~ 150 克。

使用禁忌

番薯在胃中会产生酸，所以胃溃疡及胃酸过多的患者不宜食用。

保健应用

◀ **番薯粥**

【原料】番薯 50 克，小米 30 克。

【做法】将番薯去皮切成小块，和小米一起熬煮成稀粥即可。

• **功效** 补血红颜、丰肌泽肤。

花生——有效的抗衰老食物

《本草纲目》载："花生悦脾和胃润肺化痰、滋养补气、清咽止痒"。

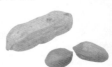

◇别　　名　落花生、落花参、番豆、长生果、地豆。
◇来　　源　为豆科植物落花生的种子。
◇主要产地　全国各地均栽培。
◇性　　味　性平，味甘。
◇功效主治　健脾和胃、养血止血、润肺止咳，辅治贫血等症。

🌿 主要成分

含脂肪油、含氮物质、淀粉、纤维素、水分、灰分、维生素、氨基酸、基谷氨酸、γ-氨基-α-亚甲基-丁酸、卵磷脂、嘌呤和生物碱等。

📋 选购秘诀

外壳坚实，果粒均匀、饱满的为佳。

👌 药用价值

• 补血止血　花生红衣的止血作用比花生高出50倍，对各种出血性疾病都有良好的止血功效，将花生连红衣一起与红枣配合食用，既可补虚，又能止血，最宜于身体虚弱的出血病人。

• 强身健体　花生具有增强记忆力、抗老化、延缓脑功能衰退、滋润皮肤的作用、可防治动脉粥样硬化、高血压病和冠心病。

• 延缓衰老 花生曾被列为"100种最热门有效的抗衰老物质"之一,常食可起到预防衰老、延年益寿的效果。

储存要点

置于通风干燥处。

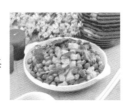

用法用量

花生最佳的吃法是煮食,每餐 80 ~ 100 克。

使用禁忌

花生含有油脂多,人体消化时需要消耗大量胆汁,故胆病患者不宜食用。

保健应用

◀红枣花生衣汤

【原料】红枣 50 克,花生米 100 克,红糖适量。

【做法】红枣洗净,用温水浸泡,去核,花生米用水略煮一下,凉后剥衣,将处理好的红枣和花生衣放在锅内,加入之前的花生米水,再加入适量的清水,用旺火煮沸后,改为小火煮 30 分钟左右,捞出花生衣,加入红糖,待红糖溶化,收汁即可。

• 功效 强体益气、补血止血。

绿豆——家常解暑佳品

《开宝本草》记载："绿豆，甘，寒，无毒。入心、胃经。主丹毒烦热，风疹，热气奔豚，生研绞汁服，亦煮食，消肿下气，压热解毒。"

◇别　　名　青小豆。
◇来　　源　为豆科植物绿豆的种子。
◇主要产地　全国大部分地区均产。
◇性　　味　性寒，味甘。
◇功效主治　清热解毒、消暑。
用于辅助治疗暑热烦渴、疮毒痈
肿等症。还可解附子、巴豆毒。

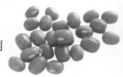

🌿 主要成分

　　蛋白质主要为球蛋白类，其组成中蛋氨酸、色氨酸和酪氨酸较少。绿豆的磷脂成分中有磷脂酰胆碱、磷脂酰乙醇胺、磷脂酰肌醇、磷脂酰甘油、磷脂酰丝氨酸、磷脂酸。

📋 选购秘诀

　　绿豆以颗粒均匀、饱满、色绿、光润者为上品。

🍃 药用价值

• 清热解暑　高温出汗可使机体丢失大量的矿物质和维生素，从而导致内环境紊乱。绿豆含有丰富无机盐、维生素，在高温环境下工作，饮用绿豆汤，可及时补充丢失的营养物质，以达到清热解暑的治疗效果。

•增进食欲　绿豆磷脂中的磷脂酰胆碱、磷脂酰乙醇胺、磷脂酰肌醇、磷脂酰甘油、磷脂酰丝氨酸和磷脂酸有增进食欲作用。

🏷 储存要点

置通风干燥处，防霉、防蛀。

☕ 用法用量

绿豆可烧饭、煮粥，每餐 40 克。

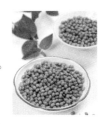

🍳 使用禁忌

脾胃、虚寒、滑泄者不可食用。

📂 保健应用

◀ 海带绿豆粥

【原料】白米、绿豆、海带丝各适量，水、盐、明太鱼粉、胡椒粉、芹菜末各少许。

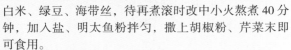

【做法】白米洗净，绿豆洗净后泡水 2 小时，锅中加入适量清水，煮开放入白米、绿豆、海带丝，待再煮滚时改中小火熬煮 40 分钟，加入盐、明太鱼粉拌匀，撒上胡椒粉、芹菜末即可食用。

•功效　清热解毒。

黑芝麻——补阴乌发的美容良药

《本草纲目》称"服（黑芝麻）至百日，能除一切痼疾。"

◇别　　名　脂麻。
◇来　　源　为脂麻科植物脂麻的成熟种子。
◇主要产地　主产山东、河南、湖北、四川、安徽、江西、河北等地。
◇性　　味　性平，味甘。
◇功效主治　补肝肾、益精血、润肠燥。用于辅助治疗头晕眼花、耳鸣耳聋、须发早白、病后脱发、肠燥便秘等症。

主要成分

含有脂肪油，为油酸、亚油酸、棕榈酸、硬脂酸、花生酸等甘油酯，并含芝麻素、芝麻林酚素、芝麻酚、胡麻苷、车前糖、芝麻糖等。

选购秘诀

以色黑、油润，有油香气为佳。

药用价值

• 美容保健　黑芝麻有益肝、补肾、养血、润燥、乌发、美容的作用，是最佳的保健美容食品。
• 强身健体　具有驱虫、润肠通便及治疗皮肤病等作用。

• 调和五脏　芝麻开胃健脾、利小便、和五脏，能助消化、化积滞、降血压，并可治疗神经衰弱等症。常食之可以增强皮肤的弹性。

• 延缓衰老　芝麻中含有的芝麻素具有优异的抗氧化的作用，可保肝护心、延缓衰老，具有抗癌的作用。

🖊 储存要点

置干燥处，防潮湿。

☕ 用法用量

煎服或炒熟吃，10 ~ 30 克。

✋ 使用禁忌

便溏腹泻者不宜食用。芝麻仁外面有一层稍硬的腊，把它碾碎后才能使人体吸收到营养，所以整粒的芝麻需要加工后再吃。

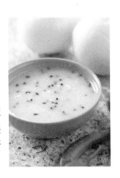

📁 保健应用

◀ 首乌芝麻茶 ⅲ

【原料】制何首乌 15 克，黑芝麻粉 10 克。

【做法】先将何首乌清洗干净后，放入锅中，加入适量的清水，用大火煮开后，再转小火再煮 20 分钟，滤渣后加入适量的黑芝麻粉搅拌均匀后，即可饮用。

• 功效　补肝肾、益精血，预防白发、掉发。

黑豆——豆类养生之王

《本草纲目》中有记载："常食黑豆，可百病不生。"
用于肾虚阴亏、服药中毒或饮酒过多等。

◇别　　名　乌豆、黑大豆、冬豆子。
◇来　　源　为豆科植物大豆的黑色种子。
◇主要产地　全国各地均栽培。
◇性　　味　性平，味甘。
◇功效主治　活血利水、祛风
解毒。辅助治疗水肿胀满、风
毒脚气、黄疸浮肿、风痹筋挛、
产后风痉、口噤、痈肿疮毒、
肥胖等症。

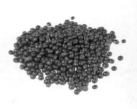

主要成分

含较丰富的蛋白质、脂肪和碳水化合物，以及胡
萝卜素、维生素 B_1、维生素 B_2、烟酸、异黄酮类、皂
苷等。

选购秘诀

以粒大、饱满、表面光滑有光泽者为佳。

药用价值

•护发乌发　黑豆制成的豆浆、豆腐等，是由肾虚导致
的须发早白、脱发等患者的食疗佳品，有"乌发娘子"

的美称。

• 清热解毒　黑豆衣膜含果胶、乙酰丙酸和多种糖类，能养血疏风，有解毒利尿、明目益精的功效，黑豆可解百毒、下热气，善解五金、八石、百草诸毒及虫毒。

• 强身健体　黑豆中含有较多的植物蛋白、卵磷脂、亚油酸、多种维生素、烟酸和大量钙、磷、钾、铁等元素。还含有皂苷，可抑制脂肪吸收，并促进其分解，所以可预防肥胖和动脉粥样硬化。

储存要点

置于通风、干燥处保存。

用法用量

可煮食或磨粉，每餐 40 克。

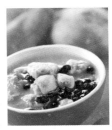

使用禁忌

黑豆煮熟或配药食用皆能治病，但不易被消化，故消化不良者慎用。

保健应用

◀ 黑豆糯米粥

【原料】黑豆 30 克，黑糯米 50 克，红糖适量。

【做法】黑豆、黑糯米洗净，同煮成粥，加红糖调味。

• 功效　益气补血。

小麦——补心养气的杂粮

《本草再新》："养心，益肾，和血，健脾。"

◇别　　名　浮小麦、空空麦。
◇来　　源　为禾本科植物小麦的种子或其面粉。
◇主要产地　全世界广泛栽培。
◇性　　味　性凉，味甘。
◇功效主治　养心益肾、除热止渴。
可辅助治疗脏躁、烦热、消渴、泄利、
痈肿、外伤出血、烫伤等症。

主要成分

小麦的蛋白质含量远高于粳米，还含有大量的B族维生素、粗纤维、硫胺素、核黄素，尤以维生素E的含量最为丰富。所含脂肪油主要为油酸、亚油酸、棕榈酸、硬脂酸的甘油酯，还含胆碱、卵磷脂、精氨酸，以及钙、磷、铁、锌，其中钙的含量为粳米的9倍。

选购秘诀

最好到大商场、大超市购买加贴"QS"（质量安全）标志、包装密封、无破损、白中略显浅黄、用手握紧成团，久而不散的小麦粉。

药用价值

• 强身健体　新麦性热，陈麦性平。它可以除热、止烦渴、利小便、补养肝气、止漏血唾血，可以使女子易于怀孕。补养心气，有心脏病的人适宜食用。

• *养气养胃* 小麦主治补虚，长时间食用能使人肌肉结实、养肠胃、增强气力。它还可以养气、补不足，有助于五脏。将它和水调服可以治疗中暑、肺热。

📋 储存要点

干燥通风处保存，并尽快食用。

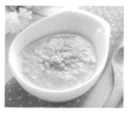

☕ 用法用量

内服：小麦煎汤，30 ~ 60 克煎汤，取汁饮用，或小麦面冷水调服。

外用：小麦炒黑研末调敷，小麦面干撒或炒黄调敷。

🔪 使用禁忌

舌苔厚腻、胃脘痞满者忌吃小麦面食。

📁 保健应用

◀ **糯米小麦粥**

【原料】糯米 500 克，小麦 600 克、白糖适量。

【做法】将糯米、小麦共加水煮粥，进食前调入白糖。

• **功效** 适用于小儿脾胃虚弱、自汗神疲、妇女心神不定、神经衰弱等症。

薏苡仁——利水渗湿、药食两宜

《本草图经》："为饮香，益中空膈。"

◇别　　名　薏米、米仁、薏仁、催生子、益米。
◇来　　源　为禾本科植物薏苡的种仁。
◇主要产地　我国大部分地区均产，
主产福建、河北、辽宁。
◇性　　味　性凉，味甘、淡。
◇功效主治　健脾、补肺、清热、
利湿。辅助治疗筋脉拘挛、屈伸不
利、水肿、脚气、肺痿、肺痈、肠痈、淋浊等症。

主要成分

薏苡仁含糖颇丰富，同粳米相当。蛋白质、脂肪为粳米的 2～3 倍，并含有人体所必需的氨基酸。其中有亮氨酸、赖氨酸、精氨酸、酪氨酸，还含薏苡仁油、薏苡素、三萜化合物及少量 B 族维生素。

选购秘诀

以粒大、饱满、色白、完整者为佳。

药用价值

• 滋补调理　薏苡仁具有利水渗湿、健脾止泻、除痹、排脓等功效，常作为久病体虚及病后恢复期的老人、儿童的药用食物。

• 美容护肤　薏苡仁可治疗泄泻、湿痹、水肿、肠痈、肺痈、淋浊、白带、扁平疣等。

• 强身健体　现代药理研究发现，薏苡仁中所含有的薏苡酯可阻止癌细胞生长，用其煮粥可作为防治癌症的辅助食疗方法。

🔖 储存要点

置通风干燥处，防蛀。

☕ 用法用量

本品可煮粥、做饭、制作点心，亦可酿酒。

✋ 使用禁忌

脾虚便难及妊娠妇女慎服。本品力缓，宜多服久服，除治腹泻用炒薏苡仁外，其他均用生薏苡仁入药。

📁 保健应用

◀ 薏苡仁炖鸡

【原料】鸡1只，薏苡仁20克，绍酒、精盐、葱花、姜丝、胡椒各适量，橙子1个。

【做法】鸡洗净，切块，放入深锅内，加水约10杯，加入薏苡仁用猛火煮滚，继用文火煮2小时，起锅前，加入备好的酒、盐、葱、姜、椒、橙子汁等调味即成。

• 功效　补益元气、美容护肤。

赤小豆——利尿、消炎、解毒

《本草再新》："清热和血，利水通经，宽肠理气。"

◇别　　名　赤豆、红豆、红小豆、朱赤豆、朱小豆。
◇来　　源　为豆科植物赤小豆或赤豆的种子。
◇主要产地　全国大部分地区均产，主产广东、广西、江西等地。
◇性　　味　性平，味甘、酸。
◇功效主治　利水除湿、和血排脓、消肿解毒。辅助治疗水肿、脚气、黄疸、泻痢、便血、痈肿等症。

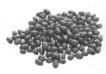

🌿 主要成分

每 100 克含蛋白质 20.7 克，脂肪 0.5 克，碳水化合物 58 克，粗纤维 4.9 克，灰分 3.3 克，钙 67 毫克，磷 305 毫克，铁 5.2 毫克，硫胺素 0.31 毫克，核黄素 0.11 毫克，烟酸 2.7 毫克。

📋 选购秘诀

以身干、颗粒饱满、色暗红者为佳。

🍵 药用价值

• 利尿解酒　红豆含有较多的皂角苷，可刺激肠道，因此它有良好的利尿作用，能解酒、解毒，对心脏病和肾病、水肿有益。

- 润肠通便　红豆有较多的膳食纤维，具有良好的润肠通便、降血压、降血脂、调节血糖、解毒抗癌、预防结石、健美减肥的作用。
- 催乳　红豆是富含叶酸的食物，产妇、乳母多吃红小豆有催乳的功效。

🗂 储存要点

置于通风处保存。

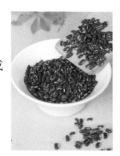

☕ 用法用量

内服：煎汤，9 ~ 30 克；或入散剂。

外用：生研调敷。

🥄 使用禁忌

性逐津液，久食令人枯燥。

📷 保健应用

◀山药赤小豆粥 ⅲ

【原料】赤小豆 30 克，山药 30 克，大米 50 克，白糖 10 克。

【做法】把赤小豆去杂质、洗净，山药用清水润透，切 3 厘米见方的薄片。大米淘洗干净。把赤小豆、大米、山药、白糖同放锅内，加水 800 毫升。把锅置武火上烧沸，再用文火炖煮 50 分钟即成。

•功效　清热利湿、健脾和胃、利水消肿。

荞麦——常用的"消炎粮食"

《食疗本草》言其"实肠胃，益气力，续精神"。

◇别　　名　乌麦、花荞、甜荞、荞子。
◇来　　源　为蓼科植物荞麦的种子。
◇主要产地　中国各地普遍栽培，尤以北方为多。
◇性　　味　性凉，味甘。

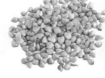

◇功效主治　开胃宽肠、下气消积。辅助治疗肠胃积滞、慢性泄泻、噤口痢疾、赤游丹毒、痈疽发背、瘰疬等症。

主要成分

含蛋白质、脂肪油、淀粉、淀粉酶、麦芽糖、腺嘌呤及胆碱等。

选购秘诀

本品以粒饱满、均匀、有芽、色黄者为佳。

药用价值

• 强身健体　荞麦蛋白质中含有丰富的赖氨酸成分，铁、锰、锌等微量元素比一般谷物丰富，而且含有丰富膳食纤维，是一般精制大米的10倍。

• 保护视力　荞麦含有丰富的维生素 E 和可溶性膳食纤维，同时还含有烟酸和芦丁（芸香苷），芦丁有降低人体血脂和胆固醇、软化血管、保护视力和预防脑血管出血的作用。

•**降低血清胆固醇**　荞麦含有丰富的镁，能促进人体纤维蛋白溶解，使血管扩张，抑制凝血块的形成，具有抗栓塞的作用，也有利于降低血清胆固醇。

🧽 储存要点
置于通风干燥处保存。

☕ 用法用量
煎汤，9～15克；入丸、散。

✋ 使用禁忌
荞麦一次不可食用太多，否则易造成消化不良，经常腹泻的人不宜食用。

🗂 保健应用

◀ **牛骨髓炒面** ⥯

【原料】荞麦面粉500克，核桃仁20克，瓜子仁10克，牛骨髓油150克，芝麻40克，白糖、糖桂花适量。

【做法】荞麦粉略炒，筛回原锅。牛骨髓油放在另一锅中，烧至八成热，倒进炒面，拌匀。芝麻、核桃仁用小火炒熟，把核桃仁碾成细末，与芝麻、瓜子仁同放入熟炒面中拌匀，糖桂花加凉开水调汁。把油炒面盛在碗中，用沸水冲成稠糊状，放入白糖和桂花汁，调匀。

•**功效** 补肾填髓、健脾利湿。

大麦——具有保健作用的主食

《本草拾遗》："调中止泄。"

◇别　　名　倮麦，牟麦、饭麦、赤膊麦。
◇来　　源　为禾本科植物大麦的果实。
◇主要产地　全国各地均栽培。
◇性　　味　性凉，味甘、咸。
◇功效主治　和胃、宽肠、利水。
辅助治疗食滞泄泻、小便淋痛、
水肿等症。

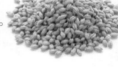

主要成分

含淀粉酶、转化糖酶、卵磷脂、糊精、麦芽糖及葡萄糖和 B 族维生素等。

选购秘诀

麦粒均匀、无霉烂者即可。

药用价值

•护发黑发　大麦磨成的面能平胃止渴、消食除胀。长时间使用，可使人头发不白。
•强身健体　大麦具有消除热毒、益气调中、滋补疲劳的功效，同时还能使血脉强壮，对肤色有益、充实五脏、消化五谷。
•治疗冻疮　大麦苗捣汁，每天服用，能治各种黄疸、利小便。冬季手脚长冻疮，可将大麦苗煮成汁浸洗。

•促进消化 大麦在一定水分和温度下萌发的芽，称为大麦芽，晒干后炒熟备用。大麦芽的优点是既能消食化滞，又能回乳疏肝。

•滋补身体 大麦芽是制造啤酒的主要原料，经过加工而成的麦芽糖，富有营养，为老、少及体虚者的滋补品，但产妇在哺乳期间忌食。

储存要点

密闭保存，防霉、防蛀。

用法用量

大麦去麸皮碾碎，可煮粥或做饭，亦可磨成粉做面食。

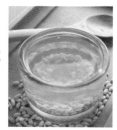

使用禁忌

体质虚寒者少食或不食。

保健应用

◀大麦米粥

【原料】大麦 50 克，红糖或蜜适量。

【做法】先将大麦碾碎，以水煮粥如常法，熟后放入红糖。

•功效 宽中下气、利小便。

黄豆——"植物蛋白之王"

《食疗本草》："益气润肌肤"。

◇别　　名　黄大豆、大豆。
◇来　　源　为豆科植物大豆的种子。
◇主要产地　全国各地均有栽培。
◇性　　味　性平，味甘。
◇功效主治　宽中下气、益气健脾、
利大肠、润燥消水、通便解毒。辅助
治疗脾气虚弱、消化不良、疳积泻痢、
腹胀羸瘦、妊娠中毒、疮痈肿毒、外伤出血等症。

🌿 主要成分

　　黄豆的蛋白质含量高、质量优。蛋白质含量高达35%～40%，是猪肉的2倍、鸡蛋的3倍、牛奶的2倍。黄豆含有丰富的优质脂肪。脂肪含量为16%～24%，其中油酸占32%～36%，亚油酸占51%～57%，亚麻酸占2%，磷脂约1.6%。

📖 选购秘诀

　　以身干、颗粒饱满、色暗红者为佳。

🍃 药用价值

• 调节血脂　黄豆中的大豆蛋白质和豆固醇，能明显地改善和降低血脂、胆固醇，从而降低患心血管疾病的概率。

•健脑活血　黄豆脂肪富含不饱和脂肪酸和大豆磷脂，有保持血管弹性、健脑和防止脂肪形成的作用。

•增强免疫　黄豆中富含皂角苷、蛋白酶抑制剂、异黄酮、钼、硒等抗癌成分，对前列腺癌、皮肤癌、肠癌、食管癌等几乎所有的癌症都有抑制作用。这就是经常食用黄豆及其制品的人很少患癌症的原因。

🔖 储存要点

　　置通风干燥处，防霉、防蛀。

☕ 用法用量

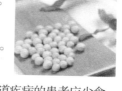

　　炒食、熬煮均可。每天 40 克。

🍴 使用禁忌

　　消化功能不良以及有慢性消化道疾病的患者应少食。

📂 保健应用

◀ 猪骨黄豆粥 🍴

【原料】猪排骨 150 克，黄豆 50 克，大米 100 克。

【做法】将猪排骨洗净，斩断成块状，待用。将黄豆洗净，用冷水泡发，入砂锅先煮沸，文火中煨 1 小时，将排骨放入同煮数沸后，再加入米 100 克煨煮成粥，排骨黄豆煮至烂熟为宜。

•功效　补肾、补钙、长骨，适用于婴儿、少儿及青少年旺盛生长期食疗。

◀黄豆猪肝汤

【原料】黄豆 100 克，猪肝 80 克，调味料
少许。

【做法】将猪肝洗净、切片，黄豆洗净、
泡涨，然后将泡好的黄豆放入锅中加适量
水煮至 8 成熟，再加猪肝共同煮熟，煮 30 分钟左右。
起锅前加入少许调味品调匀即可。

•功效 补脾养血。

◀绿豆黄豆汤

【原料】绿豆 100 克，黄豆 50 克，白糖
30 克。

【做法】将绿豆、黄豆加水适量，煮至烂
熟，加入白糖搅匀。

•功效 清热解毒、消肿定痛。

◀黄豆糍粑

【原料】圆糯米 150 克，熟黄豆粉 50 克，白糖 20 克。

【做法】圆糯米泡 12 小时，将糯米滤干水后放入电饭煲
中，加入少许水，不能漫过糯米，加入白糖，拌均匀，
蒸熟后放入容器里，用擀面棒舂，舂 10 分钟后，放到熟
黄豆粉中，两面粘上黄豆粉，搓成圆条状，再分成一肉
丸子大小的小剂，搓好在熟黄豆粉里再滚两圈即可。

•功效 强身健体。

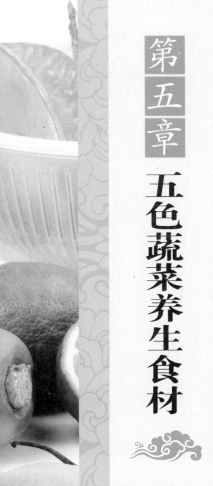

第五章

五色蔬菜养生食材

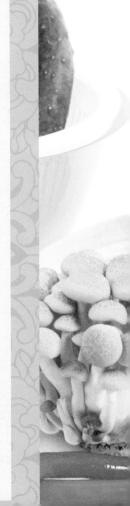

山药——最佳补脾良药

《本草纲目》："益肾气，健脾胃，止泻痢，化痰涎，润皮毛。"

◇别　　名　怀山药、淮山药、山芋、山薯、山蓣。
◇来　　源　薯蓣科植物薯蓣的干燥根茎。
◇主要产地　主产于河南、山西、河北、陕西等地。
◇性　　味　性平，味甘。
◇功效主治　补脾养胃、生津益
肺、补肾涩精。用于辅助治疗脾
虚食少、久泻不止、肺虚喘咳、
肾虚遗精、尿频、虚热消渴等症。

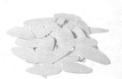

🌿 主要成分

含有甘露聚糖、3，4－二羟乙胺、植酸、尿囊素、胆碱、多巴胺、山药碱等。

📋 选购秘诀

以条粗、质坚实、粉性足、色洁白者、煮之不散、口嚼不黏牙为最佳。

🍃 药用价值

• 益气补脾　山药含有的营养成分和黏液质、淀粉酶等，有滋补作用，能助消化、补虚劳、益气力、长肌肉。

• 促消化　山药水煎液可刺激小肠运动，促进肠道内容物排空，抑制胃排空运动，还有增强小肠吸收功能，抑制血清淀粉酶的分泌。

• 润肺止咳　实验证明，山药具有止泻、祛痰的作用，多食用可起到润肺止咳的功效。

◇ 储存要点

置于通风干燥处，防蛀。

✋ 用法用量

入汤，10 ～ 30 克；食疗量多为 60 ～ 120 克；若研末服用，每次 6 ～ 10 克。

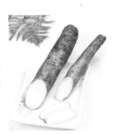

🖐 使用禁忌

腹泻者或患有感冒、发热者不宜服用。不可与碱性药物（如胃乳片）服用，烹煮的时间不宜过久。

📁 保健应用

◀ 山药珍珠丸子

【原料】糯米 150 克，猪肉 50 克，山药 50 克，淀粉、精盐、味精各适量。

【做法】糯米用冷水浸泡 24 小时，猪肉剁成肉泥，山药洗净去皮，蒸熟后捣烂，搀入淀粉、精盐、味精、拌匀，再捏成每个 15 克重的丸子，外边滚上一层糯米，装在盘里，放在笼中蒸熟。

• 功效　补气养血、健脾固精。

卷心菜——有"菜中王子"美誉的保健食品

《本草纲目》中记载，"甘蓝（卷心菜），煮食甘美，其根经冬不死，春亦有英，生命力旺盛"。故人们誉称为"不死菜"。

◇别　　名　包心菜、圆白菜、洋白菜、结球甘蓝。
◇来　　源　十字花科草本植物结球甘蓝的茎叶。
◇主要产地　我国各地均有。
◇性　　味　性平，味甘。
◇功效主治　益肾补虚、润脏腑、益心力、壮筋骨、清热利湿、缓急止痛。辅助治疗胃及十二指肠溃疡、胃脘疼痛、湿热黄疸、消化道溃疡疼痛、关节不利等症。

🌿 主要成分

含有蛋白质、脂肪、葡萄糖、芸苔素，其中胡萝卜素、维生素 C、钙、钾含量丰富。

📋 选购秘诀

卷心菜的叶球要坚硬坚实，如果顶部隆起，表示球内开始抽薹，食用口味变差。

🍵 药用价值

•调节血脂　卷心菜含有较多的胆碱，能调节脂肪代谢，对肥胖、高脂血症患者有益。

•强身健体　卷心菜所含有的钾多于钠，可阻止体内液体潴留，对肾脏病人有好处。

◎ 储存要点

蔬菜最好新鲜时食用。买回来的蔬菜最好放入冰箱保鲜格中保存。

☕ 用法用量

卷心菜大多炒食、凉拌，也可制作泡菜。每餐 70 克。

✋ 使用禁忌

腹腔和胸外科手术后，或胃肠溃疡、出血特别严重的人均不宜食用。

📁 保健应用

◀ **牛肉炖卷心菜**

【原料】牛肉 250 克，西红柿、卷心菜各 150 克，料酒 3 克，盐 4 克，味精 1 克，猪油 10 克。

【做法】将西红柿清洗干净，切成方块；卷心菜拆洗干净，切成薄片；牛肉切片，放入锅内，加水烧开，去浮沫，放入猪油、料酒，快熟时，倒入西红柿、卷心菜，炖熟调味即可。

•功效　健脾开胃、活血化瘀、调理气血、生津止泻。

花椰菜——预防乳腺癌的食疗佳品。

《本草纲目》归纳前人的论述为"久食大益肾，填脑髓，利五脏六腑，利关节……"

◇别　　名　菜花、花菜、西蓝花。

◇来　　源　十字花科一年或二年生草本植物，其花球可食，是甘蓝的一个变种，有白、绿两种，绿色的称为西蓝花、青花菜。

◇主要产地　南方种植较多。

◇性　　味　性平，味甘。

◇功效主治　补骨髓、润脏腑、益心力、壮筋骨、清热止痛、缓急利湿、益肾补虚。辅治骨质疏松、喉炎、咳嗽等。

🌿 主要成分

含有蛋白质、脂肪、糖类、维生素 A、B 族维生素、维生素 C 和较丰富的钙、磷、铁等。

📋 选购秘诀

以花球完整紧密、表面无绽裂、新鲜脆嫩者为佳。

🍃 药用价值

• 增强免疫　花椰菜营养丰富，含有丰富的维生素 C，可以增强肝脏解毒能力，促进生长发育，并能提高机体的免疫力，预防感冒和坏血症的发生。

• 强身健体　花椰菜是含有类黄酮最多的食物之一，类黄酮可以防止感染，可以防止胆固醇氧化，阻止血小板凝结成块，是最好的血管清理剂，能减少心脏病与中风的危险。

储存要点

新鲜食用，或放入冰箱保鲜格中保存。

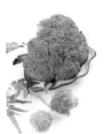

用法用量

凉拌、煮食均可，每餐 30 克。

使用禁忌

尿路结石者不宜食用。

保健应用

◀ 香炸花椰菜

【原料】花椰菜 50 克，鸡蛋 1 个，生粉、葱花、麻油、姜片、红椒、椒盐、味精各适量。

【做法】花椰菜拆成小颗、洗净，放入鸡蛋、生粉后搅匀。油锅烧热后，放入花椰菜，炸至金黄时捞起，锅内留油，放入姜、红椒，下入炸好的花菜，加入椒盐、味精、葱花炒透，淋入麻油即成。

• 功效　清理血管、排出体内毒素、预防乳腺癌。

南瓜——香甜美味的补气蔬菜

《本草纲目》注，南瓜性温、味甘，入脾、胃经。具有补中益气、消炎止痛、化痰排脓、解毒杀虫、生肝气、益肝血、保胎功能。

◇别　　名　麦瓜、番南瓜、老缅瓜、窝瓜、番蒲。
◇来　　源　为葫芦科植物南瓜的果实。
◇主要产地　全国各地均有。
◇性　　味　性温、味甘。

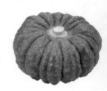

◇功效主治　补中益气、消炎止痛、解毒杀虫。辅助治疗脾胃气虚、营养不良、蛔虫病等。

🌱 主要成分

果肉含瓜氨酸、精氨酸、天门冬素、葫芦巴碱、腺嘌呤、胡萝卜素、B族维生素、抗坏血酸、脂肪、葡萄糖、蔗糖、戊聚糖及甘露醇等。

📖 选购秘诀

选购南瓜时用指甲掐外皮，若不留指痕，表示老熟，这时的南瓜又糯又甜。若南瓜的表皮褶皱太多，则表示水分较多。

🍀 药用价值

•解毒作用　南瓜内含有维生素和果胶，果胶有很好的吸附性，能黏结和消除体内细菌毒素和其他有害物质，如重金属中的铅、汞和放射性元素，起到解毒作用。

• **保护胃黏膜，帮助消化** 南瓜所含果胶还可以保护胃肠道黏膜，免受粗糙食品刺激，促进溃疡面愈合，适宜于胃病患者。南瓜所含成分能促进胆汁分泌，加强胃肠蠕动，帮助消化。

• **促进生长发育** 南瓜中含有丰富的锌，参与人体内核酸、蛋白质合成，是肾上腺皮质激素的固有成分，为人体生长发育的重要物质。

🖊 储存要点

置于通风处，或放入冰箱保鲜格中保存。

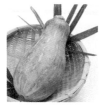

☕ 用法用量

炒食、做汤，每餐 100 克为宜。

✋ 使用禁忌

凡患气滞湿阻之病忌服。南瓜不宜与羊肉同食。

📖 保健应用

◀ **南瓜粥**

【原料】南瓜、粳米各 50 克，红枣 10 枚，红糖各适量。

【做法】将上述材料洗净放入锅中，加入少量红糖，再加水煮成粥。

• **功效** 补气养神。

马铃薯——在欧洲有"植物面包"的美誉

《本草拾遗》言其"功能稀痘，小儿热食，大解痘毒"。

◇别　　名　洋芋、洋山芋、土豆。
◇来　　源　为茄科植物马铃薯的块茎。
◇主要产地　我国大部分地区均栽培。
◇性　　味　味甘，微寒。
◇功效主治　补气、健脾、消
炎。辅助治疗腮腺炎、烫伤。

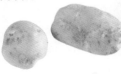

主要成分

　　马铃薯块茎含水分、淀粉、糖、纤维、氮物质、脂肪、灰分等。尚含龙葵碱，含量每千克从 20 毫克到数百毫克不等。

选购秘诀

　　个头中等偏大、形整均匀、质地坚硬、皮面光滑、皮不要过厚、没有损伤、糙皮、病虫害、热伤、冻伤、无蔫萎现象为佳。

药用价值

•促进消化　马铃薯能提供人体大量有特别保护作用的黏液蛋白。能保持消化道、呼吸道以及关节腔、浆膜腔的润滑。

•美容养颜　马铃薯同时又是一种碱性蔬菜，能中和人体新陈代谢后产生的酸性物质，起到维持人体内的酸碱平衡的作用，从而也进一步达到美容、抗衰老的效果。

• 排毒瘦身　马铃薯是低热能、高蛋白、含有多种维生素和微量元素的食品，是肥胖症患者理想的减肥食品。

储存要点

马铃薯性喜低温，适宜贮藏温度为 1 ~ 3℃。低于 0℃时，易冻坏；高于 5℃时，易发芽。

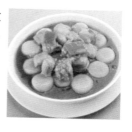

用法用量

马铃薯有多种吃法，烹、炒、烧、炖均宜。

使用禁忌

发芽的、变绿的马铃薯不能吃。

保健应用

◀马铃薯烧牛肉 |||

【原料】牛肉 500 克，马铃薯块 200 克，葱、姜、蒜、食盐、糖、胡椒粉、酱油、八角、料酒各适量。

【做法】牛肉切块过水，起油锅，下牛肉块翻炒至微黄，洒料酒，放葱、姜、蒜粒炒香；放盐、糖、胡椒粉、酱油、八角、水，焖煮大约 1 小时至肉烂。放入马铃薯块拌匀，再焖煮大约 10 分钟即可。

• 功效　用于气虚体弱、食欲不振。

豇豆——健脾、补肾的豆中上品

《本草纲目》："理中益气，补肾健胃，和五脏，调营卫，生精髓。止消渴，吐逆，泻痢，小便数，解鼠莽毒。"

◇别　名　姜豆、羊角、角豆、饭豆、腰豆、长豆。
◇来　源　为豆科一年生草本植物的果实。
◇主要产地　全国各地均产。
◇性　味　性平，味甘、咸。
◇功效主治　健脾利湿、补肾涩精、理中益气、补肾健胃、和五脏。辅助治疗呕吐、痢疾、尿频、还可解鼠虫之毒。

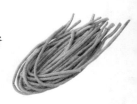

🌿 主要成分

豇豆中主要含蛋白质、脂肪、钙、磷、铁、锌、维生素 C、胡萝卜素、膳食纤维等成分。

📋 选购秘诀

以豆粒数量多、排列稠密的品质最优。

🌰 药用价值

• 强身健体　豇豆提供了易于消化的优质蛋白质及多种维生素、微量元素等，可补充机体的多种成分。
• 促进消化　豇豆所含的维生素 B_1 有维持正常的消化腺分泌和胃肠道蠕动的功能，抑制胆碱酯酶活性，可帮助消化，增进食欲。

• 增强免疫　豇豆中所含维生素 C 能促进抗体的合成，提高机体抗病毒的能力。

储存要点

置冰箱冷藏。

用法用量

长豇豆每餐 60 克，短豇豆每餐 30 克为宜。

使用禁忌

豇豆食多则性滞，因此气滞便结的人应慎食豇豆。

保健应用

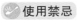

◀ 橄榄菜肉末豇豆 ▮▮▮

【原料】五花肉 1 块，豇豆、橄榄菜、蒜头、姜、料酒、盐、生抽、胡椒粉各适量。

【做法】把五花肉洗净，蒜头、姜切成碎末，豇豆切丁待用；点火，在锅里放油，待 5 成热的时候，下少许姜、蒜末煸炒一会，调大火先倒入肉末、适量料酒煸炒片刻，待炒出油后再把豇豆丁放进去以大火翻炒，2 分钟后放适量盐、胡椒粉、生抽爆炒一下，最后加入适量的橄榄菜炒匀、装盘即可。

• 功效　健脾利湿、补肾健胃。

菠菜——适宜电脑操作者食用

《本草纲目》中认为，食用菠菜可以"通血脉，开胸膈，下气调中，止渴润燥"。

◇别　　名　菠棱、波棱菜、赤根菜、波斯草、鹦鹉菜、鼠根菜、角菜。

◇来　　源　为藜科植物菠菜的带根全草。

◇主要产地　全国大部分地区均种植。

◇性　　味　性凉，味甘。

◇功效主治　养血、止血、敛阴、润燥。辅助治疗衄血、便血、坏血病、消渴止烦、大便涩滞。

主要成分

　　菠菜中含有蛋白质、脂肪、碳水化合物、钙、磷、铁、胡萝卜素、维生素 A、维生素 B_1、维生素 B_2、烟酸、维生素 C 等营养成分。因其维生素含量丰富，被誉为"维生素宝库"，糖尿、高血压、便秘者更宜食用。

选购秘诀

　　以根小色红、叶色深绿的为佳。

药用价值

• 补充营养　菠菜中含有丰富的维生素，能够预防口角炎、夜盲症等维生素缺乏症的发生。

• **延年益寿** 菠菜中含有大量的抗氧化剂，具有抗衰老、促进细胞增殖的作用，它能激活大脑功能，增强青春活力，对防治大脑的老化和老年痴呆症有突出作用。

储存要点

新鲜食用，或置于冰箱保鲜格中保存。

用法用量

炒食、煮汤、做馅、凉拌均宜，每餐 80 ~ 100 克。

使用禁忌

婴幼儿和缺钙、软骨病、肺结核、肾结石、腹泻者不宜食生菠菜。

保健应用

◀ **蘑菇炒菠菜**

【原料】菠菜 200 克，蘑菇 10 克，香油 3 克，蒜、姜丝、料酒、盐各适量。

【做法】菠菜洗净，蘑菇去根、洗净、剖两半，油放炒锅中烧至六成热，放入菠菜，翻炒至熟，放于盘中，原锅置火上，放蒜、葱花、姜丝、料酒及盐，加少量水煮开，放入蘑菇炒熟，倒入盘中菠菜上即可。

• **功效** 补铁健脾、养血清燥。

茼蒿菜——无公害的天然蔬菜

《得配本草》："利肠胃，通血脉，除隔中臭气。"

◇别　　名　同蒿、菊花菜、同蒿菜、蓬蒿菜、蒿菜。
◇来　　源　为菊科植物茼蒿的茎叶。
◇主要产地　全国大部分地区均栽培。
◇性　　味　味辛、甘，性平。
◇功效主治　平补肝肾、润肺消痰、养心清血、养脾胃、利肠胃、降血压、宁心安神、疏肝理气。辅助治疗肝热头晕目眩、睡眠不安、痰热咳嗽、脾胃不和、食欲不振、气胀食滞、口臭痰多等症。

🌿 主要成分

含有矿物质、维生素、胆碱、挥发油等，是一种高水分、低热能的蔬菜。

👉 选购秘诀

茎嫩，叶长而肥厚，全叶缘边呈羽状深裂，裂片呈倒披针形，叶缘锯齿状有深浅不等的缺刻。依叶的大小及缺刻的深浅又分大叶种及小叶种，前者叶片大而厚，缺刻度少而浅，食用品质好；后者叶小、缺刻多而深、叶薄、成熟稍早，吃起来味道有点儿苦。如果感觉过于苦时，最好别吃，以免对身体造成危害。

药用价值

• **强身健体** 茼蒿含有一种挥发性的精油以及胆碱等物质，因此具有开胃健脾、降压补脑等功效，常食茼蒿，对咳嗽痰多、脾胃不和、记忆力减退、习惯性便秘等均有疗效。

储存要点

贮存于低温、干燥处。

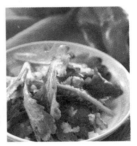

用法用量

一般做蔬菜煮食，每餐 50 ~ 100 克。

使用禁忌

茼蒿性滑利，故脾胃虚寒及腹泻患者不宜食用。

保健应用

◀ 茼蒿炒肉丝

【原料】茼蒿嫩茎叶 250 克，猪肉 100 克，料酒、精盐、味精、酱油、葱花、姜末各适量。

【做法】将茼蒿洗净、焯水，捞出后切段，猪肉洗净、切丝；将料酒、精盐、酱油、葱花、姜末、水淀粉放入碗内搅成芡汁，锅烧热，倒入植物油，再下肉丝，倒入芡汁，炒至肉丝熟而入味，再放茼蒿，出锅即成。

●功效 健脾滋阴、消肿解毒。

韭菜——有"助阳草"之称

◇别　　名　丰本、草钟乳、起阳草、懒人菜、长生韭、壮阳草、扁菜。
◇来　　源　为百合科植物韭的叶。
◇主要产地　全国大部分地区均种植。
◇性　　味　性温,味辛。
◇功效主治　温中、行气、散血、解毒。辅助治疗胸痹、噎膈、反胃、吐血、衄血、尿血、痢疾、糖尿病、痔漏、脱肛、创伤、肾虚等症。

主要成分

叶含硫化物、苷类和苦味质。

选购秘诀

以叶子无腐烂变质、掐之不老、闻之有香味者为佳。

药用价值

• 美容养颜　韭菜中的含硫化合物具有降血脂及扩张血脉的作用,适用于治疗心脑血管疾病和高血压病。此外,这种化合物还能使黑色素细胞内酪氨酸系统功能增加,从而改善皮肤毛囊的黑色素,消除皮肤白斑,并使头发乌黑发亮。

- 预防龋齿 韭菜中含有的膳食纤维较多，比较耐嚼，人进食时可以锻炼嚼肌，还可有效地预防龋齿的产生。
- 固肾养肾 韭菜含有性兴奋剂，能兴奋性器官，在药典上有"起阳草"之称，可与现代的"伟哥"相比美。
- 润肠通便 韭菜含有大量维生素和粗纤维，能增进胃肠蠕动，故韭菜叶被称为"洗肠草"。

储存要点

阴凉干燥处保存。

用法用量

炒食、做馅，也可作为调味品，每餐 50 克。

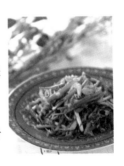

使用禁忌

阴虚内热及疮疡、目疾患者均忌食。

保健应用

◀ 韭菜粥

【原料】韭菜 250 克，陈粟米 100 克。

【做法】将韭菜拣洗干净，切成碎末，把陈粟米淘洗干净，放到砂锅里，加适量的水，大火煮沸后，用小火煮 30 分钟，等粟米熟烂后，添加韭菜碎末，拌匀，再用小火煨煮至沸即可。

• 功效 温中行气、助阳散寒。

番茄——综合维生素仓库

《陆川本草》："生津止渴,健胃消食。治口渴,食欲不振。"

◇别　　名　西红柿、番李子。
◇来　　源　为茄科植物番茄的新鲜果实。
◇主要产地　我国大部分地区均栽培。
◇性　　味　性寒,味甘、酸。
◇功效主治　清热生津、养阴
凉血、健胃消食。辅助治疗高
血压病、眼底出血、牙龈出血、
口舌生疮、食欲不振等症状。

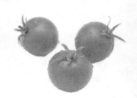

主要成分

　　番茄营养丰富,它几乎含有维生素的所有成分,被称作"维生素仓库",同时它还含有蛋白质、脂肪、铁、钙、磷等营养成分。

选购秘诀

　　选果实大而圆润、饱满、有弹性、果色红或黄且亮泽均匀者为佳。

药用价值

•和胃健脾　番茄所含的有机酸,能软化血管,促进钙、铁元素吸收,对肠道黏膜有收敛作用。

•利尿降压　所含黄酮类等物质有显著止血、降压、利尿和缓下的作用。

• 预防口腔炎　所含番茄碱能抑制某些对人体有害的真菌，可预防口腔炎等。

🗂 储存要点

未完全成熟的番茄，置于室温下，让它慢慢成熟，已成熟的放进冰箱中保存。

☕ 用法用量

生食、绞汁、煎煮皆可，每次 100 ～ 250 克。

✋ 使用禁忌

脾胃虚寒者不宜多服。

🍲 保健应用

◀ 番茄炖牛肉 🍴

【原料】山楂 15 克，番茄 100 克，牛肉 50 克，姜、葱、盐、绍酒、酱油、素油、生粉、鸡蛋各适量。

【做法】山楂洗净、去核切片，番茄洗净、切片，牛肉洗净、切片，姜切片，葱切段。把牛肉片、生粉、酱油、盐、绍酒同放碗内，加水许，打入鸡蛋拌匀，把炒锅置武火上烧热，加入素油，烧六成热时，下入姜、葱爆香，加入清水或上汤 600 毫升。用武火煮沸，下入山楂、牛肉片、番茄，煮 10 分钟即成。

• 功效　滋阴润燥，化食消积。

葱白——最常见的家庭药食

《本草纲目》：除风湿、身痛麻痹、虫积心痛，止大人阳脱，阴毒腹痛，小儿盘肠内钓，妇人妊娠溺血，通奶汁、散乳痈，利耳鸣，涂犬毒。

◇别　　名　葱茎白、葱白头。

◇来　　源　为百合科植物青葱近根部的白茎。

◇主要产地　全国各地均有种植，随时可以采收。也适合家中种植。

◇性　　味　性温，味辛。

◇功效主治　发汗解表、通阳解毒。辅助治疗伤寒、寒热头痛、阴寒腹痛、虫积内阻、二便不通、痢疾、痈肿、风寒感冒等症。

🌿 主要成分

鳞茎含挥发油，油中主要成分为蒜素；又含二烯丙基硫醚。叶鞘和鳞片细胞中有草酸钙结晶体。又含维生素 B_1、维生素 B_2、烟酸、适量的维生素 A、脂肪油和黏液质。脂肪油中含棕榈酸、硬脂酸、花生酸、油酸和亚油酸。

📖 选购秘诀

选购新鲜的为佳。

👍 药用价值

• 发汗解热　主要为发汗解热，另有利尿、健胃、祛痰作用。通常作为发汗的药剂，与淡豆豉或其他解表药合用，治疗感冒初起，发热、头痛、鼻塞且无汗的病例。

•增进食欲、止呕吐　葱白的主要成分挥发油含有大蒜素，还有维生素 C、维生素 B_1、维生素 B_2 等，能促进消化、增进食欲、止呕吐，以及治疗胃部胀满和胸膈不适。

储存要点

本品鲜用，可栽埋在泥土中，随用随取。

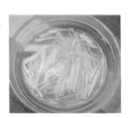

用法用量

煎服，2 ~ 8 枚。

使用禁忌

表虚多汗者忌服、风热感冒者勿服。

保健应用

◄葱白香菜粥

【原料】香菜 15 克，葱白 15 克，萝卜 100 克，姜 9 克，大米 50 克，白糖适量。

【做法】原材料入水清洗，萝卜切片、香菜切段、葱白切段、姜切块；后将其一同放入锅中，加适量清水，用文火煮成稀粥，熟时调入白糖即可。

•功效　解表散寒、疏风宣肺。

水芹——"厨房里的药物"

《本草推陈》:"治肝阳头痛,面红目赤,头重脚轻,步行飘摇等症。"

◇别　　名　楚葵、芹菜、水芹菜、野芹菜。
◇来　　源　为伞形科植物水芹的全草。
◇主要产地　河南、江苏、浙江、安徽、江西、湖北、湖南、四川、广东、广西、台湾等地。
◇性　　味　性凉,味甘、辛。
◇功效主治　清热利水。辅助治疗暴热烦渴、黄疸、水肿、淋病、带下、瘰疬等症。

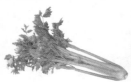

🌿 主要成分

芹菜含有蛋白质、脂肪、碳水化合物、维生素A、维生素B_1、维生素B_2、烟酸、维生素C、钙、磷、铁及粗纤维等营养成分。其中蛋白质含量比一般瓜果蔬菜高1倍,铁含量为番茄的20倍左右,芹菜中还含丰富的胡萝卜素和多种维生素。

📖 选购秘诀

挑选叶色鲜绿、茎干脆嫩的,叶子发黄的都是老芹菜。

🍃 药用价值

• 活血养血　芹菜含铁量较高,对缺铁性贫血患者来说是一种极佳的菜品。

• **防治痛风** 芹菜叶还有降血糖的作用，是中老年人的保健食品。经常吃芹菜，可以中和尿酸及体内的酸性物质，对防治痛风有较好效果。

• **减肥** 芹菜中含有粗纤维，不仅可以刺激胃肠蠕动，促进排便，还是一种减肥食品。

储存要点

冰箱冷藏。

用法用量

芹菜可炒、可拌、可熬、可煲。还可做成饮品。

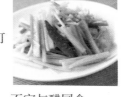

使用禁忌

脾胃虚弱、血压偏低者慎用。不宜与醋同食。

保健应用

◀ 芹菜炒干丝

【原料】芹菜250克，豆干300克，葱白、姜各适量。

【做法】芹菜洗净，切去根头，切段；豆干切细丝，葱切段，生姜拍松；炒锅置旺火上，倒入花生油，烧至七成热，下姜葱，煸过加精盐，倒入豆干丝再炒5分钟，加入芹菜一起翻炒，起锅即成。

• **功效** 降压、平肝、通便。

茭白——可改善肥胖症、高脂血症的水生蔬菜

《本草纲目－草部》："气味甘、冷、滑、无毒。主治：利五脏邪气，目赤，热毒风气，卒心痛，可醋、盐食之。"

◇别　　名　水笋、茭白笋、脚白笋、菰、菰菜。
◇来　　源　为禾本科植物菰的花茎经茭白黑粉的刺激而形成的纺锤形肥大的菌瘿。
◇主要产地　全国各地均产。
◇性　　味　性寒，味甘。
◇功效主治　清热除烦、止咳、通乳、利大小便、解酒毒、疗丹毒。辅助治疗热病烦渴、酒精中毒、二便不利、乳汁不通、高血压等。

主要成分

茭白含有丰富的蛋白质、脂肪、糖类、矿物质等，其中以磷的含量较多，也含有少量的钙和铁。

选购秘诀

选购茭白时，以根部以上部分显著膨大，掀开叶鞘一侧即略露茭肉的为佳。皮上如露出红色，则质地较老。茭白过嫩或发青变成灰色的，不能食用。

药用价值

• 润肤美容　茭白中含有的豆甾醇能清除体内活性氧，

抑制络氨酸活性，从而可以阻止黑色素生成，它还能软化皮肤表面的角质层，使皮肤润滑细腻。

•利尿解毒　茭白具有利尿、除烦渴、解热毒之功效。还可退黄疸，对黄疸型肝炎有一定的辅助疗效。

🖊 储存要点

冰箱冷藏。

☕ 用法用量

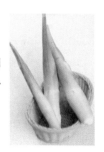

茭白的吃法很多，可凉拌，与肉类、蛋类同炒，还可做成水饺、包子、馄饨的馅料，或做成腌制品食用。

✋ 使用禁忌

茭白忌与蜂蜜一起食用。

📖 保健应用

◀ 开洋茭白 🍴

【原料】茭白1根，干虾米100克，姜末、葱花、酱油、白糖、香油、米醋、料酒、鸡精、盐、水淀粉各适量。

【做法】将茭白洗净、切块，干虾米水发、沥干；油烧5～6成热时放入茭白，炸至金黄色捞出，锅内留底油，煸炒泡好的虾米，加料酒、酱油、高汤、盐、鸡精、白糖、调味，大火烧开后放入茭白，勾芡，加入适量米醋、香油，撒上葱花出锅。

•功效　清热除烦、利尿解毒。

小白菜——富含维生素和矿物质的保健佳蔬

《滇南本草》："主消痰，止咳嗽，利小便，清肺热。"

◇别　　名　白菜、夏菘、江门白菜、油白菜。
◇来　　源　为十字花科植物青菜的幼株。
◇主要产地　全国大部分地区均有种植。
◇性　　味　性平，味甘。
◇功效主治　解热除烦、通利肠胃。
治肺热咳嗽、便秘、丹毒。

🌿 主要成分

小白菜每 100 克可食部含蛋白质
1.1 克，脂肪 0.1 克，碳水化合物 2 克，粗纤维 0.4 克，
灰分 0.8 克，钙 86 毫克，磷 27 毫克，铁 1.2 毫克，胡
萝卜素 1.03 毫克，硫胺素 0.03 毫克，核黄素 0.08 毫
克，烟酸 0.6 毫克，抗坏血酸 36 毫克。

📋 选购秘诀

不论何时买小白菜，都要挑小叶的，小叶的比大叶
的会更嫩、更鲜美。检查一下叶子是否新鲜翠绿，蔫黄
者不要买。不要挑选有小点的叶子，那是虫害的痕迹。

👋 药用价值

• 促进肠道蠕动　小白菜性平，味甘，具有清热除烦、
行气去瘀、通利胃肠的功效。经常食用，有通肠利胃、

促进肠道蠕动、保持大便通畅之功效。

•有助于荨麻疹的消退　它含有丰富的维生素 B$_1$，维生素 B$_6$、泛酸等，具有缓解精神紧张的功能。考试前多吃小白菜，有助于保持平静的心态。小白菜富含抗过敏的维生素 A、B 族维生素、维生素 C、钾、硒等，有助于荨麻疹的消退。

储存要点

冰箱冷藏。

用法用量

多为炒食或煮汤。每餐 70 克。

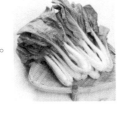

使用禁忌

气虚胃冷者不可多食。

保健应用

◀扒蟹黄小白菜▥

【原料】毛蟹黄肉 100 克，小白菜 300 克，葱、姜末、味精、湿淀粉、料酒、高汤、猪油、鸡油各适量

【做法】白菜心用凉水里拨透，切段，在盘内摆成四排，每排中间摆上一排蟹黄、蟹肉，猪油烧热，用葱、姜末烹锅，加上料酒、精盐、高汤，将白菜轻轻推入炒勺内，在慢火上扒至汤约有 100 克时，加上味精勾芡，淋上鸡油即成。

•功效　补气运脾、消食止渴。

竹笋——甘甜美味的"素食之王"

《本草拾遗》说它"利九窍,通血脉,化痰涎,消食胀",尤独善于清化热痰。

◇别　　名　竹芽、竹萌、竹胎、菜竹、笋子、竹肉、玉兰片。
◇来　　源　禾本科多年生植物的幼芽。
◇主要产地　毛笋多产于浙江、福建山区,青笋产于云贵山区。
◇性　　味　性微苦、寒,味甘。
◇功效主治　清热解毒、止咳消痰、开胃健脾。辅助治疗食积、水肿、便秘等症。

🌿 主要成分

竹笋含有丰富的植物蛋白、脂肪、糖类,还含有大量的胡萝卜素、维生素 B_1、维生素 B_2、维生素 C 和钙、磷、铁、镁等。在竹笋所含的蛋白质中,至少有 16 种氨基酸,其含量均比一般蔬菜高。

📋 选购秘诀

鉴别竹笋的品质,一要看根部,根部的"痣"要红;二要看节,节与节之间距离越近、笋越嫩;三要看壳,外壳色泽鲜黄或淡黄略带粉红、笋壳完整且饱满光洁者质量较好;四要手感饱满,肉色洁白如玉。

药用价值

• 抗癌作用 竹笋中含有抗癌作用的多糖类，并且镁和纤维的含量较高，可防止大肠癌、乳腺癌及肥胖症。

• 减肥 竹笋是低脂肪、低糖的菜品，本身可以吸附大量的油脂来增加味道，所以肥胖者多食用有益处。

储存要点

竹笋最好的保存方式就是水煮后去皮冰在冰箱里。但是装竹笋的密封容器内必须装水，每天更换一次干净的水，大约可保存一星期。

用法用量

鲜用或炒菜，每餐 200 ~ 500 克。

使用禁忌

上消化道出血、消化道溃疡、食道静脉曲张、尿路结石者忌食。

保健应用

◀ 清炒竹笋 ⑪

【原料】竹笋、植物油、食盐各适量。

【做法】竹笋切成薄片，放入开水中略煮片刻，捞起放入清水浸泡一段时间，沥干水分，再用植物油爆炒，加适量食盐调味食用。

• 功效 清热消痰。

香椿——健胃理气、润肤明目之良药

《本草纲目》："白秃不生发，取椿、桃、楸叶心捣汁，频之。"

◇别　　名　山椿、虎目树、虎眼、大眼桐。
◇来　　源　为楝科植物香椿春天生长的嫩芽、叶。
◇主要产地　全国大部分地区有种植。
◇性　　味　性凉，味苦。
◇功效主治　清热解毒、健胃理气、
润肤明目、杀虫。辅助治疗治疮疡、
脱发、目赤、肺热咳嗽等病症。

🌿 主要成分

每 100 克香椿中含蛋白质 9.8 克，钙 143 毫克，维生素 C115 毫克，磷 135 毫克，胡萝卜素 1.36 毫克，核黄素 1.50 毫克，铁 4.5 毫克，粗纤维 1.56 克。

📋 选购秘诀

以叶片完整、色正、鲜嫩、香味浓郁、无腐烂者为佳。

🌱 药用价值

• 提高机体免疫、润泽肌肤　香椿富含维生素 C，胡萝卜素等物质，有助于增强机体免疫功能，并有很好的润滑肌肤的作用，是保健美容的良好食品。

• 涩血、止痢、止崩　香椿能燥湿清热，收敛固涩，可用于久泻久痢，肠痔便血，崩漏带下等病症。

• 祛虫疗癣　香椿具有抗菌消炎，杀虫的作用。

• 抗衰老、滋阴壮阳　香椿中还含有性激素物质，有抗衰老和滋阴壮阳的作用，对不孕不育症有一定的疗效。

• 开胃健脾　香椿是时今名品，含香椿素等挥发性芳香族有机物，可健脾开胃，增加食欲。

储存要点

防水、忌晒，置于阴凉通风处。

用法用量

可炒食、腌制或生拌均可，每餐 30 ~ 50 克。

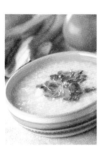

使用禁忌

有慢性疾病的患者宜少食或不食。

保健应用

◀ 香椿炒鸡蛋

【原料】香椿 250 克，鸡蛋 5 枚，调味料各适量。

【做法】将香椿洗净，下沸水稍焯，捞出切碎。鸡蛋磕入碗内搅匀。油锅烧热，倒入鸡蛋炒至成块，投入香椿炒匀，加入精盐，炒至鸡蛋熟而入味，即可出锅。

•功效　滋阴润燥、泽肤健美。

苦瓜 ——降火开胃的"君子菜"

《本草纲目》记载苦瓜有"去邪热、解劳乏、清心明目"的功效。

◇别　　名　锦荔枝、癞葡萄、红姑娘、凉瓜、癞瓜、红羊。

◇来　　源　为葫芦科植物苦瓜的果实。

◇主要产地　产于广西、广东、云南、福建等地。

◇性　　味　性寒，味苦。

◇功效主治　清暑消热、明目解毒。辅助治疗热病烦渴引饮、中暑、痢疾、赤眼疼痛、痈肿丹毒、恶疮等症。

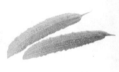

🌱 主要成分

果实含苦瓜苷，是 β–谷甾醇–β–D–葡萄糖苷和 5，25–豆甾二烯醇–3–葡萄糖苷的等分子混合物。苦瓜的维生素 C 含量也较丰富，每百克高达 84 毫克。此外尚有蛋白质、脂肪、糖类、钙、磷，以及胡萝卜素、B 族维生素等营养成分。

📖 选购秘诀

以青边、肉白、片薄、子少者为佳。

🍃 药用价值

• **降低血糖作用**　正常的以及患四氧嘧啶性糖尿病的家

兔灌服苦瓜浆汁后，可使血糖明显降低。

• 帮助消化　苦瓜中的苦味一部分来自它所含有的有机碱，不但能刺激人的味觉神经，使人增进食欲，还可加快胃肠运动，有助于消化。

• 消暑解热作用　苦瓜的营养成分中还具有一种独特的苦味成分——奎宁，能抵制过度的体温升高，起到消暑解热的作用。

• 保护机体　苦瓜具有预防坏血病、防止动脉粥样硬化、提高机体应激能力、保护心脏等作用。

储存要点
置于冰箱冷藏。

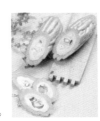

用法用量
可炒食、煮汤，每餐 80 克。

使用禁忌
脾胃虚寒者，食之令人吐泻腹痛。

保健应用

◀ 五味苦瓜

【原料】新鲜苦瓜 250 克，麻油、蒜蓉、香菜末、番茄酱、醋各适量。

【做法】把苦瓜洗净，去掉瓜瓤，切成薄片放在碗里，添加麻油、番茄酱、醋、蒜蓉拌匀，撒上香菜末即可。

• 功效　开胃消食、清暑美容。

莴苣——开通疏利、消积下气

◇别　　名　莴苣笋、青笋。
◇来　　源　茎用莴苣、莴苣笋、青笋的食用部分。
◇主要产地　原产我国华中或华北。
现在大部分地区均有种植。
◇性　　味　性凉，味甘、微苦。
◇功效主治　消积下气，清热利尿，
通乳。主治肠燥便秘产后乳汁不下或
小便不利而有热者。

主要成分

莴苣除含有蛋白质，脂肪，糖类，维生素 A，维生素 B₁、维生素 B₂、维生素 C、钙、磷、铁、钾、镁、硅外，还含有乳酸、甘露醇、苹果酸、莴苣素、天门冬碱等成分，可增进骨骼、毛发、皮肤的发育。

选购秘诀

茎部粗壮且叶子不发蔫者为佳。

药用价值

• 促进食欲　莴苣具有开通疏利、消积下气、利尿通乳、宽肠通便的作用。现代研究证实，莴苣能改善消化系统的功能，刺激消化液的分泌，促进食欲。并能改善肝脏功能，有助于抵御风湿性疾病和痛风。

• 促进排尿　莴苣含钾量较高，有利于促进排尿，减少对心房的压力，对高血压症和心脏病患者极为有益。

• 宽肠通便　莴苣含有大量植物纤维素，能促进肠壁蠕动，通利消化道，帮助大便排泄，可用于治疗各种便秘。

储存要点

置冰箱冷藏。

用法用量

凉拌、煎炒、熬汤。

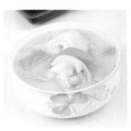

使用禁忌

莴苣性寒，产后妇女不宜多食。

保健应用

◀ 猪脚莴苣汤

【原料】猪脚半只、莴苣 1～2 根。

【做法】莴苣切块，猪脚洗净、去毛、入砂锅，放入适量黄酒腌 30 分钟左右，加冷水以大火煮开，放入生姜 2～3 片，煮 5 分钟后，放入莴苣块，煮开后，改用小火焖煮至猪脚熟烂后，放调味品即可食用，味道鲜美。

• 功效　补血、通经脉、利五脏、解热毒、利尿。

四季豆 ——适合心脏病、动脉硬化患者食用

《本草纲目》"止泄泻,消暑,暖脾胃,除湿热,止消渴。"

◇别　　名　菜豆、架豆、芸豆、玉豆、去豆。
◇来　　源　蝶形花科菜豆属。
◇主要产地　全国大部分地区均种植。
◇性　　味　性平,味甘。
◇功效主治　温中下气、利肠胃、止
呃逆。辅助治疗缺铁性贫血。

🌿 主要成分

　　每 100 克四季豆含蛋白质 23.1 克,脂肪 1.3 克,碳水化合物 56.9 克,钙 76 毫克及丰富的 B 族维生素,同时它还含丰富的维生素 C。从所含营养成分看,四季豆的蛋白质含量高于鸡肉,钙含量是鸡肉的 7 倍多,B 族维生素也高于鸡肉。

👆 选购秘诀

　　选购四季豆时,应挑选豆荚饱满、肥硕多汁、折断无老筋、色泽嫩绿、表皮光洁无虫痕,具有弹力者。

🍃 药用价值

•滋补身心　四季豆可作为粮豆配合开发新营养主食品种的原料。它的药用价值也很高,我国古医籍记载,四季豆味甘,性平,具有温中下气、利肠胃、止呃逆、

益肾补元气等功用，是一种滋补食疗佳品。

• **抑制作用** 四季豆含有丰富的皂苷、尿毒酶和多种球蛋白等独特成分，具有提高人体血身的免疫能力，增强抗病能力，激活淋巴 T 细胞，促进脱氧核糖核酸的合成等功能，对肿瘤细胞的发展有抑制作用，因而受到医学界的重视。其所含量尿素酶应用于肝昏迷患者效果很好。

• **养血补血** 四季豆中含有丰富的维生素 C 和铁，经常食用对缺铁性贫血者有益。

🔲 储存要点

置于低温下保存。

☕ 用法用量

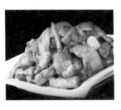

无论单独清炒，还是和肉类同炖，抑或是焯熟凉拌，都很符合人们的口味。每餐 40 ~ 60 克。

✋ 使用禁忌

消化功能不良、慢性消化道疾病患者应尽量少食。

📁 保健应用

◀ 四季豆健康汤 ▷

【原料】 红枣 15 粒，黑木耳 2 朵，四季豆 6 条，水 4 碗。

【做法】 红枣去核，木耳浸软、切粗条，四季豆切段，将材料洗净放入煲内用慢火煲 30 分钟后，加盐即可。

• **功效** 补血强身。

刀豆——温中下气、益肾补元

《本草纲目》："温中下气，利肠胃，止呃逆，益肾补元。"

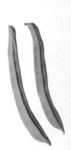

◇别　　名　刀豆子、大刀豆、刀鞘豆、刀巴豆、马刀豆、刀培豆。

◇来　　源　为豆科植物刀豆的种子。

◇主要产地　主产于江苏、湖北、安徽。此外，四川、广西等地亦产。

◇性　　味　性温，味甘。

◇功效主治　温中下气、益肾补元。辅助治疗虚寒呃逆、腹胀、肾虚腰痛、痰喘等症。

🌿 主要成分

　　刀豆的主要成分是蛋白质和粗纤维，还含有氨基酸、维生素及钙、铁等。

📋 选购秘诀

　　以个大、饱满、色鲜艳、干燥者为佳。

🍃 药用价值

• 维持人体正常新陈代谢的功能　刀豆所含的成分具有维持人体正常新陈代谢的功能，可以增强人体内多种酶的活性，并能增强大脑皮质的功能，使人神志清楚、精力充沛。

• **补气益肾** 刀豆具有补气益肾、健脾散寒、温中下气的功效，可辅助治疗呕吐、痰喘、腹痛、肾虚腰痛等症。

• **强身健体** 刀豆所含的刀豆赤霉素和刀豆雪球凝集素，能刺激淋巴细胞转变成淋巴母细胞，具有抗肿瘤作用。刀豆与牛羊肉同煮，有补肾壮阳之功效。

📝 储存要点

置于冰箱冷藏。

☕ 用法用量

荤素炒食、炖煮均可。

✋ 使用禁忌

胃热盛者慎服。

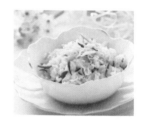

📂 保健应用

◀ 蔬菜饭 〟

【原料】胡萝卜50克，熟鲫仔鱼100克，刀豆20克，海藻干1/2匙，白米1小杯。

【做法】胡萝卜洗净、削皮、切丝，海藻清水冲过，一起倒进淘净的白米中，加入1.5杯水，移入电锅内煮熟后，续焖5分钟。刀豆洗净、切丝，和鲫仔鱼一起倒入热水中烫，熟后捞起沥干、和饭拌匀即可食用。

• 功效 温中下气。

豌豆——和中下气、通利小便

《本草纲目》里记载，豌豆具有"祛除面部黑斑、令面部有光泽"的功效。

◇别　　名　寒豆、毕豆、雪豆。
◇来　　源　为豆科一年或二年草本植物的种子。
◇主要产地　全国各地均产。
◇性　　味　性平，味甘。
◇功效主治　和中下气、利小便、
解疮毒。辅助治疗脚气、痈肿等症。

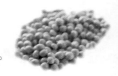

🌿 主要成分

豌豆营养丰富，籽粒含蛋白质 20%～24%，碳水化合物 50% 以上，还含有脂肪、多种维生素。每 100 克籽粒中含有胡萝卜素 0.04 毫克，维生素 B_1 1.02 毫克，维生素 B_2 0.12 毫克。

📋 选购秘诀

选择果粒饱满，表面无腐烂变质者为佳。

🍃 药用价值

• 益脾和胃　传统医学认为，豌豆性平，味甘，能益脾和胃、生津止渴、止泻通乳、利小便。
• 降低胆固醇　豌豆富含的纤维素可预防结肠和直肠癌，并降低胆固醇。

•美容 新鲜豌豆苗富含胡萝卜素、维生素 C，能使皮肤柔腻润泽，并能抑制黑色素的形成，有美容功效。

储存要点

置通风干燥处，防霉、防潮、防蛀。

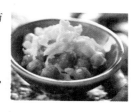

用法用量

豌豆粒有很好的煮软性，可以煲汤煮饭。每餐 50 克。

使用禁忌

消化不良者不宜大量食用。豌豆粒多食会产生腹胀、易产气，慢性胰腺炎患者忌食。糖尿病患者慎食。

保健应用

◀ 糖醋酥豌豆 ▶

【原料】豌豆粒 500 克，红辣椒、葱花、蒜蓉各 5 克，醋、麻油、植物油、精盐、白糖各适量。

【做法】豌豆粒用水泡发 2 小时后洗净，在豌豆粒上切一刀；葱花、蒜蓉放入碗中，浇麻油；红辣椒剁成末；锅上火，油烧热，下豌豆炸酥，捞出控油，装盘；把葱花、蒜蓉、辣椒末、精盐、白糖、醋兑成汁，淋在豌豆上拌匀。

•功效 健脾开胃、祛瘀解毒。

空心菜——糖尿病患者的保健佳蔬

《陆川本草》认为空心菜"治肠胃热，大便结"。

◇别　　名　　瓮菜、空筒菜、藤藤菜、无心菜、水蕹菜。
◇来　　源　　为旋花科植物蕹菜的茎、叶。
◇主要产地　　我国长江流域，南至广东均有。
◇性　　味　　性寒，味甘。
◇功效主治　　清热凉血、利尿除湿。辅助治疗鼻衄、便秘、淋浊、便血、痔疮等症。

🌱 主要成分

　　主要含有蛋白质、脂肪、糖类、矿物质、维生素和丰富的植物纤维。其所含有的蛋白质是西红柿的8倍，钙的含量是西红柿的12倍，胡萝卜素的含量也较多，各种维生素的含量也比大白菜多。

📖 选购秘诀

　　蔬菜市场上的空心菜有青梗和白梗两种。6～9月是空心菜的最佳消费期。青梗上市较早，但吃时较老。白梗上市虽迟，但吃时较嫩。

🍃 药用价值

• 降低血糖　空心菜含有的果胶能使体内的有毒物质加速排泄，木质素能提高巨噬细胞吞食细菌的活力。紫色空心菜中的胰岛素对糖尿病患者有降低血糖的作用。

• 健美皮肤 空心菜的叶绿素有"绿色精灵"之称，可洁齿防龋除口臭、健美皮肤，堪称美容佳品。具有促进肠蠕动、预防血管硬化的作用。菜汁对金黄色葡萄球菌、链球菌等有抑制作用，可预防感染。因此，夏季常吃，可消暑解热、凉血止血、排毒养颜、防治痢疾。

储存要点

冰箱冷藏。

用法用量

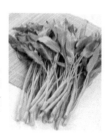

空心菜可调汤、凉拌、煮面。其烹调时不与任何菜肴争味，同肉类配炒烹饪，仍保持肉类特色，滋味鲜美。

使用禁忌

体质虚寒者勿多服。

保健应用

◀ 清炒空心菜

【原料】空心菜 700 克，葱、蒜末各 15 克，精盐 5 克，味精 2 克，芝麻油 5 克，花生油 25 克。

【做法】将空心菜择洗干净，沥干水分。炒锅置旺火上，加花生油烧至七成热时，炒葱、蒜，下空心菜炒至刚断生，加盐、味精翻炒，淋芝麻油，装盘即成。

• 功效 利尿、清热、凉血。

丝瓜——全身都可入药的保健佳蔬

《陆川本草》："生津止渴，解暑除烦。"

◇别　　名　天丝瓜、布瓜、天吊瓜、絮瓜、砌瓜。
◇来　　源　为葫芦科植物丝瓜或粤丝瓜的鲜嫩果实；
或霜后干枯的老熟果实（天骷髅）。
◇主要产地　全国各地均产。
◇性　　味　性凉，味甘。
◇功效主治　清热化痰、凉血解
毒。辅助治疗热病身热烦渴、痰喘咳嗽、肠风痔漏、崩带、
血淋、疔疮、乳汁不通等症。

主要成分

丝瓜的果实含有丰富的皂苷、丝瓜苦味、质多黏
液与瓜氨酸。子苗含葫芦素。丝瓜的汁液含皂苷、黏
液、木聚糖、蛋白质、维生素等。同时，粤丝瓜全植
物有杀昆虫作用。

选购秘诀

丝瓜选嫩的为好，幼嫩的丝瓜具弹性，棱边也较
软，以外形稍细者为上品。

药用价值

• 强身健体　丝瓜络常用于辅助治疗气血阻滞的胸肋疼
痛、乳痛肿等症；丝瓜藤常用于通筋活络、祛痰镇咳。

丝瓜藤茎的汁液具有美容去皱的特殊功能，丝瓜粒则可用于治疗月经不调、腰痛不止、食积黄疸等病症；丝瓜皮主治疮、疖。丝瓜花清热解毒；丝瓜叶内服清暑解热，外用消炎杀菌，治痱毒痈疮。

储存要点

冰箱冷藏。

用法用量

丝瓜可凉拌炒食、烧食、做汤食或取汁用以食疗。

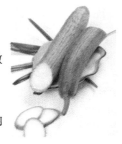

使用禁忌

慢性支气管炎患者及体虚内寒者不易食用。

保健应用

◀肉片丝瓜汤▶

【原料】猪肉150克，丝瓜300克，鸡蛋1个，水发黑木耳30克，葱花、精盐、味精、淀粉、麻油各适量。

【做法】猪肉洗净，切片，加入精盐、鸡蛋液、淀粉、拌匀；刮净丝瓜皮，切块，黑木耳洗净；炒锅放在中火上，放入麻油；等油热，加入丝瓜、水、猪肉片，烧开后撇掉浮沫，加入味精、葱花、黑木耳、精盐，烧沸后装碗即可。

•功效 祛暑清心、通络下乳。

冬瓜——含水量最高的蔬菜

◇别　　名　白瓜、水芝、地芝。
◇来　　源　为葫芦科植物冬瓜的果实。
◇主要产地　全国各地均产。
◇性　　味　性凉，味甘、淡。
◇功效主治　利水、消痰、清热、

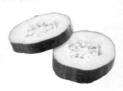

解毒。辅助治疗水肿、胀满、脚气等症。

🌿 主要成分

每100克含蛋白质0.4克，碳水化合物2.4克，灰分1.1克，钙19毫克，磷12毫克，铁0.3毫克，胡萝卜素0.04毫克，维生素C16毫克，硫胺素0.01毫克，钾135毫克。钠9.5毫克。此外，还有维生素B_2，烟酸，丙醇二酸等。

📋 选购秘诀

选购以黑皮冬瓜为佳。这种冬瓜果形如炮弹（长棒形），选瓜条匀称、无热斑（日光的伤斑）的买。

🍃 药用价值

•消水肿、降血压　冬瓜含维生素C较多，且钾盐含量高、钠盐含量低，适宜高血压、肾病、水肿病等患者食之，可达到消肿而不伤正气的作用。

• 美容食品　常吃冬瓜，皮肤不长粉刺、不生疔疮。

• 夏日解暑菜肴　冬瓜性寒味甘、清热生津、解暑除烦，在夏日服食尤为适宜。

储存要点

　　低温下保存。

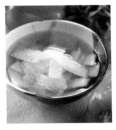

用法用量

　　冬瓜可煮食、炖食、炒食。每次 60 克。

使用禁忌

　　热者食之佳，冷者食之瘦人。

保健应用

◀ 菠菜冬瓜汤 ▮▮▮

【原料】菠菜 200 克，冬瓜 300 克，熟羊肉 30 克，葱、姜、酱油、味精、香油、盐、湿淀粉、鲜汤各适量。

【做法】菠菜洗净，切段；冬瓜去皮，切块；羊肉切片，葱切段，姜切片；将锅烧热，加入香油，油热后放羊肉片煸炒，再加入葱段、姜片、菠菜、冬瓜块翻炒，加入鲜汤滚沸 10 分钟，加入酱油、盐、味精、湿淀粉搅匀，沸后即可起锅食用。

• 功效　益气消肿。

芦笋——风靡全球的降血糖蔬菜

《本草纲目》："解诸肉毒。"

◇别　　名　芦尖。
◇来　　源　为禾本科植物芦苇的嫩苗。
◇主要产地　福建、河南、陕西、安徽、
四川、天津等地。
◇性　　味　性寒，味甘。
◇功效主治　清热解毒。辅助治疗热病
口渴、淋病、小便不利等症。

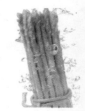

主要成分

芦笋的营养价值最高，每 1000 克鲜芦笋中含蛋白质 25 克，脂肪 2 克，碳水化合物 50 克，粗纤维 7 克，钙 220 毫克，磷 620 毫克，钠 20 毫克，镁 200 毫克，钾 2.78 克，铁 10 毫克，铜 0.4 毫克，维生素 A 900 毫克，维生素 C 330 毫克，B 族维生素 1.8 毫克，维生素 B_2 0.2 毫克，烟酸 15 毫克，泛酸 6.2 毫克，维生素 B_6 1.5 毫克，叶酸 1.09 毫克，生物素 17 微克，可放出热量 109.2 千焦耳。

选购秘诀

选购芦笋，以形状正直、笋尖花苞紧密、没有水伤腐臭味、表皮鲜亮不萎缩、细嫩粗大、基部未老化为佳。

🍵 药用价值

• **强身健体** 芦笋中含有的蛋白质、碳水化合物、多种维生素和微量元素的质量高于普通蔬菜。经常食用对各种疾病如心脏病、高血压病、心动过速、疲劳、水肿、膀胱炎排尿困难等病症有一定的帮助。

• **清凉降火** 芦笋性寒、味甘，有清热利小便的功效，夏季食用有清凉降火的作用，能消暑止渴。

💾 储存要点

芦笋用报纸包好，置于冰箱保存，可维持 2 ~ 3 天。

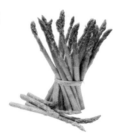

☕ 用法用量

炒食即可，每天 100 克。

✋ 使用禁忌

痛风和糖尿病患者不宜多食。

🗂 保健应用

◀ 蔬菜蛋黄布丁 ▪▪▪

【原料】花椰菜 50 克，芦笋 50 克，白粥 1/2 碗，蛋黄 2 个。

【做法】花椰菜和芦笋用水煮熟，然后用研钵捣成泥状；白粥、蛋黄、蔬菜泥拌匀，放入容器中，用中大火蒸约 10 分钟至熟即可。

• **功效** 辛凉解表。

黄花菜——美味的"健脑菜"

《本草求真》中载"萱草味甘、而微凉，能去湿利水，除湿通淋，止渴消烦，开胸宽膈，令人平气和无忧郁"

◇别　　名　条参、绿葱根、金针菜、野皮菜、真金花、鸡脚参、萱草。
◇来　　源　为百合科植物摺叶萱草的根。
◇主要产地　全国大部分地区均种植。
◇性　　味　性平，味甘。
◇功效主治　养血平肝、利尿消肿。辅治头晕、耳鸣、心悸、腰痛、吐血、衄血、便血、水肿、淋病、咽痛、乳痈。

主要成分

黄花菜味鲜质嫩、营养丰富，含有丰富的花粉、糖、蛋白质、钙、脂肪、胡萝卜素、氨基酸、维生素 C 等人体所必需的养分，其所含的胡萝卜素甚至超过西红柿的几倍。

选购秘诀

以色泽浅黄或金黄、质地新鲜无杂物、条身均匀、粗壮者为佳。

药用价值

• 降低胆固醇　具有显著降低动物血清胆固醇的作用。

人们知道，胆固醇的增高是导致中老年疾病和机体衰退的重要因素之一，能够抗衰老而味道鲜美、营养丰富的蔬菜并不多，而黄花菜恰恰具备了这些特点。

• *润肤美容* 常吃黄花菜还能滋润皮肤，增强皮肤的韧性和弹力，可使皮肤细嫩饱满、润滑柔软，皱纹减少、色斑消退、增添美丽。

储存要点

经常被制成干品保存。

用法用量

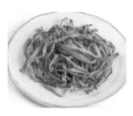

可炒食，也可煎汤食用。每餐 80 克。

使用禁忌

疮疡损伤、胃肠不和的人，以少吃为好；平素痰多，尤其是哮喘病者，不宜食用。

保健应用

◀ **黄花菜粥**

【原料】鲜黄花菜 50 克（干品 20 克），粳米 50 克，食盐适量。

【做法】将鲜黄花菜用开水焯过，清水浸泡后加水适量煎煮，随后将泡过的粳米加入，煮成稠粥。

• **功效** 清热、消肿、利尿、养血、平肝。

黄瓜——大众公认的减肥美容菜

《本草求真》："气味甘寒，能清热利水。"

◇别　　名　胡瓜、王瓜、刺瓜。
◇来　　源　为葫芦科植物黄瓜的果实。
◇主要产地　全国各地均产。
◇性　　味　性凉，味甘。
◇功效主治　清热止渴、利水
消肿、清火解毒。辅治热病烦
渴、咽喉肿痛、小便不利、水
肿、湿热泻痢、火眼等。

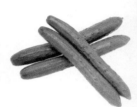

🌿 主要成分

黄瓜含的水分极高，它清脆可口、鲜嫩宜人、营养丰富，富含蛋白质，钙，磷，铁，钾，胡萝卜素，维生素 B_2，维生素 C，维生素 E 及烟酸等营养素。

📋 选购秘诀

新鲜的小黄瓜有疣状突起，用手去搓会有刺痛感就是新鲜货。

🍃 药用价值

• 营养丰富　黄瓜含有可抑制糖类转化成脂肪的物质。有肥胖倾向的人，最好吃些黄瓜，这样可抑制糖类的转化和脂肪的积累，达到减肥的目的。

•清理肠胃　黄瓜所含的钾盐十分丰富，具有加速血液新陈代谢、排泄体内多余盐分的作用，因此肾炎、膀胱炎患者可多吃。

•润肤去皱　用鲜黄瓜汁涂搽皮肤，有惊人的润肤去皱美容效果。

储存要点

先将小黄瓜外表水分擦干，放入密封保鲜袋中，袋口封好后冷藏即可。

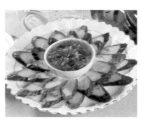

用法用量

黄瓜可以炒食、鲜食等，每餐 200 克。

使用禁忌

患疮疥、脚气和有虚肿者食之易加重病情。

保健应用

◀大蒜拌黄瓜▶

【原料】大蒜 20 克，黄瓜 200 克，盐 3 克，葱 10 克，醋 10 克，白糖 3 克，芝麻油 5 毫升。

【做法】将黄瓜洗净、去皮，切成丝。葱洗净，切成长段；蒜去皮、切片。将黄瓜丝放入大碗中，加盐、葱、醋、大蒜、芝麻油拌匀即成。

•功效　清热解毒、利尿降压。

胡萝卜——有"小人参"之美誉

《日用本草》:"宽中下气,散胃中邪滞。"

◇别　　名　结球白菜、黄芽菜、菘、黄矮菜。
◇来　　源　为伞形科植物胡萝卜的根。
◇主要产地　全国各地均产。
◇性　　味　性平,味甘。

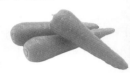

◇功效主治　健脾、化滞。治
消化不良、久痢、咳嗽。

🌿 主要成分

　　根含 α-胡萝卜素, β-胡萝卜素, γ-胡萝卜素和 ε-胡萝卜素、番茄烃、六氢番茄烃等多种类胡萝卜素;另含有维生素 B_1、维生素 B_2 和花色素。还含糖、脂肪油、挥发油、伞形花内酯等。根中挥发油的含量随生长而减少,胡萝卜素含量则随生长而增多。

📖 选购秘诀

　　以不过度粗肥且色浓形佳、表皮光滑者为上。

🍂 药用价值

• 补肝明目　胡萝卜中所含的胡萝卜素,在人体内可迅速转化成维生素 A,其有补肝明目作用,可治疗夜盲症。

• 促进发育　同时胡萝卜中的维生素 A 是骨骼正常生长

发育的必需物质，有助于细胞增殖与生长，是机体生长的要素，对促进婴幼儿的生长发育具有重要意义。

•提高机体免疫机制　胡萝卜有健脾化滞、润燥明目、降压强心、抗炎、抗过敏之功效，可治消化不良、久痢、咳嗽、夜盲症。胡萝卜中的本质素也能提高机体免疫机制，间接消灭癌细胞。

🔖 储存要点

冰箱冷藏。

☕ 用法用量

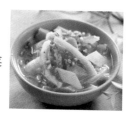

内服：煎汤、生食、炒菜或捣汁。

外用：捣汁涂。

✋ 使用禁忌

吃胡萝卜时不要喝酒，因为当类胡萝卜素的浓度很高时，碰上酒精就会和自由基结合，使类胡萝卜素由抗氧化剂转变成会攻击正常细胞的促氧化剂。

📁 保健应用

◀ 大米胡萝卜粥 ⫶

【原料】胡萝卜约250克，大米50克。

【做法】将胡萝卜洗净、切片，大米淘洗干净，两者放入锅中一起共煮为粥。

•功效　宽中下气、消积导滞。

洋葱——糖尿病患者之良友

《本草纲目》记载胡葱"生则辛平，熟则甘温。"（注：胡葱即洋葱）

◇别　　名　玉葱、葱头。
◇来　　源　为百合科植物洋葱的鳞茎。
◇主要产地　全国各地均栽培。
◇性　　味　性辛，味温。
◇功效主治　杀虫除湿、温中消
食、化肉消谷、提神健体、降血压、
消血脂，主治腹中冷痛、宿食不
消、高血压、高血脂、糖尿病等。

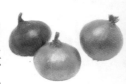

🌿 主要成分

洋葱营养成分丰富，新鲜洋葱每 100 克中约含水分 88 克，蛋白质 1.1 克，碳水化合物 8.1 克，粗纤维 0.9 克，脂肪 0.2 克，灰分 0.5 克，胡萝卜素 0.02 毫克，维生素 B_1 0.03 毫克，维生素 B_2 0.02 毫克，维生素 C 8 毫克，维生素 E 0.14 毫克，钾 147 毫克，钠 4.4 毫克，钙 40 毫克及硒、锌、铜、铁、镁等。

🛒 选购秘诀

以球体完整、没有裂开或损伤者为佳。

🌿 药用价值

• 保护作用　洋葱中含有的前列腺素 A 是一种较强的血

管扩张剂，可以降低人体外周血管和心脏冠状动脉的阻力，对抗体内儿茶酚胺等升压物质，并能促进引起血压升高的钠盐等物质的排泄。

· *利尿作用*　洋葱不仅可对心血管疾患多发的中老年人有保健作用，还可用于预防和治疗糖尿病及肾性水肿。

储存要点

将网兜或废旧的尼龙袜洗净晾干，把洋葱装入其中，用绳扎紧口，吊于阴暗、通风处，可防潮、防腐。

用法用量

内服：生食或烹食,30 ~ 60 克。
外用：捣敷或捣汁涂。

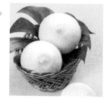

使用禁忌

发热、眼病或热病后不宜食用。

保健应用

◀ **素炒洋葱丝**

【原料】洋葱300 克，香醋、精盐、味精、植物油、酱油皆适量。

【做法】把洋葱洗净，切成细丝，锅放在火上，放入植物油用大火烧至八成热，倒入洋葱丝翻炒，添加酱油、醋、精盐、味精等调料，拌炒均匀即可。

· **功效**　调节血脂。

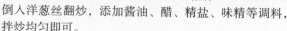

茄子——心血管疾病患者的佳蔬

《滇南本草》记载，茄子能散血、消肿、宽肠。

◇别　　名　落苏、昆仑瓜、草鳖甲、酪酥、吊菜子。
◇来　　源　为茄科植物茄的果实。
◇主要产地　全国各地均栽培。
◇性　　味　性凉，味甘。
◇功效主治　清热活血、止痛消肿。治肠
风下血、热毒疮痈、皮肤溃疡。

主要成分

茄子的营养成分比较全面，含有蛋白质、脂肪、钙、磷、铁、胡萝卜素、维生素 B_1、维生素 B_2、烟酸、维生素 P、维生素 E，并含有多种生物碱等营养成分。茄子在蔬菜中营养素含量中等，但茄子含有大量的维生素 P，维生素 P 含量最多的部位是紫色表皮和果肉的结合处，因此茄子以紫色品种为上品。

选购秘诀

手握有黏滞感、外观亮泽者为佳。

药用价值

•清热解暑　茄子属于寒冷性质的食物，所以夏天食用，有助于清热解暑，对于容易长痱子、生疮疔的人，尤为适宜。

• 散血止痛　茄子具有散血、止痛、利尿、宽肠之功效。所以，大便干结、痔疮出血以及患湿热的人，应多吃些茄子。

储存要点

新鲜食用，或放于冰箱保鲜。

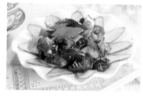

用法用量

炒食即可，每餐 85 克。

使用禁忌

体质虚冷之人不宜多食。

保健应用

◀ 麻油拌茄泥 ▮▮▮

【原料】茄子 350 克，麻油、芝麻酱、精盐、香菜、韭菜、蒜泥各适量。

【做法】把茄子去掉蒂托，去皮，切成 0.3 厘米厚的片，放在碗里，上笼蒸 25 分钟，出笼后稍放凉。把蒸过的茄子去掉水，添加麻油、韭菜、蒜泥、精盐、芝麻酱、香菜，拌匀即可。

● 功效　清热活血、止痛消肿。

香菇——芳香美味的"食用菌类皇后"

《本草纲目》中记载香菇"益气，治风破病。"

◇别　　名　香菌、冬菇、香蕈、合蕈、台菌等。
◇来　　源　侧耳科植物香蕈的子实体。
◇主要产地　主产于浙江、福建、江西、安徽、广西、广东等地。
◇性　　味　性平、凉，味甘。
◇功效主治　扶正补虚、健脾开胃。对脾胃虚弱、食欲不振、吐泻乏力等症均适宜。

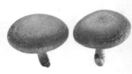

🦉 主要成分

　　香菇高蛋白、低脂肪、多糖。含有多种氨基酸和多种维生素，同时富含谷氨酸及一般食品中罕见的伞菌氨酸、蘑酸及鹅氨酸等。

👉 选购秘诀

　　选购香菇一般以花菇质量最优，呈半球形状，菇边缘往里卷，呈霜白色或茶色，肉质肥厚、香气宜人者最佳。

👐 药用价值

• 促进发芽　香菇含有丰富的维生素 D，能促进钙、磷的消化吸收，有助于骨骼和牙齿的发育。
• 滋养皮肤　香菇中所含微量元素及丰富的维生素是美

容养颜、护发养发的好原料。还能促进血液循环，抑制黑色素，滋养皮肤。

🥢 储存要点

可放入冰箱保鲜格中保存，但时间不宜过长。

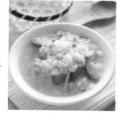

☕ 用法用量

香菇炒食、做汤均可。每餐4 ~ 8朵。

✋ 使用禁忌

香菇为发物，性腻滞，中寒有滞者，或是痤疮、产后、病后应慎食。

📂 保健应用

◀ 香菇鱿鱼汤

【原料】香菇50克，鱿鱼100克，虾仁、肉末各20克，冬笋片30克，精盐、白糖、黄酒、胡椒粉、味精、猪油、湿淀粉、葱末、麻油各适量。

【做法】鱿鱼洗净切块，煮熟。香菇洗净、切片；炒锅上火，放入猪油、葱末、肉末、冬笋片、香菇片煸炒，再加虾仁、黄酒、精盐、白糖搅拌均匀，煮开后放入鱿鱼片，最后用淀粉勾芡，加入味精、胡椒粉，淋上麻油即成。

● 功效 安心宁神、补血养血。

平菇——抵抗癌症的美味菌类

《新华本草纲要》："有舒筋活络、追风散寒等功效。多用于滋补品。"

◇别　　名　　侧耳、耳菇、天花菜、瓶菇。
◇来　　源　　侧耳植物子实体。
◇主要产地　　全国各地均有培植。
◇性　　味　　性微温，味甘。
◇功效主治　　具有滋阴养性、补脾益
胃、祛风散寒、缓和拘挛、舒筋活络、
降低胆固醇和防止血管硬化之功效。

🌸 主要成分

　　平菇含蛋白质、脂肪、糖类、维生素、粗纤维、甘露醇、山梨醇、钙、磷、铁，还含有 18 种氨基酸，包括人体必需氨基酸。

📄 选购秘诀

　　宜选择水分少、外形整齐完整、颜色正常、质地嫩脆而肥厚、气味纯正、菌伞的边缘向内卷曲的平菇。

👍 药用价值

• 提高人体免疫功能　近代医学研究证明，平菇所含有的抗肿瘤细胞的多糖体，对肿瘤细胞有很强的抑制作用，且具有提高人体免疫功能的特性。

• 增强体质　平菇含有多种可以改善人体新陈代谢、增强体质、调节自主神经功能等作用的养分及菌糖、甘露醇糖、激素等，因此可作为体弱病人的营养品。

• 舒筋活血　具有追风散寒、舒筋活络的功效，可辅治腰腿疼痛、手足麻木、经络不适等症。

🖊 储存要点

置于冰箱保鲜格中保存为好，但时间不宜过长，以免腐烂。

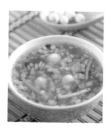

☕ 用法用量

平菇主要以烹炒、炖汤为宜，也可晒干泡发食用。每餐 100 克。

🥄 使用禁忌

平菇种类繁多，若误食与平菇形似的毒菇，则极易引起中毒。

📁 保健应用

◀ 平菇豆腐

【原料】豆腐 300 克，平菇 200 克，葱白段、精盐、白糖、虾、酱油、水淀粉、鲜汤、植物油、香油各适量。

【做法】豆腐切块；平菇去根、切块；炒锅上火，将豆腐煎至金黄盛出，原锅留油，入葱白段、虾炒香，放入豆腐、鲜汤烧沸后放入平菇、酱油、精盐、白糖，用小火焖，再转旺火收汁勾芡，淋上香油即成。

• 功效　补益脾胃。

金针菇——菌类中的蛋白质库

《本草求真》记载金针菇"能益胃助食。"

◇别　　名　　构菌、朴菇、冬菇。
◇来　　源　　属伞菌目口蘑科金针菇属。
◇主要产地　　全国各地均有。
◇性　　味　　性寒，味甘、咸。

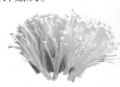

◇功效主治　　补肝、益肠胃、抗癌。主治肝病、胃肠道、炎症、溃疡、癌症等病症。

主要成分

每 100 克干金针菇中含有蛋白质 17.8 克，脂肪 1.3 克，碳水化合物 32.3 克，还含有钙、铁、磷和粗纤维、多种维生素。

选购秘诀

鲜金针菇颜色亮黄，无异味，根部没有腐烂杂质。而金针菇罐头，建议到正规的超市选购。

药用价值

• 抗疲劳　服用金针菇一定时间的小鼠，其乳酸脱氢酶活力、肌糖原、肝糖原含量均显著增加，具有抵抗疲劳，产生加快消除疲劳的作用。

• 抗炎　金针菇菌丝体、子实体中提取的有效成分对小鼠耳郭炎症模型有抗炎作用，对人体也有抗菌消炎的作用。

• 促进新陈代谢　研究表明，金针菇能有效地增强机体的生物活性，促进体内新陈代谢，有利于食物中各种营养素的吸收和利用。

🧽 储存要点

置于阴凉干燥处保存。

☕ 用法用量

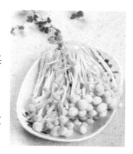

炖食、炒食、凉拌均可，每餐 50 克。

🖐 使用禁忌

金针菇性寒，脾胃虚寒者不宜食用。

🍲 保健应用

◀ 金针菇炖鳗鱼 🍴

【原料】鳗鲡鱼 600 克，金针菇 200 克，鸡蛋 3 个，料酒、精盐、麻油各适量。

【做法】金针菇洗净，鳗鲡鱼去内脏洗净，放入沸水中焯一下，捞出洗净切段；将鸡蛋磕入蒸钵，用筷子搅匀，加入金针菇，最上面放鳗鱼，加入精盐、料酒，倒入适量清水，上笼蒸至鱼熟，出锅浇上麻油即可。

• 功效　抗癌、滋补、保健。

银耳——抗衰老之明珠

《本草问答》载："白耳润肺生津，主攻：生津、活血、滋阴补阳，尤能治肠风下血妇女带症。"

◇别　　名　白木耳、雪耳、银耳子。
◇来　　源　银耳科真菌银耳的干燥子实体。
◇主要产地　产于四川、贵州等地。
◇性　　味　性平，味甘。
◇功效主治　滋补生津、润肺养胃。辅助治疗虚劳、咳嗽、痰中带血、津少口渴、病后体虚等症。

🌸 主要成分

含有脂肪、蛋白质、硫、磷、镁、钙、钾、钠等，并含有多种维生素、氨基酸、葡萄糖、葡萄糖醛酸等。

📋 选购秘诀

以身干、黄白色、朵大、体轻、有光泽、胶质、体厚者为佳。

👌 药用价值

• 补益　银耳是一味滋补良药，特点是滋润而不腻滞，具有补脾、开胃、清肠、养阴清热、润燥之功，对阴虚火旺、不宜进补参茸等温热滋补型药剂的病人有良好的补益作用。

• 养颜美容　银耳富有天然植物性胶质，加上它的滋阴作用，长期服用可以润肤，去除脸部黄褐斑、雀斑，达到养颜美容的目的。

• 减肥　银耳是一种含粗纤维的减肥食品，它的粗纤维有助胃肠蠕动，减少脂肪吸收，并能使脂肪排出体外。

储存要点
置干燥处。

用法用量
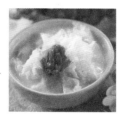

银耳的吃法一般是做羹汤，配冰糖、红枣、莲子、芝麻等食用。每餐 15 克即可。

使用禁忌
银耳性润而腻，能清肺热，故外感风寒者忌用。

保健应用

◀冰糖银耳羹

【原料】银耳 10 克，冰糖 100 克，枸杞适量。

【做法】银耳先冲洗几遍，然后放入碗内加冷开水浸泡（没过银耳即可）。浸泡 1 小时左右，此时银耳发胀，然后挑去杂物。接着把银耳和适量冰糖放入煮锅内，再加入适量冷水，一起煮 2 ~ 3 个小时即可。最后 10 分钟放入枸杞。

• **功效**　滋阴润肺、养胃生津。

黑木耳——"素中之荤"

◇别　　名　树鸡、木枞、木蛾、云耳、耳子。
◇来　　源　为木耳科植物木耳的子实体。
◇主要产地　产于四川、福建等地。
◇性　　味　性平，味甘。
◇功效主治　凉血、止血，可治肠风、血痢、血淋、崩漏、痔疮等症。

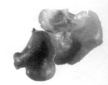

🦋 主要成分

　　黑木耳是一种味道鲜美、营养丰富的食用菌，含有丰富的蛋白质、铁、钙、维生素、粗纤维，其中蛋白质含量和肉类相当，铁比肉类高10倍，钙是肉类的20倍，维生素 B_2 是蔬菜的10倍以上，黑木耳还含有多种有益氨基酸和微量元素，被称之为"素中之荤"。

🌿 选购秘诀

　　以干燥、朵大、肉厚、无树皮和泥沙等杂质者为佳。

🍂 药用价值

•镇静止痛　黑木耳具有益智健脑、滋养强壮、补血止血、滋阴润燥、养胃通便、清肺益气、镇静止痛等功效。

• **减肥** 黑木耳中含有丰富的纤维素和一种特殊的植物胶质，能促进胃肠蠕动，促使肠道食物脂肪的排泄，减少食物脂肪的吸收，从而起到减肥作用。

• **增强机体免疫力** 黑木耳对胆结石、肾结石等内源性异物也有显著的化解功能，它含有抗肿瘤活性物质，能增强机体免疫力。

储存要点

制成干品保存，食用前只需用清水泡发即可。

用法用量

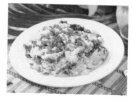

木耳煮汤、炒食、凉拌均可，每餐 15 克。

使用禁忌

大便不实者忌。不可多食，特别是孕妇、儿童食用时更应控制数量。鲜木耳含有一定的有毒物质，当加工干制后，所含有的毒素便会被破坏消失。

保健应用

◀ 红枣黑木耳汤 ▮▮▮

【原料】黑木耳 20 克，红枣 20 枚，冰糖适量。

【做法】将黑木耳用温水泡发、洗净，放入小碗中，加水、红枣和冰糖，再将碗放置蒸锅中蒸 1 小时左右。

功效 清热补血。

大白菜——清爽适口的养生蔬菜

《本草拾遗》记载说："白菜汁，甘温无毒，利肠胃，除胸烦，解酒渴，利大小便，和中止嗽。"

◇别　　名　结球白菜、黄芽菜、菘、黄矮菜。

◇来　　源　为十字花科植物大白菜的茎叶。

◇主要产地　大白菜在全国各地均生产，但是各个地区大白菜的特征不同。它是我国著名的特产蔬菜，栽培面积之广、产品之多，为各类蔬菜之冠。

◇性　　味　性平，味甘。

◇功效主治　清热除烦、通利肠胃、消食养胃。主治肺热、咳嗽、咽干、口渴、头痛、大便淤结、丹毒、痔疮出血等病症。

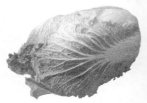

🌿 主要成分

每100克含水分95.5克，蛋白质1.1克，脂肪0.2克，碳水化合物2.1克，粗纤维0.4克，灰分0.6克，胡萝卜素0.01毫克，维生素$B_1$20毫克，维生素$B_2$0.04毫克，烟酸0.3毫克，维生素C20毫克，钙61毫克，磷37毫克，铁0.5毫克，钾199毫克，钠70毫克，镁8毫克，氯60毫克。并含有硅、锰、锌、铝、硼、铜、镍、钴、硒等多种微量元素。

📋 选购秘诀

选购白菜时，菜身干洁、菜心结实、老帮少、形状圆整、菜头包紧的为上品。

🌿 药用价值

• 清热除烦 中医认为，白菜有清热除烦、解渴利尿、通利肠胃、解醉酒毒、下气消食之功效。

• 养颜作用 白菜中含有丰富的维生素 C、维生素 E，多食，能起到很好的护肤和养颜作用。

• 排毒作用 白菜中的纤维素不但能起到润肠、促进排毒的作用，还促使人体对动物蛋白的吸收。

📒 储存要点

大白菜耐储存，冬季在气温为 –5℃左右时，大白菜完全可以在室外堆储安全过冬，外部叶子干燥后可以为内部保温。如果温度再低，则需要窖藏。不过在过于寒冷的北方还有另外几种冬季储存白菜的方法，如在朝鲜北方和中国东北东部腌制朝鲜辣白菜，在中国东北西部、内蒙古东部和河北北部地区，习惯用渍酸菜等方法储存白菜。

☕ 用法用量

大白菜可炒、熘、烧、煮、煎、烩、扒、凉拌，做馅等，每餐 100 克。

使用禁忌

大白菜，性偏寒凉，胃寒腹痛、大便清泻及寒痢者不可多食。

保健应用

◀ 醋溜白菜

【原料】白菜心 500 克，海米 15 克，酱油 25 克，醋 20 克，味精 2 克，香油 6 毫升，植物油 30 毫升，湿淀粉 9 克，葱、姜末少许。

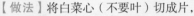

【做法】将白菜心（不要叶）切成片，海米用温水泡开；植物油烧热，用葱、姜末烹锅，加白菜炒，再加海米（连原汤）、酱油快速翻炒，加醋、勾芡，再加味精，翻炒几下，淋上香油即成。

• 功效 帮助消化、调理五脏、提高免疫力。

◀ 辣白菜

【原料】白菜、盐、姜、蒜、苹果、梨、辣椒面、味精各适量。

【做法】将白菜处理好，抹上盐，腌制半天后，挤干水份；姜、蒜、苹果、梨切末；辣椒面、盐、味精加凉白开调匀，放入姜、蒜、苹果、梨糊调匀，将调好的糊抹在白菜上，抹好后放入密封的容器中，室温下放两三天快速发酵，然后放入冰箱中冷藏即可。

• 功效 促进消化。

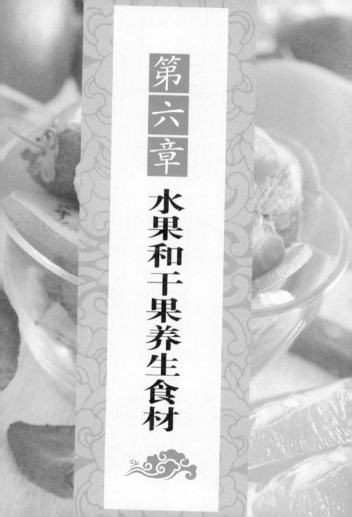

第六章

水果和干果养生食材

桑葚——中老年人抗衰美颜之佳果

《本草拾遗》："利五脏关节，通血气，捣末，蜜和为丸。"

◇别　　名　桑实、乌葚、黑葚、桑枣、桑果。
◇来　　源　为桑科植物桑的果穗。
◇主要产地　主产于江苏、浙江、湖南、四川、河北等地。
◇性　　味　性寒，味甘。
◇功效主治　补肝、益肾、熄风、滋液。治肝肾阴亏、消渴、便秘、目暗、耳鸣、瘰疬、关节不利。

🌿 主要成分

含糖、糅酸、苹果酸及维生素 B_1、维生素 B_2、维生素 C 和胡萝卜素。桑葚油的脂肪酸主要由亚油酸和硬脂酸、油酸等组成。

📖 选购秘诀

以个大、肉厚、紫红色、糖性大者为佳。

🍽 药用价值

• 缓解眼睛疲劳　桑葚有改善皮肤（包括头皮）血液供应，营养肌肤，使皮肤白嫩及乌发等作用，并能延缓衰老，是中老年人健体美颜、抗衰老的佳果与良药。常食桑葚可以明目，缓解眼睛疲劳、干涩的症状。
• 解除燥热　桑葚具有生津止渴、促进消化、帮助排便等作用，适量食用能促进胃液分泌，刺激肠蠕动及解除燥热。

• 强身健体 桑葚有很好的滋补心、肝、肾及养血祛风的功效，对耳聋、眼花、须发早白、内热消渴、神经衰弱、动脉硬化、血虚便秘、风湿关节痛等均有疗效。

储存要点

置通风干燥处，防蛀。

用法用量

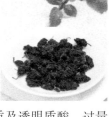

生食，每天 20 ~ 30 颗。

使用禁忌

因桑葚中含有溶血性过敏物质及透明质酸，过量食用后容易发生溶血性肠炎。少年儿童不宜多吃桑葚。因为桑葚内含有较多的胰蛋白酶抑制物——鞣酸，会影响人体对铁、钙、锌等物质的吸收。脾虚便溏者亦不宜吃桑葚。桑葚含糖量高，糖尿病人应忌食。

保健应用

◀ 桑葚苁蓉汤 ▶

【原料】桑葚 30 克，肉苁蓉 20 克，黑芝麻 15 克，山茱萸 10 克，白糖适量。

【做法】将以上材料同放入锅中，加清水，用文火炖汤，熟时调入白糖即可。

• 功效 滋阴血、补肝肾、润肠道。

荔枝——味道鲜美的珍贵果品

《本草纲目》："行散滞气，治颓疝气痛，妇人血气痛。"

◇别　　名　离支、荔支、丹荔、火山荔、丽枝、勒荔。
◇来　　源　为无患子科植物荔枝的果实。
◇主要产地　主产于广东、广西、福建、台湾、云南、四川等地。
◇性　　味　性温，味甘、酸。
◇功效主治　生津益血、理气止痛。
辅助治疗烦渴、呃逆、胃痛、瘰疬、
疔肿、牙痛、外伤出血。

主要成分

果肉含葡萄糖 66%，蔗糖 5%，蛋白质 1.5%，脂肪 1.4%，维生素 A、B 族维生素、叶酸以及柠檬酸、苹果酸等有机酸。尚含多量游离的精氨酸和色氨酸。

选购秘诀

选购时，以新鲜、体大、肉质白润、肥厚甜嫩、汁多者为佳。

药用价值

• 滋补身体　鲜荔枝能生津止渴、和胃平逆，是心悸、失眠等患者的滋补果品。
• 滋润皮肤　荔枝富含铁元素及维生素 C，铁元素能提高血红蛋白的含量，使人面色红润，维生素 C 能使皮肤细腻富有弹性。

- 补脑健身 常食荔枝能补脑健身、开胃益脾，有促进食欲之功效。
- 消肿 荔枝有消肿解毒、止血止痛的作用。

储存要点

以低温高湿（2 ～ 4℃，湿度 90% ～ 95%）的条件保存。

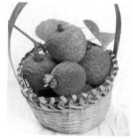

用法用量

荔枝除鲜食外，可制荔枝干、果汁、罐头、酿酒。每天 5 颗。

使用禁忌

阴虚火旺者慎服。正在长青春痘、生疮、伤风感冒或有急性炎症时，不宜吃荔枝，否则会加重病症。

保健应用

◀ 大米荔枝粥 ▮▮▮

【原料】荔枝干 30 克，大米 100 克。

【做法】将荔枝去皮，大米洗净，和荔枝同时入锅熬煮成粥。

- 功效 壮阳益气。

苹果——全方位的健康水果

《滇南本草》中记载苹果"治脾虚火盛，补中益气"。

◇别　　名　频婆、奈子、平波、超凡子、天然子。
◇来　　源　为蔷薇科植物苹果的果实。
◇主要产地　我国东北、西北、
山东、河北、云南等地均栽培。
◇性　　味　性凉，味甘。
◇功效主治　生津润肺、除烦解
暑、开胃醒酒。辅助治疗腹泻、
便秘等症。

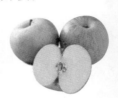

🌿 主要成分

　　含有糖类、有机酸、果胶、蛋白质、钙、铬、
磷、铁、钾、锌和维生素 A、B 族维生素、维生素 C
及纤维素等各种营养素。

📖 选购秘诀

　　选购苹果时，应挑选个体适中、果皮薄细、光泽
鲜艳、果肉脆嫩、汁多味香甜、无虫眼及损伤者为佳。

🍃 药用价值

• 通肠润便　苹果中含有鞣酸以及有机酸、果胶和纤维
素等止泻、通便的有效物质，既对轻度腹泻有良好的
止泻效果（痢疾等症则无效），又可治疗大便秘结。

• 消除疲劳 由于苹果能够影响体内的钾、钠代谢，因此常食苹果具有预防和消除疲劳的作用。

• 滋养皮肤 苹果中含有镁，镁可使皮肤红润光泽，再加上丰富的胡萝卜素及多种维生素和铁质，故常食可滋养皮肤并抑制黄褐斑、蝴蝶斑的生成。

储存要点
苹果应在低温增湿环境下保存。

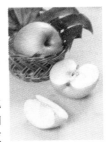

用法用量
生食、榨汁皆可，每天 1 ~ 3 个。

使用禁忌
多食令人腹胀，病人尤甚，吃饭前后不宜立即吃苹果，以免影响正常的进食及消化。糖尿病人应慎食。

保健应用

◀ 苹果藕粉

【原料】藕粉 200 克，苹果 300 克。

【做法】把藕粉和水调匀，苹果切成细末。把藕粉放入锅内，用微火熬煮，熬到透明时加入苹果末，稍煮即可。

• 功效 健脾开胃、益气补血。

草莓——水果皇后

《本草纲目》："补脾气，固元气，制伏亢阳，扶持衰土，壮精神，益气，宽痞，消痰，解酒毒，止酒后发渴，利头目，开心益志。"

◇别　　名　洋莓、地莓、地果、风梨、红莓。
◇来　　源　蔷薇科多年生草本植物的果实。
◇主要产地　全国各地均产。
◇性　　味　性凉，味甘、酸。
◇功效主治　生津润肺、除烦解暑、开胃醒酒。辅治贫血等症。

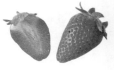

🦉 主要成分

　　每 100 克鲜果肉中含维生素 C 60 毫克，比苹果、葡萄含量还高。果肉中含有大量的糖类、蛋白质、有机酸、果胶等营养物质。此外，草莓还含有丰富的维生素 B_1、维生素 B_2，以及钙、磷、铁、钾、锌、铬等人体必需的矿物质和部分微量元素。

📋 选购秘诀

　　选草莓以体大、紧实、色红新鲜、馨香味浓、无破损者为佳。

🖐 药用价值

• 明目养肝　草莓中所含的胡萝卜素是人体内合成维生素 A 的重要营养成分，具有明目养肝作用。

● 滋补调理 草莓含有果胶和丰富的膳食纤维，可以帮助消化、通畅大便。对胃肠道和贫血症状有一定的滋补调理作用。

● 排毒 美国把草莓列入十大美容食品之一。女性常吃草莓，对皮肤、头发均有保健作用。草莓还可以减肥，因为它含有一种叫天冬氨酸的物质，可以平缓地去除体内的废物。

储存要点

置于冰箱贮存。

用法用量

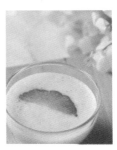

生食、绞汁或制成罐头食用，每次 10 个为宜。

使用禁忌

肠胃虚寒、大便滑泻、尿路结石的病人不宜多食用。

保健应用

◀草莓橘瓣汁▶

【原料】鲜草莓 200 克，鲜橘子 100 克，白糖 100 克，水 500 毫升。

【做法】橘子剥皮、分瓣，与鲜草莓同放入砂锅中，加白糖、水，用旺火煮开 3 分钟即可盛起。

●功效 生津和胃。

菠萝——补益脾胃、生津止渴

《本草纲目》中记载菠萝可以健脾胃、固元气。

◇别　　名　凤梨、黄梨。
◇来　　源　凤梨科多年生常绿植物凤梨的果实。
◇主要产地　中国台湾、广东、广西、福建、
云南等地。
◇性　　味　性平，味甘、微酸。
◇功效主治　补益脾胃、生津止渴、润肠
通便、利尿消肿。菠萝蛋白酶对肾炎、高
血压症、支气管炎也有一定的治疗作用。

主要成分

糖类、脂肪、蛋白质、维生素，以及钙、磷、
铁、胡萝卜素、烟酸、抗坏血酸等。

选购秘诀

选购菠萝以果实饱满、果身硬挺、果皮老结、色
泽橙黄鲜艳、鼻闻透发清香、果眼无溢汁者为佳。

药用价值

• 促进消化　菠萝能分解蛋白质，在食肉类或油腻食物
后，吃些菠萝对身体大有好处。
• 改善局部血液循环　菠萝还可溶解阻塞于组织中的纤
维蛋白和血凝块，改善局部血液循环，消除炎症水肿。

• **缓解便秘** 菠萝榨汁后加盐饮用，可缓解中暑症状，起到缓解便秘的作用。

🪨 储存要点

置于冰箱保存。

☕ 用法用量

生食、绞汁、制成罐头食用，每次 100 克。

🥄 使用禁忌

溃疡病、凝血功能障碍者勿食。发热及患有湿疹疮疖的人不宜多吃。胃寒、虚咳者不宜生食或生饮菠萝汁。

📁 保健应用

◀ **菠萝菜饭** 🍴

【原料】菠萝 100 克，大米 300 克，火腿 25 克，蔬菜适量。

【做法】把菠萝切丁，和淘洗好的大米加水一起用电饭煲煮熟；在煮饭的同时将火腿和洗净的蔬菜切成适合的块或长条；将油加热，放入所有材料翻炒，加少许盐、味精，和煮好的菠萝饭一起翻炒几下，经常食用既养颜又美容。

• **功效** 滋阴补肾、养颜美容。

葡萄——果中之珍品

《陆川本草》："滋养强壮，补血，强心利尿。"

◇别　　名　草龙珠、山葫芦。

◇来　　源　为葡萄科植物葡萄的果实。

◇主要产地　主要产于新疆、甘肃、陕西、山西、河北、山东等地。

◇性　　味　性平，味甘、酸。

◇功效主治　健脾和胃、强身健体。辅助治疗气血不足、肺虚咳嗽、头昏、心悸、盗汗、肝肾虚弱等症。

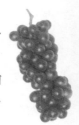

主要成分

葡萄含葡萄糖、果糖、少量的蔗糖、木糖、酒石酸、草酸、柠檬酸、苹果酸、还含有各种花色素的单葡萄苷和双葡萄苷等。

选购秘诀

优质葡萄以果穗完整、颗粒均匀、大且饱满，皮色光亮有弹性，表皮有粉状物的为上品。

药用价值

• 抗病毒杀细菌　葡萄中含有天然的聚合苯酚，能使病毒或细菌失去传染的能力，尤其对肝炎病毒、脊髓灰质炎病毒等有很好的杀灭作用。

•降低胃酸、利胆 葡萄中含有维生素 P，有利胆的作用，可治疗胃炎、肠炎及呕吐等。

•补益和兴奋大脑神经 葡萄可补益和兴奋大脑神经，对治疗神经衰弱和消除过度疲劳有效果。

储存要点

置于冰箱保存。

用法用量

生食、榨汁或制成罐头食用。每餐 100 克为宜。

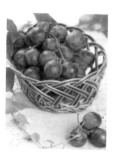

使用禁忌

葡萄含糖量高，便秘者不宜多食，糖尿病人忌食葡萄。外感有表证者慎食。

保健应用

◀鲜葡萄汁▶

【原料】新鲜葡萄 100 克，白糖适量。

【做法】把葡萄洗净、去梗，拿清洁纱布包紧后挤汁，加入适量白糖调匀即可。

•功效 和中健胃、增进食欲。

甜石榴——石榴汁是防癌抗癌佳品

《滇南本草》："治筋骨疼痛，四肢无力，化虫，止痢，或咽喉疼痛肿胀，齿床出血，退胆热，明目。"

◇别　　名　安石榴、金庞、天浆、甘石榴。
◇来　　源　为石榴科植物石榴的一种甜果实。
◇主要产地　我国南北各地除极寒地区外，均栽培分布。
◇性　　味　性温，味甘、酸涩。
◇功效主治　生津止渴、收敛固涩、止泻止血。辅助治疗口燥咽干、烦渴引饮、久泻久痢、便血、崩漏等病症。

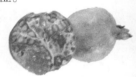

🌿 主要成分

石榴的主要营养成分有碳水化合物、脂肪、蛋白质、钙、磷、维生素 B_1、维生素 B_2、维生素 C 等。

📖 选购秘诀

选石榴以果大皮薄、色泽鲜艳、籽粒饱满、酸甜适度、不涩口为佳。

🍵 药用价值

• 抑菌作用　石榴含有鞣质、生物碱、熊果酸等，有明显的收敛作用，能够涩肠止血，加之其具有良好的抑菌作用，所以是治疗痢疾、泄泻、便血及遗精、脱肛等病症的良品。

• 抗氧化 石榴汁可抵抗心血管疾病，是一种比红酒、番茄汁、维生素 E 等更有效的抗氧化果汁。

• 防治癌瘤 石榴的汁液含甘多酚的含量比绿茶高得多，是抗衰老和防治癌瘤的超级"高手"。

🖊 储存要点

防潮、防霉、防虫蛀。

☕ 用法用量

以生食为主，还可酿酒、制醋及制作上等清凉饮料等。每次 1 个。

⏱ 使用禁忌

石榴含糖多并有明显的收敛作用，感冒及急性炎症、大便秘结患者要慎食，糖尿病患者要忌食。患有痰湿咳嗽，慢性气管炎和肺气肿等病的患者应忌食。

📁 保健应用

◀ 石榴皮糖汁 ▮▮▮

【原料】石榴皮 30 克，红糖适量。

【做法】把石榴皮放入砂锅，加水煮沸 30 分钟，放红糖适量，搅拌后去渣滤汁后即可。

• 功效 涩肠止血。

桃子——滋阴补养、生津止渴

《滇南本草》："通月经，润大肠，消心下积。"

◇别　　名　桃实、毛桃、蜜桃、白桃、红桃。
◇来　　源　为蔷薇科植物桃或山桃的成熟果实。
◇主要产地　全国各地均产。
◇性　　味　性温，味甘、酸。
◇功效主治　生津润肠、活血消
积、止喘降压。辅助治疗肠燥便
秘、女性痛经闭经、虚劳喘咳、
高血压等症。

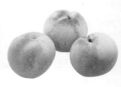

主要成分

　　鲜桃中含葡萄糖、果糖、蔗糖、木糖、蛋白质、脂肪、胡萝卜素、烟酸和维生素 B_1、维生素 B_2、维生素 C，以及铁、钙、磷、柠檬酸、苹果酸等成分。

选购秘诀

　　选购鲜桃时，以皮色鲜艳、肉质肥厚、汁多味甜、气香者为佳。

药用价值

•防治因缺铁引起的贫血　桃的含铁量比较高，食桃具有促进血红蛋白再生的能力，可防治因缺铁引起的贫血。
•抗凝血作用　桃仁具有一定的抗凝血作用及较弱的溶

血作用。可促进肝内胶原酶的分解代谢，对肝硬化、肝纤维化有良好的治疗作用

• **利尿作用** 桃花中含有萘酚，具有利尿作用，能除水气、消肿满等。

储存要点

鲜桃采摘后不耐储存，应趁鲜食用。

用法用量

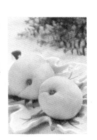

除鲜食外，还可加工成桃脯、桃酱、桃汁、桃干和桃罐头。每次1个。

使用禁忌

多食令人腹热作泻。

保健应用

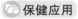 ◀ 炸桃片

【原料】桃子750克，鸡蛋5个，面粉、白糖、牛奶皆适量，香草粉少量，花生油500毫升。

【做法】把桃洗净，削皮去核，劈成片状，放入碗中，加白糖；鸡蛋取蛋黄、蛋清，把牛奶、鸡蛋黄、面粉、香草粉、白糖放入盆中，加水，搅成糊状；把打成泡沫状的鸡蛋清倒进牛奶糊中，搅匀；锅上火，放入花生油烧热，把蘸有牛奶糊的桃片放入油锅中，炸成黄色时捞出，装盘，趁热撒糖。

• **功效** 养胃生津、滋阴润燥。

李子——肝病患者宜食的水果佳品

◇别　　名　李实、嘉庆子。
◇来　　源　为蔷薇科植物李的果实。
◇主要产地　全国大部分地区都有分布。
◇性　　味　性平，味甘、酸。
◇功效主治　清肝涤热、活血生津、利水。治虚劳骨蒸、消渴、腹水。

主要成分

含有蛋白质、脂肪、维生素 A、维生素 B_1、维生素 B_2、维生素 C、钙、磷、铁、碳水化合物等。果肉中可得天门冬素 0.1%，还有谷酰胺、丝氨酸、甘氨酸、脯氨酸、苏氨酸、丙氨酸、γ－氨基丁酸等。

选购秘诀

以果大饱满、果皮被覆蜡粉、甜酸适口、汁多爽口者为佳。

药用价值

• 活血利尿　李子性平，味甘、酸，其有生津止渴、平肝去热、活血利尿等功效。

• 补血养血　李子中的维生素 B_{12} 有促进血红蛋白再生

的作用，贫血者适合食用。

•皮肤光泽　李子的悦面美容之功十分奇特，能使颜面光洁如玉，可增加皮肤光泽、有助于减退雀斑、黑褐斑及美白等作用。

储存要点
置冰箱冷藏。

用法用量
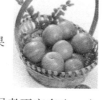
李子可鲜食，又可做成罐头、果脯食用。每次 4 ~ 8 个。

使用禁忌
多吃易生痰、发虚热，脾胃虚弱者不宜多吃。未熟透的李子不要吃，也不宜多食。食之味苦和漂浮于水面的李子不宜吃。

保健应用

◀李子酱

【原料】李子、柠檬、橙子、糖、蜂蜜适量。

【做法】将李子洗净，切开去核，柠檬、橙子洗净榨成汁；将李子、柠檬汁、橙汁一起倒入微波炉专用器皿中加热 10 分钟取出，加糖、蜂蜜搅拌均匀，入炉 20 分钟收干；取出后用筷子略加搅拌，待果酱色泽成均匀的深红色即可。

•功效　生津止渴、开胃健脾。

柿子——有益心脏健康的水果王

> 《本草纲目》中记载"柿乃脾、肺、血分之果也。其味甘而气平，性涩而能收，故有健脾涩肠，治嗽止血之功。"

◇别　　名　米果。
◇来　　源　为柿科植物柿的果实。
◇主要产地　主产于河北、山东一带。
◇性　　味　性寒，味甘、涩。
◇功效主治　清热润肺、止渴生津、解酒降压。治热渴、咳嗽、吐血、口疮。

主要成分

　　柿子营养价值较高，含有丰富的蔗糖、果糖、纤维素等碳水化合物及蛋白质、钙、磷等营养成分。同时它还含有蔗糖、葡萄糖、果糖、蛋白质、脂肪、淀粉、瓜氨酸、果胶、单宁酸、钙、磷、铁、钾、钠、胡萝卜素、碘及维生素等诸多成分。需要注意的是，柿子所含的糖和维生素比一般水果高 1 ～ 2 倍。

选购秘诀

　　选购时以体大、味甜不涩、核少者为佳。

药用价值

• 促进血中乙醇氧化　口服柿子可促进血中乙醇氧化。新鲜柿子含碘量高，故可制成某种制剂（去除蛋白质及胶性物质），用于甲状腺疾患。

· 预防心脏血管硬化　柿子有预防心脏血管硬化的功效，青柿汁可治高血压病。

储存要点

　　成熟的应及时食用，或放入冰箱中冷冻保存，取出后食用也别有一番风味。加工后保存时间会长一些。

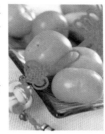

用法用量

　　除鲜食外，柿子整个晒干之后可以制成柿饼。每天 1 个。

使用禁忌

　　凡脾胃虚寒、痰湿内盛、外感咳嗽、脾虚泄泻、疟疾等症者均不宜食。

保健应用

◀柿饼粥

【原料】干柿饼 5 个，粳米 150 克，清水适量。

【做法】取上好的柿饼，切成细条状，粳米淘洗干净，用水浸泡 30 分钟，将水滗掉，将两者一同放入煮锅中，加入适量清水，先以大火煮沸，再转为小火慢熬，煮成粥后，也可根据个人口味加入适量白糖或蜂蜜。

· 功效　健脾止泻。

杧果——"热带果王"

《食性本草》："主妇人经脉不通,丈夫营卫中血脉不行。叶可以做汤疗渴疾。"

◇别　　名　庵罗果、檬果、漭果、闷果、蜜望、望果。
◇来　　源　漆树科植物杧果的果实。
◇主要产地　中国台湾、广西及东南亚和南美洲的某些国家。
◇性　　味　性凉,味甘、酸。
◇功效主治　益胃止渴、解渴利尿。辅治口渴咽干、食欲不振、消化不良、眩晕呕吐、咽痛音哑、咳嗽痰多、气喘等病症。

主要成分

杧果含多种维生素、胡萝卜素、叶酸、糖类、蛋白质、粗纤维、钙、磷、铁,以及杧果酮酸、异杧果醇酸、阿波酮酸、杧果苷。

选购秘诀

以果大饱满、色黄艳丽、味甜,清香者为佳。

药用价值

• 润泽肌肤　杧果中的胡萝卜素含量特别高,有益于视力,能润泽肌肤。
• 保护脑神经元　杧果有明显的抗脂质过氧化和保护脑

神经元的作用，能延缓细胞衰老、提高脑功能。能明显提高红细胞过氧化氢酶的活力和降低红细胞血红蛋白。

• 祛痰止咳　具有祛痰止咳的功效，对咳嗽、痰多、气喘等症有辅助食疗作用。

储存要点

冰箱冷藏，时间不宜过长。

用法用量

每天 1 个，生食、做菜均可。

使用禁忌

不可以与大蒜等辛辣物质共同食用。

保健应用

◀ 杧果烧鸡 ▮▮▮

【原料】杧果 250 克，鸡肉 500 克，番茄 1 个，洋葱 1 个，胡椒粉、牛油、蚝油、白糖、淀粉、白兰地酒适量。

【做法】杧果去皮切片，洋葱和番茄切块；鸡肉切块放碗中，加淀粉拌匀；锅上火，放花生油、洋葱煸炒，下鸡肉炒匀，放入白兰地酒、牛油、白糖、蚝油、胡椒粉、精盐、杧果、番茄、水，拿勺轻搅，熟后上盘。

• 功效　补脾胃、益气血、生津液。

柠檬——有药用价值的调味水果

《纲目拾遗》："腌食，下气和胃。"

◇别　　名　宜母子、药果、檬子、宜母果、柠果。
◇来　　源　为芸香科植物黎檬或洋柠檬的果实。
◇主要产地　主产于我国广东、广西、福建、云南、贵州等地。
◇性　　味　果性平，味酸、甘；
根性温，味辛、苦。
◇功效主治　润肺止咳、活血补血、延缓衰老、利肝降糖。辅助治疗动脉硬化、贫血、头痛、偏头痛等症。

主要成分

柠檬含有糖、钙、磷、铁和维生素 B_1、维生素 B_2、维生素 A、维生素 P，特别是内含大量的维生素 C，还含有丰富的有机酸和黄酮类、香豆精类、固醇类以及挥发油、橙皮苷、草酸钙、果胶等成分。

选购秘诀

选购柠檬以果实饱满、色泽鲜艳、汁多肉脆、味道较酸、微苦、浓郁芳香者为佳。

药用价值

• 化痰止咳　柠檬具有生津祛暑、化痰止咳、健脾消食之功效，可用于暑天烦渴、孕妇食少、胎动不安、高血脂等症。

•**治疗皮肤色素沉着** 柠檬果肉压榨的柠檬汁含大量维生素 C，内服用于治疗皮肤色素沉着，故可使皮肤光洁细腻。柠檬富含维生素 C，对于预防癌症和一般感冒都有帮助。

•**减轻静脉曲张部位之压力** 循环系统的绝佳补药，使血液畅通，因而减轻静脉曲张部位之压力。

🅰 **储存要点**

置冰箱冷藏。

🖐 **用法用量**

绞汁饮或生食，每次 1 个。

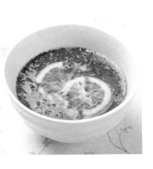

✋ **使用禁忌**

胃、十二指肠溃疡或胃酸过多患者慎用。

▣ **保健应用**

◀**柠檬汁** ▮▮▮

【原料】鲜柠檬 6 个，蜜糖适量。

【做法】把柠檬榨汁，加蜜糖、水，搅拌均匀即可。

🔵**功效** 强身健体。

猕猴桃——世界水果之王

《本草拾遗》载："猕猴桃味咸温无毒，可供药用，主治骨节风，瘫痪不遂，长年白发，痔病，等等。"

◇别　　名　藤梨、猕猴梨。
◇来　　源　为猕猴桃科植物猕猴桃的果实。
◇主要产地　分布河南、江苏、安徽、浙江、湖南、湖北、陕西、四川、甘肃、云南、贵州、
福建、广东、广西等地。
◇性　　味　性寒，味甘、酸。
◇功效主治　解热、止渴、通淋。
辅助治疗消渴、黄疸、痔疮等症。

主要成分

猕猴桃果实含糖、各种维生素、有机酸、微量元素、色素等。

选购秘诀

以体大饱满、汁多甘甜、有香蕉味者为佳。外表有碰伤、有破皮、湿点、褶皱或太软的不宜。

药用价值

• 促进肠道蠕动　猕猴桃含有蛋白水解酶，食后能帮助食物尤其是肉类食物的消化，阻止蛋白质凝固；其所含纤维素和果酸，有促进肠道蠕动、帮助排便的作用。

- **降低胆固醇** 猕猴桃鲜果及果汁制品，可降低胆固醇及三酰甘油水平，对高血压病、高脂血症、冠心病等有辅助治疗作用。
- **防止便秘** 猕猴桃中有良好的膳食纤维，能降低人体内胆固醇含量，促进心脏健康。它还含有猕猴桃碱和多种蛋白酶，具有开胃健脾、帮助消化和防止便秘的功能。

储存要点

置冰箱冷藏。

用法用量

绞汁或生食。每天 1 ~ 3 个为宜。

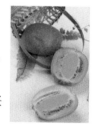

使用禁忌

脾胃虚寒、尿频、月经过多和妊娠的妇女应忌食。

保健应用

◀ **猕猴桃苡仁粥**

【原料】猕猴桃 1 个，苡仁 100 克，冰糖适量。

【做法】首先把猕猴桃的皮去掉，把它切成小块，放在盘里，然后把苡仁淘洗干净；把苡仁倒进盛有开水的砂锅里，用大火煮 40 分钟左右，苡仁煮熟之后放入适量的冰糖，冰糖化了之后再把猕猴桃丁倒进去，搅拌均匀就可以出锅了。

● **功效** 预防癌症。

西瓜——盛夏祛暑佳品

《本草纲目》记载："西瓜又名寒瓜。皮甘、凉、无毒。"

◇别　　名　寒瓜、水瓜、夏瓜。
◇来　　源　为葫芦科植物西瓜的果瓤。
◇主要产地　全国大部分地区均有。
◇性　　味　性寒，味甘。
◇功效主治　清热解暑、除烦止渴、利小便，治暑热烦渴、热盛津伤、小便不利、喉痹、口疮。

🌸 主要成分

西瓜含瓜氨酸、α-氨基-β-丙酸、丙氨酸、α-氨基丁酸、γ-氨基丁酸、谷氨酸、精氨酸、磷酸、苹果酸、乙二醇、甜菜碱、腺嘌呤、果糖、葡萄糖、蔗糖、盐类（主为钾盐）、维生素C、β-胡萝卜素、γ-胡萝卜素、番茄烃、六氢番茄烃等。又含挥发性成分，内有乙醛、丁醛、异戊醛、己醛。其花中有谷氨酸、天门冬氨酸、精氨酸、天门冬素、赖氨酸、丙氨酸。雌花含前4种氨基酸远比雄花多，而含赖氨酸及丙氨酸较少。

📋 选购秘诀

以果皮坚硬而有光泽、表面花纹清晰、果柄粗细均匀者为佳。熟瓜摸之有光滑感。

药用价值

• 美容养颜　西瓜含有大量水分、多种氨基酸和糖，可有效补充人体的水分，防止因水分散失而中暑。同时，西瓜还可以通过利小便排出体内多余的热量而达到清热解暑之效。西瓜皮有美容作用，用瓜皮轻轻摩擦面部，可使面部皮肤白净光滑、富有弹性。

• 消炎　以西瓜为原料制成的西瓜霜有消炎退肿的疗效，吹敷患处，可治咽喉肿痛、口舌生疮诸疾。

储存要点

新鲜食用或置于冰箱冷藏。

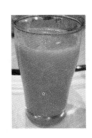

用法用量

生食或绞汁，瓜皮可做凉菜。

使用禁忌

中寒湿盛者忌服。

保健应用

◀绿豆西瓜粥

【原料】大米 120 克，绿豆 100 克，西瓜瓤 150 克。

【做法】把绿豆用清水泡 4 小时，西瓜瓤切成丁。先淘净大米，与绿豆同入锅，加水，旺火烧沸后用小火熬成粥，再拌入西瓜瓤，煮沸即可。

•功效　清热利尿、消暑止渴、祛瘀降压。

甜瓜——盛夏消暑解渴的珍品

《本草纲目》认为甜瓜能"止渴、除烦热、利小便"。

◇别　　名　　甘瓜、香瓜、果瓜、熟瓜。
◇来　　源　　为葫芦科植物甜瓜的果实。
◇主要产地　　全国各地均有。
◇性　　味　　性寒，味甘。
◇功效主治　　清暑热、解烦渴、利小便。辅助治疗胃疼等症。

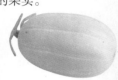

🌿 主要成分

含球蛋白 2.68%，柠檬酸等有机酸、β-胡萝卜素、B族维生素、维生素C等。

📋 选购秘诀

挑选形状均衡的甜瓜，没有缺口、瘀伤、切口或是污点。检查网格下的表皮颜色，应该是闪亮的金黄色。买表皮光滑，形状较圆的甜瓜。它不像其他的瓜有藤，它成熟时就会裂开，尾部也很光滑。挑选较沉的甜瓜，这标志着汁多。确保甜瓜有诱人的芳香。

👍 药用价值

• 清暑热、解烦渴　甜瓜可消暑清热、生津解渴、除烦等。
• 催吐　甜瓜蒂含有苦毒素、葫芦素B、葫芦素E等结晶性苦味质，能刺激胃黏膜，内服适量，可致呕吐，且不为身体吸收，而无虚脱及身体中毒等症状。

· **杀虫**　现代研究发现，甜瓜子有驱杀蛔虫、丝虫等作用，可广泛用于治疗虫积病症。

储存要点

成熟的甜瓜存放于冰箱，直到食用为止。太硬的甜瓜可多放几天，直到它变软，绿色变为金黄色。

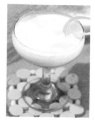

用法用量

生食，也可煎、炒、煮等，每餐100 ～ 150克。

使用禁忌

脾胃虚寒、腹胀便溏者忌服。

保健应用

◀ **甜瓜茶**

【原料】甜瓜250克，冰糖25克，绿茶1克。

【做法】甜瓜洗净，切成薄片，与绿茶一起放入锅中，加入适量的清水，开大火煮沸，之后再转小火续煮约25分钟，起锅前根据个人口味加入适量的冰糖即可。

· **功效**　清暑热、解烦渴。

哈密瓜——好吃又营养的消暑甜品

《本草纲目》："止渴、除烦热、利小便、通三焦团壅塞气、治口鼻疮。"

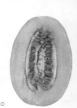

◇别　　名　甘瓜、果瓜、熟瓜。
◇来　　源　新疆产哈密瓜的全果。
◇主要产地　新疆、甘肃等。
◇性　　味　性寒，味甘。
◇功效主治　清暑热、解烦渴、利小便。
辅助治疗暑热烦渴、小便不利、暑热下痢。

🌿 主要成分

　　哈密瓜不但风味佳，而且富有营养。据分析，哈密瓜的干物质中，含有 4.6% ~ 15.8% 的糖分、纤维素 2.6% ~ 6.7%，还有苹果酸、果胶物质、维生素 A、B 族维生素，维生素 C，烟酸以及钙、磷、铁等元素。

📋 选购秘诀

　　用鼻子嗅瓜，一般有香味，即成熟度适中；无香味或香味淡薄的则成熟度较差，可放些时间后食用。挑瓜时可用手摸一摸，瓜身坚实微软，成熟度适中。太硬则不太熟，太软则成熟过度。

🍃 药用价值

• 清热解暑　哈密瓜能清热解暑、生津止渴、除烦利尿，可用于暑热烦闷、食少口渴、热结膀胱、小便不利等病症。

• 催吐作用 哈密瓜的瓜蒂具有催吐作用，能催吐胸膈痰涎及宿食，内服适量，可致呕吐以救食物中毒。

🗑 储存要点

哈密瓜应轻拿轻放，不要碰伤瓜皮，受损伤的哈密瓜很容易变质腐烂，不能储藏。

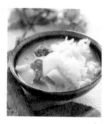

☕ 用法用量

生食、绞汁，或加工成蜜饯食用，每次90克。

🍴 使用禁忌

哈密瓜含糖较多，糖尿病人应慎食。哈密瓜性凉，不宜吃得过多，以免引起腹泻。患有脚气病、黄疸、腹胀、便溏、寒性咳喘及产后、病后的人也不宜食用。

📖 保健应用

◀ 山竹哈密瓜汁 ▮▮▮

【原料】山竹2个，哈密瓜300克，大豆卵磷脂1匙（约10克）。

【做法】山竹去皮、去子，哈密瓜去皮、去子、切小块。三种材料放入果汁机中，加冷开水200毫升，拌匀即可。

• 功效 益智醒脑、改善健忘。

甘蔗——含铁丰富的"补血良果"

《本草再新》："和中清火，平肝健脾，生津止渴，治吐泻、疟、痢，解疮火诸毒。"

◇别　　名　属蔗、干蔗、接肠草、竿蔗、糖梗。
◇来　　源　为禾本科植物甘蔗的茎秆。
◇主要产地　广东、广西、福建、台湾、安徽、江西、浙江、湖南、湖北、四川、云南等地均有。
◇性　　味　性寒，味甘。
◇功效主治　消热生津、下气润燥。辅助治疗热病津伤、心烦口渴、反胃呕吐、肺燥咳嗽、大便燥结等症。

主要成分

每100克可食部分中，含水分84克，蛋白质0.2克，脂肪0.5克，碳水化合物12克，钙8毫克，磷4毫克，铁1.3毫克。同时蔗汁中含多种氨基酸，有天门冬素、天门冬氨酸、谷氨酸、丝氨酸、丙氨酸、缬氨酸、亮氨酸、正亮氨酸、赖氨酸等。

选购秘诀

茎秆粗硬光滑、富有光泽、表面呈紫色、挂有白霜、无虫蛀孔洞、果肉洁白、质地紧密、富含汁液、有清爽气息者为佳。

药用价值

• **强身健体** 中医认为，甘蔗入肺、胃二经，具有清热、生津、下气、润燥、补肺益胃等功效。且甘蔗还可治疗因热病引起的伤津、心烦口渴、反胃呕吐、肺燥引发的咳嗽气喘。

• **补血** 养血甘蔗中的钙、磷、铁等无机元素的含量也较高，其中铁的含量特别多，每千克的甘蔗中含 9 毫克，居水果之首，因此甘蔗素有"补血果"的美称。

储存要点

可置于低温处保存，注意防菌。

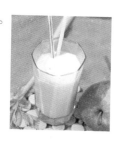

用法用量

内服：甘蔗汁，60 ~ 120 克。
外用：捣敷。

使用禁忌

脾胃虚寒者慎服。

保健应用

◀北沙参甘蔗汁

【原料】鲜石斛 12 克，玉竹 9 克，北沙参 15 克，麦冬 12 克，山药 10 克，甘蔗汁 250 克。

【做法】前 5 味水煎取汁，甘蔗榨汁，将两种汁混合在一起，搅拌均匀即可。

• **功效** 润肺止咳、养胃生津。

橙子——开胃消食、生津止渴

《纲目拾遗》："橙饼：消顽痰、降气、和中、开胃；宽膈，健脾，解鱼、蟹毒、醒酒。"

◇别　　名　橙、黄橙、金橙、金球、鹄壳。
◇来　　源　为芸香科植物香橙的果实。
◇主要产地　江苏、浙江、安徽、江西、湖北、湖南、四川、云南、贵州等地均有栽培。
◇性　　味　性凉，味酸。
◇功效主治　止呕恶、宽胸膈、消瘿、解酒，辅治感冒咳嗽等症。

🌿 主要成分

橙子含橙皮苷、柠檬酸、苹果酸、琥珀酸、糖类、果胶和维生素等。又含挥发油 0.1% ~ 0.3%，其主要成分为牛儿醛、柠檬烯，挥发油中含萜、醛酮、酚、醇、酯及香豆精类等成分 70 余种。

🍊 选购秘诀

挑选橙子时，越重的代表橙汁越多，外皮颜色越深代表越熟，糖分也越高。

🍊 药用价值

•增强身体抵抗力　橙子中含有的橙皮苷，可降低毛细血管脆性，防止微血管出血。同时橙子还含有丰富的维生素 C、维生素 P 及有机酸，对人体新陈代谢有明显的调节和抑制作用，可有效增强身体抵抗力。

• 止咳化痰 橙皮性味甘、苦而温，其止咳化痰功效胜过陈皮，是治疗感冒咳嗽、食欲不振、胸腹胀痛的良药。

储存要点
置于阴凉干燥处保存。

用法用量
生食、绞汁或制成罐头食用，每餐 2 个为宜。

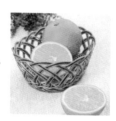

使用禁忌
疟寒热者禁食。

保健应用

◀ 橙子蟹肉膏 ∥

【原料】净蟹膏肉 300 克，鸡蛋 3 个，猪肥膘肉、荸荠各 30 克，橙子 8 个，姜末、胡椒粉、盐、味精、料酒少许。

【做法】将橙瓤挖出，留部分橙肉。猪肥膘肉余熟、切丁，荸荠切丁。蟹肉、肉丁、荸荠丁，加鸡蛋液、姜末、胡椒粉、精盐、味精、料酒拌好，分 10 份装入橙内，用橙皮盖住蒸 30 分钟即可。

• 功效 开胃消食、理气化痰、补益身体。

柚子——"天然水果罐头"

《日华子本草》："治妊孕人食少并口淡，去胃中恶气。消食，去肠胃气。解酒毒，治饮酒人口气。"

◇别　　名　雷柚、胡柑、香抛、霜柚、文旦。
◇来　　源　芸香科常绿果树柚的果实。
◇主要产地　主产于我国南方地区，以广东的沙田柚为上品。
◇性　　味　性寒，味甘、酸。
◇功效主治　健脾、止咳、解酒。柚子可辅治咳喘、气郁胸闷、腹冷痛、食滞等。柚皮味辛、苦、甘，性温，可化痰、止咳、理气、止痛。

主要成分

柚子营养价值很高，含有丰富蛋白质、糖类、有机酸、维生素 A 原、维生素 B_1、维生素 B_2、维生素 C、维生素 P、钙、磷、镁、钠等营养成分，其中，每 100 克柚肉含维生素 C57 毫克，比梨高 10 倍，含钙 519 毫克，大大超过其他水果。

选购秘诀

挑柚子最好选上尖下宽的标准型，表皮必须薄而光润，色泽呈淡绿或淡黄，手感偏重者为佳。

药用价值

• **降低胆固醇** 柚子中含有高血压患者必需的天然微量元素钾，几乎不含钠，是患有心脑血管病及肾脏病患者最佳的食疗水果。柚子中含有大量的维生素 C，能降低血液中的胆固醇。

储存要点

阴凉干燥处保存。

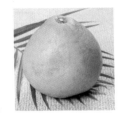

用法用量

生食或绞汁，每次 50 克。

使用禁忌

不能同抗过敏的药物一起吃。

保健应用

◀蜂蜜柚子茶▮

【原料】柚子 2 个，白糖 80 克，蜂蜜 200 毫升。

【做法】将柚子在热水中浸泡 5 分钟左右，并洗净擦干，用削皮器将表皮金色部分削下，并切成约 1 毫米宽、4 厘米长的细条，将果肉剥出，去除核及薄皮，用搅拌机打碎，如果喜欢吃果肉，可以直接用勺子捣碎；将白糖、蜂蜜、刚才切好的柚子皮一起加到捣碎的果肉中搅拌均匀。装瓶冷藏，大概 1 个星期就可以吃了，不过储存时间越久，味道就越好。

• **功效** 化痰止咳。

枇杷——润肺、止渴、下气佳果

《本草纲目》记载"枇杷能润五脏、滋心肺。"

◇别　　名　芦橘、芦枝、金丸、炎果。
◇来　　源　为蔷薇科植物枇杷的果实。
◇主要产地　福建、四川、陕西、湖北、浙江等地均产。
◇性　　味　性凉，味甘、酸。
◇功效主治　润肺、止渴、下气。
辅治肺痿、咳嗽、吐血、衄血、
燥渴、呕逆等症。

主要成分

　　果实含水分90.26%，总氮2.15%，碳水化合物67.30%，其中还原糖占71.31%，戊聚糖3.74%，粗纤2.65%。果肉含脂肪、糖、蛋白质、纤维素、果胶、鞣质、灰分（钠、钾、铁、钙、磷）及维生素 B_1 和维生素C，又含隐黄素、β-胡萝卜素等色素。果酱含葡萄糖、果糖、蔗糖、苹果酸。

选购秘诀

　　我国的枇杷按果肉颜色分为白沙、赫红沙两类。白沙味甜似蜜，香味浓郁优于红沙，常见的白沙品种如"照钟种""清钟""白梨""早黄白沙"和"软条白沙"，其中后两种为白沙枇杷之上乘之品。

🍃 药用价值

• 增强免疫　枇杷鲜果肉中含有的苦杏仁苷，仅次于杏仁的含量，是抗癌的有效物质。另外，还含有适量的有机酸，能够刺激消化腺的分泌，增进食欲，帮助消化，还能止渴、解暑等。

• 强身健体　枇杷的果实与叶片均有药用价值，但相比较而言，叶片的药用功能更为广泛。

🍵 储存要点

置于阴凉干燥处保存。

☕ 用法用量

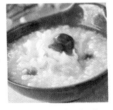

生食为主，也可加工成果酒、罐头、果酱等。每次 1 ~ 2 个。

✋ 使用禁忌

多食助湿生痰，脾虚滑泄者忌之。枇杷仁有毒，不可食用。枇杷含糖量高，糖尿病患者忌食。

🗂 保健应用

◀ 枇杷西米粥 🎐

【原料】枇杷 6 个，西米 50 克，白糖 100 克。

【做法】将枇杷洗净，外皮剥去，果肉取出，备用。西米洗净，将二者同入锅中，加入适量清水煮成粥，起锅前，根据个人口味调入适量的白糖即可。

• 功效　润肺止咳。

香蕉——让人快乐的智慧之果

《本草纲目》中说："生食可以止渴润肺，通血脉，填骨髓，合金疮，解酒毒。"

◇别　　名　蕉子、蕉果。
◇来　　源　为芭蕉科植物甘蕉的果实。
◇主要产地　分布广西、广东、云南、福建、海南岛、台湾、四川等地。
◇性　　味　性寒，味甘。
◇功效主治　清热、润肠、解毒。
治热病烦渴、便秘、血痔。

主要成分

果实含淀粉、蛋白质、脂肪、糖分、灰分、维生素A、B族维生素、维生素C等，并含少量5-羟色胺、去甲肾上腺素、二羟基苯乙胺、叶含少量鞣质及纤维素。

选购秘诀

以果肉黄白色、闻之清香、味甜软糯、无涩味者为佳。

药用价值

• 修复、抑制作用　香蕉含有血管紧张素转化酶抑制物质，可抑制血压升高，另对某些药物诱发的胃溃疡有胃壁修复作用。

• 安心宁神　香蕉中可以产生一种快乐激素，使大脑获得快感，更容易接受外界美好的事物。

• 减肥瘦身　香蕉几乎含所有的维生素和矿物质，是一种含食物纤维丰富的低热量水果。

🖊 储存要点

香蕉不宜放在冰箱中存放，在 12 ~ 13℃即能保鲜，温度太低，反而不好。

☕ 用法用量

香蕉是我国南方的主要水果之一，除鲜食外，还可加工成罐头、蕉汁、蕉酒。每天 1 ~ 2 根。

✋ 使用禁忌

胃酸过多者不宜吃，胃痛、消化不良、腹泻者亦应少吃。因其含钾丰富，患有慢性肾炎、高血压、水肿者尤应慎食。肾功能不佳者也要少吃。香蕉与芋头不宜同食。

📁 保健应用

◀ 香蕉薯泥

【原料】香蕉 1 根，马铃薯 1 个，草莓 10 个，蜂蜜适量。

【做法】香蕉去皮，用汤匙捣碎。马铃薯洗净、去皮，移入电饭锅中蒸至熟软，取出压成泥状，放凉备用。将香蕉泥与马铃薯泥混合，摆上草莓，淋上蜂蜜即可。

• 功效　强身健体。

山楂——消食健胃好帮手

《日用本草》："化食积，行结气，健胃宽膈，消血痞气块。"

◇别　　名　映山红果、酸查。
◇来　　源　为蔷薇科植物山楂或野山楂的果实。
◇主要产地　北山楂主产山东、河北、河南、辽宁等省；
南山楂主产江苏、浙江、云南、四川等地。
◇性　　味　性微温，味酸、甘。
◇功效主治　消食化积、行气散瘀。
辅治肉食积滞、胃脘胀满、泻痢腹
痛、瘀血经闭、产后瘀阻、心腹刺痛、
疝气疼痛、高脂血症。

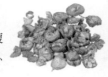

主要成分

含表儿茶精、槲皮素、金丝桃苷、绿原酸、山楂
酸、柠檬酸、苦杏仁苷等。

选购秘诀

北山楂以个大、皮红、肉厚者为佳；南山楂以个
匀、色红、质坚者为佳。

药用价值

• 增加胃中消化酶的分泌　山楂能增加胃中消化酶的
分泌，入胃后能增强酶的作用，促进肉类消化，又有
收敛作用，对痢疾杆菌有较强的抑制作用。并有降血

压、强心、扩张血管以及降低胆固醇的作用，适用于动脉硬化性高血压，又能收缩子宫，治产后腹痛。

• 促进食欲　对消除油腻、肉积尤为适用，也可用于胃酸缺乏症，对于小儿伤乳之消化不良、食欲缺乏，效果也好。

◆ 储存要点

置通风干燥处，防蛀。

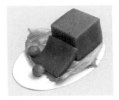

用法用量

可生食或做糕点食用。煎服10 ～ 15 克，大剂量 30 克。

使用禁忌

脾胃虚弱者慎服。胃酸过多，有吞酸、吐酸者需慎用山楂，胃溃疡患者也应慎用。

保健应用

◀ 山楂糕

【原料】山楂 850 克，冰糖 250 克，鱼胶粉 25 克。

【做法】山楂洗净切开；锅内放水，加入山楂、冰糖，小火慢慢熬煮，煮到山楂变软后，把煮好的山楂放料理机里打碎成末；鱼胶粉用少许温水搅匀；把打好的山楂泥继续回锅煮开，倒入鱼胶粉搅匀煮开，关火，把山楂泥放保鲜盒，凉凉后即可食用，。

• 功效　活血化瘀。

荸荠——甘甜的"地下雪梨"

《本草求真》记载，它"味甘性寒"，具有"破积攻坚、止血、止痢、解毒、发痘、清色醒酒"之功效。

◇别　　名　水芋、乌芋、乌茨、马蹄、黑山棱、红慈姑、马薯。
◇来　　源　为莎草科植物荸荠的球茎。
◇主要产地　我国大部地区均产。
◇性　　味　性寒，味甘。
◇功效主治　清热生津、化痰明目、消积。

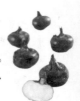

辅治温病消渴、咽喉肿痛、口腔炎、黄疸、热淋、高血压、肺热咳嗽等症。

主要成分

含一种不耐热的抗菌成分——荸荠英。另外还含有水分68.52%，淀粉18.75%，蛋白质2.25%，脂肪0.19%，灰分1.58%。

选购秘诀

以个大、肥嫩者为佳。

药用价值

• 促进新陈代谢　荸荠中的含磷量是根茎蔬菜中最高的，能促进人体生长发育和维持生理功能，对牙齿骨骼的发育有很大好处，同时可促进体内的糖、脂肪、蛋白质三大物质的代谢，调节酸碱平衡。

•抑菌抗癌 英国在对荸荠的研究中发现了一种抗菌成分——"荸荠英"。这种物质对金黄色葡萄球菌、大肠杆菌、产气杆菌及绿脓杆菌均有一定的抑制作用，对降低血压也有一定效果。

储存要点

置于低温下保存。

用法用量

可煮汤、做菜，可做成各种美味佳肴，每餐 10 个。

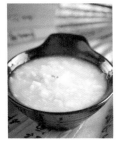

使用禁忌

荸荠属于生冷食物，对脾肾虚寒和有血瘀的患者不太适合。

保健应用

◀荸荠豆腐汤

【原料】荸荠 60 克，香菇 30 克，嫩豆腐 400 克，葱花 9 克，油、盐、胡椒粉、味精各适量。

【做法】将香菇洗净，温水发开，去蒂切丝（保留香菇水）；将豆腐切成小块状；将荸荠洗净削皮，并切成小片，取香菇、荸荠、豆腐一起置入锅中煮汤，汤沸后加入油、盐、胡椒粉、味精，再放入葱花，煮片刻即可。

•功效 和胃健脾。

梨——润肺止咳的最佳果品

《本草纲目》第三十卷有翔实的记载：梨有止渴、生津、祛热消暑、化痰润肺、止咳平喘、滋阴降火、凉心解毒等功效。

◇别　　名　快果、果宗、玉乳、蜜父。
◇来　　源　主要为蔷薇科植物白梨、沙梨、秋子梨等栽培种的果实。
◇主要产地　分布于我国东北及河北、山东、山西、陕西、甘肃等地。
◇性　　味　性凉，味甘、微酸。
◇功效主治　生津润燥、清热化痰。辅治热病津伤烦渴、消渴、热咳、痰热惊狂、噎膈、便秘等症。

主要成分

沙梨果实含苹果酸、柠檬酸、果糖、葡萄糖、蔗糖等。白梨果实含蔗糖、果糖等。

选购秘诀

以表皮光滑、无孔洞虫蛀、无碰撞的果实为佳。

药用价值

•软化血管　梨水分充足，富含多种维生素、矿物质和微量元素，能够帮助器官排毒、净化，还能软化血管、促进血液循环和钙质的输送，维持机体的健康。

• **养血生肌**　中医认为梨有生津止渴、止咳化痰、清热降火、养血生肌、润肺去燥等功效，尤其对肺热咳嗽、小儿风热、咽干喉痛、大便燥结病症较为适宜。

• **降低血压**　梨还具有降低血压、清热镇痛的作用，高血压病患者如有头晕目眩、心悸耳鸣，经常吃梨可减轻此症状。

储存要点

防腐、防褐变为主要目标。

用法用量

以鲜食为主，亦可煮、烤、蒸、烧、泡等，每天 1 个。

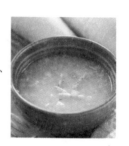

使用禁忌

脾虚便溏及寒嗽者忌服。

保健应用

◀ **茯苓贝梨**

【原料】茯苓 15 克，川贝母 10 克，梨 1000 克，蜂蜜 500 克，冰糖适量。

【做法】将茯苓洗净，切成小方块；川贝母去杂、洗净；梨洗净、去蒂把、切成丁；将茯苓、川贝母放入铝锅中加适量水，用中火煮熟，再加入梨、蜂蜜、冰糖继续煮至梨熟，出锅即成。

功效　润肺止咳、清化热痰、增白养颜。

杏——止渴生津、清热去毒

《本草纲目》中列举杏仁的三大功效：润肺，清积食，散滞。清积食是说杏仁可以帮助消化、缓解便秘症状。

◇别　　名　甜梅。
◇来　　源　为蔷科植物杏或山杏的果实。
◇主要产地　主产河北、山东、山西、河南、陕西、甘肃、青海、新疆、辽宁、吉林、黑龙江、内蒙古、江苏、安徽等地。
◇性　　味　性微温，味甘、酸。
◇功效主治　止渴生津、清热去毒。

主要成分

杏的营养成分极为丰富，内含较多的糖、蛋白质，还含有钙、磷，其含量均超过梨。另含柠檬酸、苹果酸、儿茶酚、黄酮类、糖类、杏仁油及各种氨基酸。杏内含有的维生素 A，在果品中仅次于杧果。

选购秘诀

选择颜色均匀、颗粒完整、不太坚硬的果实。

药用价值

•软化血管　中医认为，杏有止咳、平喘、润肠、通便之功效。特别是老人，经常吃杏能使老人健壮、心力不倦，并能滋阴生津、宽中下气、软化血管、预防老年痴呆等，实属滋补良药。

•**强身健体** 杏能防癌、抗癌，经常食用具有保健作用。现代医学研究认为杏的营养价值很高，钙、磷、铁、蛋白质、维生素的含量在水果中都是较高的，并含有较多的抗癌物质，经常适量吃杏、杏干或杏仁，对防癌保健十分有益。同时杏所含的维生素 A 和 β —胡萝卜素有养肝明目、缓解眼睛疲劳的作用。

📝 储存要点

在阴凉通风条件下可存放 1 周，
也可以放入冰箱中储存。

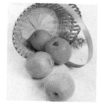

☕ 用法用量

生吃或制成罐头，每次 50 克。

✋ 使用禁忌

杏子性微温，易致热生疮，平素有内热者慎食。

📁 保健应用

◀ 冰糖杏肉 🍴

【原料】杏 200 克，冰糖 30 克，吉士粉 5 克。

【做法】熟透的杏洗干净，晾干水分后放到搅碎机里搅成糊。吉士粉加少许清水稀释备用。锅里放水约 100 毫升，放冰糖开中火炒至糖发黏冒大泡泡后倒入杏糊继续炒制。待杏酱发黏倒入吉士粉水略炒即可。

•功效 祛痰止咳、平喘、润肠。

木瓜——具有极高营养价值的万寿之果

《食疗本草》："治呕畹风气，吐后转筋，煮汁饮之。"

◇别　　名　乳瓜、番瓜、文冠果。
◇来　　源　为蔷薇科木瓜属木瓜的果实。
◇主要产地　主要产于我国南方各地。
◇性　　味　性温、味酸。
◇功效主治　消食健胃、舒筋通络。
辅治脾胃虚弱、食欲不振、乳汁缺少、
关节疼痛、肢体麻木等症。

主要成分

果实含有丰富木瓜酶、维生素C、B族维生素、钙、磷及矿物质，还含有丰富的胡萝卜素、蛋白质、钙盐、蛋白酶、柠檬酶等。

选购秘诀

青木瓜很好挑选，皮要光滑，青色要亮，不能有色斑。熟木瓜要挑手感很轻的，这样的木瓜果肉比较甘甜。

药用价值

• 健脾消食　木瓜有健脾消食的作用。木瓜中的木瓜蛋白酶，可将脂肪分解为脂肪酸。

• *消化蛋白质* 木瓜中含有一种酵素，能消化蛋白质，有利于人体对食物进行消化和吸收。

🗜 储存要点

成熟的木瓜果肉很软，不易保存，购回后要立即食用。

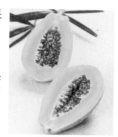

☕ 用法用量

木瓜以鲜食为主，未熟的果可当成蔬菜来吃或腌食，也可制成饮料、糖浆、果胶、冰激淋、果脯、果干等。每餐 100 克左右。

🥄 使用禁忌

木瓜中含有的番木瓜碱，对人体有小毒，每次食用量不宜过多。

📁 保健应用

◀ 木瓜炖鱼汤

【原料】青木瓜半个（150 克），鲜鱼 1 尾，水 4 碗，盐少许。

【做法】先将木瓜洗净、切块，再放入水中熬汤，先以大火煮滚，再转小火炖约半小时；将鱼宰杀、切块、洗净，与木瓜一起煮至熟，起锅前，加少许盐即可。

●**功效** 美容丰胸。

大枣——中药里的综合维生素

《本草再新》："补中益气，滋肾暖胃，治阴虚。"

◇别　　名　干枣、美枣、良枣、红枣。
◇来　　源　为鼠李科植物枣的成熟果实。
◇主要产地　主产于河北、河南、山东、四川、贵州等地。
◇性　　味　性温，味甘。
◇功效主治　补脾和胃、益气生津、
调营卫、解药毒。辅治胃虚食少、
脾弱便溏、气血津液不足、营卫不和、
心悸怔忡。

主要成分

含光千金藤碱、大枣皂苷、胡萝卜素、维生素C等。

选购秘诀

以光滑、油润、肉厚、味甜、无霉蛀者为佳。

药用价值

• 提高人体免疫力，抑制癌细胞　研究发现，大枣能促进白细胞的生成，降低血清胆固醇，提高人血白蛋白，保护肝脏。大枣中还含有抑制癌细胞，使癌细胞向正常细胞转化的物质。

• 预防胆结石　经常食用鲜枣的人很少患胆结石。鲜枣中丰富的维生素C，可使体内多余的胆固醇转变为胆汁酸。

• **防治骨质疏松和贫血**　大枣中富含钙和铁，对防治骨质疏松和贫血有重要作用。对中老年人更年期经常会有的骨质疏松、生长发育高峰期的青少年和女性贫血，大枣都有十分理想的食疗作用。

🖊 储存要点

用木箱或麻袋装，置于干燥处，防蛀、防霉、防鼠咬。

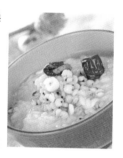

☕ 用法用量

生食或煎服，10 ～ 30 克。

🍂 使用禁忌

龋齿疼痛、腹部胀满、便秘、消化不良、咳嗽、糖尿病等患者不宜常用。

📁 保健应用

◀ 红枣莲子汤

【原料】莲子 50 克，大枣 7 枚，白糖半匙。

【做法】将大枣用开水泡发，再剥去外皮。莲子泡发，去除莲心，放入锅中备用；在锅中加入两大碗水，用文火炖 1 小时左右，至大枣烂熟。最后再放入半匙白糖，调味食用。

• **功效**　补中益气、滋养强身、养血安神。

葵花子——备受推崇的健康坚果

《本草纲目》及各大中药辞典记载，具有清肺、化痰、止咳、润肠、通便等功效。

◇别　　名　瓜子、葵子、向日葵子、太阳花子。
◇来　　源　为菊科植物向日葵的种子。
◇主要产地　我国各地均栽培。
◇性　　味　性平，味甘。
◇功效主治　补血、安神、滋阴、止痢、透疹、防病抗衰老，对于血痢、痈肿有一定的疗效。

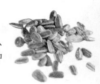

主要成分

葵花子含有丰富的植物油脂、脂肪、胡萝卜素、麻油酸等，并含有蛋白质、糖、多种维生素，以及铁、锌、镁等多种微量元素。

选购秘诀

以粒大、均匀、饱满、壳面有光泽的为佳。

药用价值

•护心血管健康　葵花子的亚油酸可达 70%，有助于降低人体的血液胆固醇水平，有益于保护心血管健康。

•防止细胞衰老　葵花子维生素 E 的含量特别丰富，每天吃一把葵花子，就能满足人体一天所需要的维生素 E，这对安定情绪、防止细胞衰老、预防成人疾病都有好处。

🔖 储存要点

置于通风干燥处保存，防潮、防霉、防虫蛀。

☕ 用法用量

生食或炒熟使用，每餐 80 克。

✋ 使用禁忌

患有肝炎的病人最好不要吃瓜子，因为它会损伤肝脏，引起肝硬化或脂肪肝。葵花子蛋白质具有抑制睾丸成分，育龄男性不宜多食。

📁 保健应用

◀ 多味葵花子

【原料】葵花子 1000 克、大料 18 克、桂皮 10 克、麦冬 5 克、甘草 3 克、盐 14 克、白糖 3 克、糖精 1 克、奶油香精 1 克、水适量。

【做法】把大料、桂皮、麦冬、甘草用纱布袋装好，放入锅中煮沸 15 分钟；加入葵花子、糖精、白糖、食盐，并加水，用小火续煮 1 小时，至葵花子胀起，锅里的水也基本烧干为止。在此期间要勤加翻动，最后把煮好的葵花子捞出凉凉或烘干。

● 功效 安神、滋阴、抵抗衰老。

栗子——被誉为"干果之王"

《食物本草》："主益气，厚肠胃，补肾气，令人耐饥。"

◇别　　名　板栗、栗果、大栗。
◇来　　源　为山毛榉科落叶乔木板栗的种仁。
◇主要产地　分布辽宁、山东、山西、河北、河南、江苏、浙江、福建、安徽、江西、湖北、湖南、陕西、甘肃、四川、云南、贵州、广东、广西等地。
◇性　　味　性温，味甘。
◇功效主治　养胃健脾、补肾强筋、活血止血。辅治反胃、泄泻、腰脚软弱、吐衄、便血、金疮、折伤肿痛、瘰疬等症。

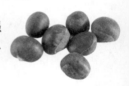

主要成分

果实含蛋白质 5.7%，脂肪 2.0%，碳水化合物 62%，灰分 1.3%，淀粉 25% 及 B 族维生素，脂肪酶。

选购秘诀

以外壳鲜红带褐、颗粒光泽为佳。

药用价值

• 促进生长发育　栗子的蛋白质、脂肪含量较高。此外，它还含有丰富的胡萝卜素，维生素 C，维生素 B_1，维生素 B_2，烟酸等多种营养素以及钙、磷、钾等矿物质，这些物质对人体有良好的营养滋补作用，并对维持机体的正常功能和生长发育有重要意义。

• **抗衰老**　栗子中含有丰富的不饱和脂肪酸和维生素、矿物质，能防治高血压病、冠心病、动脉硬化、骨质疏松等疾病，是抗衰老、延年益寿的滋补佳品。

🗃 储存要点

置于通风干燥处保存。

☕ 用法用量

栗子可以加工制作栗干、栗粉等食品，每餐50克。

✋ 使用禁忌

凡消化不良、湿热内蕴、颜面水肿、风湿疼痛、湿阻气滞者不宜食用。糖尿病人不宜多食。

🍲 保健应用

◀ 栗子小白菜枸杞汤

【原料】枸杞子10克，小白菜250克，栗子50克，高汤、植物油、葱末、盐、味精、白糖各适量。

【做法】将小白菜切段，焯水；锅中倒入植物油，烧至五成热时用葱末炝锅，倒入高汤烧开，放入板栗、枸杞子，加入调料同煮，2分钟后放入小白菜段即可。

• **功效**　益气补虚、防癌抗癌。

核桃仁——营养丰富的长寿果

《本草纲目》记述，核桃仁有"补气养血，润燥化痰，益命门，处三焦，温肺润肠，治虚寒喘咳，腰脚重疼，心腹疝痛，血痢肠风"等功效

◇别　　名　胡桃仁、核仁、胡桃肉。
◇来　　源　为胡桃科植物胡桃的种子。
◇主要产地　主产于河北、北京、山西、山东。
◇性　　味　性温，味甘。
◇功效主治　温补肺肾、定喘润肠。用于肾虚腰痛、脚软、虚寒喘咳、大便燥结。

🌿 主要成分

含脂肪油，主成分为亚油酸、油酸、亚麻酸的甘油酯；另含蛋白质、碳水化合物、α－及γ－维生素 E、维生素 B_2。

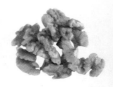

📋 选购秘诀

以表面淡黄、质脆、富油性、微苦的为佳。

🍃 药用价值

• 活血化瘀　核桃仁有抑制血液凝固、活血化瘀、抗过敏、抗炎、微溶血作用，改善肝功能障碍、抑制不正常免疫及不正常抗体产生的作用。

• 防治高血压 核桃仁含不饱和脂肪酸能减少肠道对胆固醇的吸收，促进内源性胆固醇在肝内降解为胆汁酸排出体外，故而可降低胆固醇。

储存要点

置于阴凉干燥处。

用法用量

可生食，内服 10 ~ 30 克。

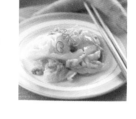

使用禁忌

腹泻者不宜用。

保健应用

◀ 核桃仁肉丁 ▶

【原料】猪肉 150 克，核桃 6 个，黄酱、蛋清、淀粉、花生油、香油、糖、葱、姜、蒜、味精各少许。

【做法】猪肉切丁，加姜末、味精、香油拌匀；核桃去壳取仁，用开水烫后剥去内皮；将肉丁挂上蛋清淀粉糊，放入烧至七成热的花生油中，待肉丁颜色变白便盛入盘中。用余油将核桃仁炸酥，放入肉丁盘里，用锅内余油，放入葱花、黄酱，将白糖兑少许水后下锅，用大火烧至酱色油亮时，倒入肉丁、核桃仁、蒜片、味精，翻炒数下后淋入香油，出锅装盘即成。

● 功效 补脾益肾、健脑增智。

榛子——氨基酸含量极高的坚果

《开宝本草》谓能"益气力，实肠胃，令人不饥，健行。"

◇别　　名　榧子、平榛、山反栗。
◇来　　源　为桦木科植物榛的种仁。
◇主要产地　产于四川、湖北、湖南、江西、浙江等地。
◇性　　味　性平，味甘。
◇功效主治　调中、开胃、明目。辅治盗汗、消渴等症。

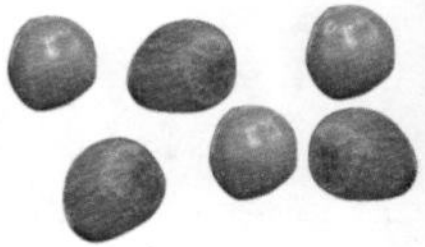

主要成分

榛子营养丰富，果仁中除蛋白质、脂肪、糖类外，还含有胡萝卜素、维生素 B_1、维生素 B_2、维生素 E、矿物质、钙、磷、铁。榛子含有人体所需的 8 种氨基酸，且含量远远高于核桃。

选购秘诀

选购时以个体大而饱满、身干、色泽洁净、光亮者为佳。

药用价值

• 强身健体　中医认为，榛子有补脾胃、益气力、明目护目的功效，并对消渴、盗汗、夜尿频多等肺肾不足之症颇有益处。

● 补养作用　榛子本身富含油脂，其所含的脂溶性维生素易为人体所吸收，对体弱、病后虚羸、易饥饿的人都有很好的补养作用。

● 延缓衰老　它的维生素 E 含量高达 36%，能有效地延缓衰老、防治血管硬化、润泽肌肤。

● 抗癌作用　榛子里包含抗癌化学成分紫杉酚，它是红豆杉醇中的活跃成分，这种药可以治疗卵巢癌和乳腺癌以及其他一些癌症，可延长病人的生命。

储存要点

置于干燥处保存。防霉、防虫。

用法用量

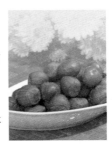

直接食用或加工成榛粉，也可作为糕点的配料。每次 20 颗。

使用禁忌

榛子性滑，泄泻便溏者不宜多食。存放时间较长后不宜食用。

保健应用

◀ 榛子杞子粥

【原料】榛子仁 30 克，枸杞子 15 克，粳米 50 克。

【做法】先将榛子仁捣碎，然后与枸杞子一同加水煎汁，去渣后与粳米同用文火熬成粥即成。

● 功效　养肝益肾、明目丰肌。

杏仁——止咳平喘的常用药

《本草纲目》中列举杏仁的三大功效：润肺，清积食，散滞。

◇别　　名　杏核仁、杏子、木落子、苦杏仁、杏梅仁。
◇来　　源　为蔷薇科植物杏的种子干品。
◇主要产地　主产河北、山东、山西、河南、陕西、甘肃、青海、新疆、辽宁、吉林、黑龙江、内蒙古、江苏、安徽等地。
◇性　　味　性温，味苦。
◇功效主治　祛痰止咳、平喘、润肠。辅治外感咳嗽、肠燥便秘等症。

🌿 主要成分

含苦杏仁苷约3%，脂肪油（杏仁油）约50%，蛋白质和各种游离氨基酸。

📋 选购秘诀

以颗粒均匀、饱满肥厚、味苦、不发油者为佳。

🍃 药用价值

• **降低胆固醇** 杏仁含有丰富的脂肪油，有降低胆固醇的作用。美国研究人员的一项最新研究成果显示，胆固醇水平正常或稍高的人，可以用杏仁取代其膳食中的低营养密度食品，达到降低血液胆固醇并保持心脏健康的目的。因此，杏仁对防治心血管系统疾病有良好的作用。

• 润肺定喘　中医中药理论认为，杏仁具有生津止渴、润肺定喘的功效，常用于肺燥喘咳等患者的保健与治疗。

• 促进皮肤血液循环　杏仁还有美容功效，能促进皮肤微循环，使皮肤红润光泽。

• 减肥　研究发现，甜杏仁中不仅蛋白质含量高，其中的大量纤维可以让人减少饥饿感，这就对保持体重有益。纤维有益肠道组织并且可降低肠癌发病率、胆固醇含量和心脏病的危险。

储存要点

置于通风干燥处，防虫，防霉。

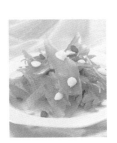

用法用量

内服：煎汤或入丸、散。
外用：捣敷。

使用禁忌

阴虚咳嗽及大便溏泄者忌服。

保健应用

◀ 姜汁杏仁猪肺汤 ▶

【原料】猪肺 250 克，甜杏仁 12 克，生姜汁 2 匙。

【做法】猪肺洗净、切块，甜杏仁洗净，将猪肺与杏仁放在铝锅内加水共煮，将熟时加入生姜汁及食盐少许。

• 功效　温肺、止咳、化痰。

松子仁——强阳补骨、活血美肤

《海药本草》中就有"海松子温胃肠，久服轻身，延年益寿"的记载。

◇别　　名　海松子、新罗松子、红松果。
◇来　　源　为松科植物红松的种子。
◇主要产地　生长于湿润的缓山坡或排水良好的平坦地，多与阔叶树成混交林。分布于东北。
◇性　　味　性温，味甘。
◇功效主治　养颜、润肺、滑肠。辅治风痹、燥咳、吐血、便秘等症。

🌿 主要成分

松子仁富含蛋白质、脂肪、不饱和脂肪酸、碳水化合物、挥发油等多种成分，维生素E的含量很高，而且磷和锰的含量丰富。

📖 选购秘诀

以色泽光亮，呈浅褐色，果仁肉质色白为佳。

🖐 药用价值

• **软化血管的作用**　松子仁中的脂肪成分是油酸、亚油酸等不饱和脂肪酸，有很好的软化血管的作用，是中老年人的理想保健食品。

• **健脑作用**　松子仁中的磷和锰含量丰富，对大脑和神经有补益作用，是学生和脑力劳动者的健脑佳品，对老年痴呆也有很好的预防作用。

• 延缓衰老　松子仁中含有丰富的油脂，有润肠通便的功效，而且可以滋养肌肤，使皮肤细腻柔润，延缓衰老。

储存要点

通风干燥处保存，注意防霉防虫。松子仁不宜存放时间太长，产生变味现象的松子仁更不宜食用。

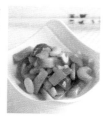

用法用量

作为零食食用，也可搭配在糕点中。每次20克。

使用禁忌

便溏精滑者勿食；有湿痰者亦禁。松子含有丰富的油脂，滋腻性较大，易润滑肠道，所以咳嗽痰多，大便溏泄者不宜多食，此外，过多食用松子易蓄发热毒。胆功能不良者也需慎食。

保健应用

◀松子仁粥

【原料】松子仁50克，粳米50克。

【做法】将大米和松子仁洗净，放入锅中用武火熬煮至沸后，改用文火煮至黏稠，待凉后即可食用。

• 功效　补虚养颜、润肺滑肠。

◀松子糕

【原料】糯米粉 200 克，熟松子仁 50 克，白糖 30 克，香油 20 克。

【做法】将熟松子仁用研磨机打碎；白糖加水小火加热至融化，再和香油混合均匀；糯米粉小火炒干，和松子碎混合均匀，用手搓至没有颗粒，再将混合物压在容器中用力压实后，用小刀划开即可。

● 功效 健脾通便、健脑补脑。

◀松子翡翠

【原料】松子仁 20 克，菠菜叶 200 克，鸡蛋清 100 克。

【做法】将菠菜叶洗净，放入开水中加少许盐烫软；将烫好的菠菜叶放入凉水激一下，挤干水连同蛋清倒入搅拌机中搅碎；锅中倒入少许植物油，烧热后用少许姜末炝锅，然后把菠菜汁倒入翻炒播散，出锅前撒上少许盐，装盘后撒上烤香的松子仁即可。

● 功效 滋阴润肺。

◀松子南瓜

【原料】带皮南瓜 300 克，松子 50 克，酱油、味精、盐、色拉油各适量。

【做法】南瓜带皮切成薄片后，放入有油的煎锅中翻炒，加水、盐稍煮，再放入松子继续翻炒，最后放入酱油、味精炒入味即可。

● 功效 健脑补脑。

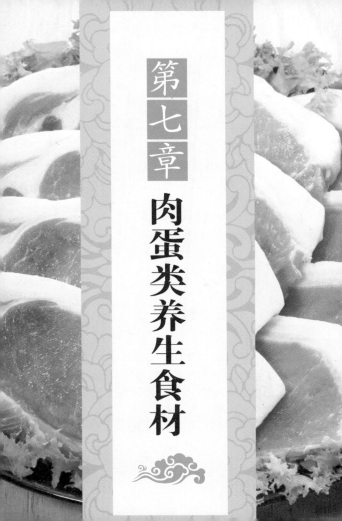

第七章

肉蛋类养生食材

猪肉 ——健脾益气、滋阴润燥

《本草备要》指出，"猪肉，其味隽永，食之润肠胃，生津液，丰机体，泽皮肤，固其所也。"

◇别　　名　豕肉。
◇来　　源　为猪科动物猪的肉。
◇主要产地　我国大部分地区饲养。

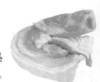

◇性　　味　性平，味甘、咸。
◇功效主治　滋阴、润燥。辅治热病伤津、消渴羸瘦、燥咳、便秘等症。

🌿 主要成分

　　猪肉营养丰富，因部位及肥瘦不同，营养成分含量也有差别。其脂肪含量高于牛肉、羊肉。含蛋白质高达 17%，猪肉还含钙、磷、铁等。

📋 选购秘诀

　　选购猪肉需要注意：是否含有瘦肉精。鉴别猪肉是否含有瘦肉精的简单方法，看该猪肉是否具有脂肪油，如该猪肉在皮下就是瘦肉而无脂肪油，则该猪肉就可能含有瘦肉精。

🍀 药用价值

•补肾养血　猪肉具有补肾养血、滋阴润燥、益气的功能，对于患有燥咳热病、伤津、消渴、羸瘦、贫血、便秘等症的患者多有裨益。

•**改善缺铁性贫血** 猪肉提供的血红素铁（有机铁）和促进铁吸收的半胱氨酸，能有效改善缺铁性贫血。

🗂 储存要点

新鲜食用，或放入冰箱保鲜格中保存。

☕ 用法用量

猪肉可煮汤、红烧、清炒、熘、酱、爆、焖。每餐 80 ～ 100 克。

✋ 使用禁忌

湿热痰滞内蕴者慎服，患风寒及病初愈者忌食。

🗂 保健应用

◀**北沙参炖猪肉**▶

【原料】北沙参、玉竹、百合、山药各 15 克，猪肉 500 ～ 1000 克。

【做法】将猪肉洗净、切块，煮锅上火将所有材料放入其中，加适量水，大火煮沸后转文火炖煮至猪肉熟烂。起锅前加调料调味即可。

•**功效** 润肺止咳、养胃生津。

猪蹄——绝佳"美容食品"

《本草图经》认为可行妇人乳脉，滑肌肤。

◇别　　名　猪脚、猪手。
◇来　　源　为猪科动物猪的脚。
◇主要产地　全国各地均产。
◇性　　味　性平，味甘、咸。
◇功效主治　补虚弱、填肾精、健足膝。辅治失眠、神经衰弱等症。

主要成分

　　现代营养学研究表明，猪蹄中含有较多的蛋白质、脂肪和碳水化合物，并含有钙、磷、镁、铁以及维生素 A、维生素 D、维生素 E、维生素 K 等有益成分。

选购秘诀

　　肉色红润均匀、脂肪洁白有光泽、肉质紧密、手摸有坚实感、外表皮及切面微微湿润、不粘手、无异味的为佳。

药用价值

• 安神宁心　食用猪蹄有利于减轻中枢神经过度兴奋，对焦虑状态及神经衰弱、失眠等也有改善作用。

• 延缓衰老　猪蹄和猪皮中含有大量的胶原蛋白质，它在烹调过程中可转化成明胶。明胶具有网状空间结构，它能结合许多水，增强细胞生理代谢，有效地改善机体生理功能和皮肤组织细胞的储水功能，使细胞得到滋润，保持湿润状态，防止皮肤过早褶皱，延缓皮肤的衰老过程。

📎 储存要点

冰箱冷藏。

☕ 用法用量

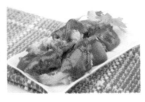

红烧、炖食均可。猪蹄每次 1 只。

🥄 使用禁忌

若作为通乳食品应少放盐、不放味精。晚餐吃得太晚时或临睡前不宜吃猪蹄，以免增加血黏度。由于猪蹄含脂肪量高，有胃肠消化功能减弱的老年人每次不可食之过多。

📁 保健应用

◀金针黄豆煨猪蹄▮▮▮

【原料】金针菜 50 克，黄豆 200 克，猪蹄 200 克，酱油、葱、姜、白糖、精盐皆适量。

【做法】金针菜去根、洗净，黄豆泡发。猪蹄用沸水煮 2 次，弃汤。再把猪蹄、黄豆、调味料一起煨熟，快起锅时加金针菜调味。

•功效 养血通乳、补心明目。

猪肝——适合电脑工作者补血之用

《本草纲目》云："补肝明目，疗肝虚浮肿。"

◇别　　名　猪肉肝。
◇来　　源　为猪科动物猪的肝脏。
◇主要产地　全国各地均有。
◇性　　味　性温，味甘。
◇功效主治　补虚损、健脾胃、补肝壮腰、明目补血。辅治虚劳羸弱、泄泻下痢、消渴、小便频数、小儿疳积、目赤、水肿、脚气。对肝血不足所致的视物模糊不清、夜盲等症。

主要成分

含有维生素 A、维生素 B_2、维生素 B_{12}、叶酸、维生素 C、微量元素硒、胆固醇、铁等。

选购秘诀

以外观色泽鲜红、表面光滑、无杂色斑点、无异味为好。

药用价值

• 防止眼睛干涩　猪肝中的维生素 A 的含量远远高于奶、蛋、肉、鱼等食品，具有维持正常生长和生殖功能的作用，能保护眼睛，维持正常的视力，防止眼睛干涩、疲劳，还能维持健康的肤色，对皮肤的健美具有重要的作用。

• 抑制肿瘤细胞的产生　猪肝中还具有一般肉类食品中缺乏的维生素 C 和微量元素硒，能增强人体的免疫反应，抗氧化、防衰老，并能抑制肿瘤细胞的产生。

• 补血　猪肝中铁质丰富，是补血食品中最常用的食物，食用猪肝可调节和改善贫血病人造血系统的生理功能。

储存要点

放入冰箱保鲜格中保存。

用法用量

煮食、炒食、煲汤。每餐 50 克。

使用禁忌

不宜与维生素 C、抗凝血药物、左旋多巴、帕吉林等药物同食。

保健应用

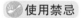

◀ 当归猪肝汤

【原料】当归 15 克，胡椒、红花、肉桂各 9 克，猪肝 1 个。

【做法】将当归、胡椒、红花、肉桂洗净，放入砂锅内，加清水适量，置于火上，煮 1 小时后去渣取汁。把猪肝洗净，切成片。煮锅放入药汁和猪肝片，兑水适量，置于火上，煮 20 分钟后即可。

• 功效　温经散寒、暖肾回阴。

猪血——最佳的补血益气"液态肉"

《本草纲目》："清油炒食，治嘈杂有虫。"

◇别　　名　血豆腐、猪血肠。
◇来　　源　为猪科动物猪的血。
◇主要产地　全国各地均出产。
◇性　　味　性平，味咸。
◇功效主治　利肠通便、强身健体。
辅治头风眩晕、中满腹胀、宫颈糜
烂等症。

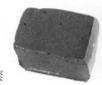

主要成分

含水分、蛋白质、脂肪、碳水化合物、灰分、钙、磷、铁等。

选购秘诀

选择正规加工厂出产的，购买时要注意保质期，观察猪血表面没有异常白斑或异常凝固状物，没有异常臭味的为佳。

药用价值

• 强身健体　猪血中含有钴、铁等多种微量元素，并含有维生素 K。猪血中含有人体需要的多种微量元素，对营养不良、肾脏疾患、心血管疾病和病后的调养都有益处。
• 利肠通便　猪血具有利肠通便的作用，可以清除肠中的沉渣浊垢，对尘埃及金属微粒等有害物质具有净化作用，可避免人体内产生积累性中毒，是人体污物的"清道夫"。

储存要点

在低温下保存。

用法用量

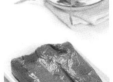

可煮食、炖食、炒食，每餐50克。

使用禁忌

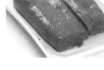

高胆固醇症、肝病、高血压症和冠心病患者应少食。

保健应用

◀猪血鱼片粥▶

【原料】猪血500克，鲩鱼肉250克，干贝25克，粳米、腐竹、姜丝、葱花、料酒、酱油、精盐、胡椒粉、香油适量。

【做法】将猪血洗净、切块。鲩鱼肉洗净，切薄片，放入碗内，加入料酒、酱油、姜丝拌匀。干贝泡软，撕碎，粳米淘洗，腐竹浸软，撕碎。锅置火上，放入清水、粳米、干贝、腐竹，熬煮至粥将成时，加入猪血，煮至粥成，再放入鲩鱼片、精盐，再沸时撒上葱花、胡椒粉，淋入香油即可。

●功效 补益气血、平肝祛风。

牛肉——最佳补充体力之肉食

《本草拾遗》："消水肿，除湿气，补虚，令人强筋骨、壮健。"

◇别　　名　黄牛肉、水牛肉。
◇来　　源　为牛科动物黄牛或水牛的肉。
◇主要产地　各地均产。
◇性　　味　性平，味甘。

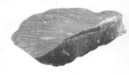

◇功效主治　补脾胃、益气血、强筋骨。辅治消渴、脾弱不运、痞积、水肿、腰膝酸软等症。

主要成分

牛肉所含蛋白质高于猪肉，蛋白质中的氨基酸甚多，而含脂肪较少。同时它还含有胆固醇、维生素 B_1、维生素 B_2，以及钙、磷、铁等成分，营养价值颇高。

选购秘诀

正常牛肉的色泽淡红或深红，切面有光泽，质地坚实，有韧性。灌水牛肉单从外观上看，反而有鲜嫩的感觉，更加好看，但用干纸贴上去，纸很快就会湿透。

药用价值

• 滋补身心　牛肉营养丰富，蛋白质含量比猪肉要高一倍多，所以是病人特别是血管硬化、冠心病、糖尿病患者的食补食疗之佳品。

• **养血补肝** 牛血可治疗血痢、便血、脾胃虚弱、血虚经闭等疾病，牛肝也可养血、补肝、明目。

🗑 储存要点

放入冰箱保鲜格中保存。

☕ 用法用量

牛肉的食法多样，煎、煮、烹、炒、炖均可，其中清炖牛肉的营养比较丰富。每餐80克左右。

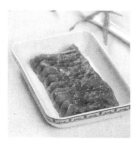

✋ 使用禁忌

患有湿疹、瘙痒症等皮肤病者、肝病、肾病的人应慎食。

📁 保健应用

◀ **姜汁牛肉饭** 🍴

【原料】牛肉150克，粳米200克，姜汁、酱油、植物油各适量。

【做法】将牛肉洗净，切碎，放入碗内，加姜汁，拌匀后，放酱油、植物油，再拌匀；将粳米淘净，上笼用武火蒸40分钟，将姜汁牛肉倒在饭面上，继续蒸15分钟即成。

• **功效** 补中益气、强筋健骨。

羊肉——冬季最佳补气菜肴

《本草纲目》中说："羊肉能暖中补虚，补中益气，开胃健身，益肾气，养胆明目，治虚劳寒冷，五劳七伤"。

◇别　　名　山羊肉或绵羊肉。
◇来　　源　为牛科动物山羊或绵羊的肉。
◇主要产地　全国各地均有。
◇性　　味　性温，味甘。
◇功效主治　益气补虚、温中暖下。

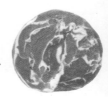

辅治虚劳羸瘦、腰膝酸软、产后虚冷、腹痛、寒疝、中虚反胃等症。

🌿 主要成分

瘦肉含水分、蛋白质、脂肪、碳水化合物、灰分、钙、磷、铁，以及硫胺素、核黄素、烟酸、胆甾醇等。

📋 选购秘诀

正常羊肉的肉质色泽淡红，肌肉发散、肉不粘手、质地坚实。老羊肉色深红，肉质较粗。

👍 药用价值

• **补血养血** 羊血含蛋白质16.4%，主要为血红蛋白，其次为血清蛋白，血清球蛋白和少量纤维蛋白。可用于吐血、肠风痔血、妇女崩漏、产后出血晕、外伤出血、跌打损伤等症。

• 补益肾脏　羊奶含丰富脂肪和蛋白质，此外还含有碳水化合物、钙、铁磷、胡萝卜素、维生素A、B族维生素、维生素C等。有滋阴养胃、补益肾脏、润肠通便、解毒的作用。主治虚痨羸瘦、消渴、反胃、呃逆、口疮等症。

• 强身健体　羊骨中含有磷酸钙、碳酸钙、骨胶原等成分。有补肾、强筋的作用，可用于血小板减少性紫癜、再生障碍性贫血、筋骨疼痛、膝软乏力、白浊、淋痛、久泻、久痢等病症。

储存要点

宰杀后低温保存。

用法用量

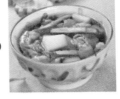

各种方法烹调均可，每餐50克为宜。

使用禁忌

凡外感时邪或内有宿热者忌服。

保健应用

◀ 羊肉萝卜汤

【原料】羊肉500克，萝卜500克，草果2个，甘草3克，生姜5片。

【做法】羊肉洗净、切块，萝卜洗净、切块，所有材料同放锅内煮汤，加少量食盐调味食用。

• 功效　补中健胃、益肾壮阳。

鸡肉——温中益气、补精添髓

《食疗本草》指出，"黑雌鸡，治反胃、腹痛、骨痛、乳痈、安胎"。

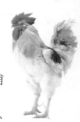

◇别　　名　肉鸡、家鸡。
◇来　　源　为雉科动物家鸡的肉。
◇主要产地　全国各地均饲养。
◇性　　味　味甘、性温。
◇功效主治　温中益气、补精添髓。辅
治虚劳羸瘦、中虚食少、泄泻、消渴、
水肿、小便频数、崩漏、带下、产后乳少、
病后虚弱等症。

🌿 主要成分

　　每 100 克含水分 74 克，蛋白质 23.3 克，脂肪 1.2
克，灰分 1.1 克，钙 11 毫克，磷 190 毫克，铁 1.5 毫
克，硫胺素 0.03 毫克，核黄素 0.09 毫克，烟酸 8 毫
克，维生素 E2.5 克。

📖 选购秘诀

　　健康鸡的鸡冠鲜红而挺直，皮肤白嫩无血线，鸡
肉紧缩而有弹性。

🍗 药用价值

• 强壮身体　鸡肉蛋白质的含量比例较高，而且消化率
高，很容易被人体吸收利用，达到增强体力，强壮身

体的作用。

•安神宁心　鸡肉富含维持神经系统健康、消除烦躁不安的维生素 B_{12}。

储存要点

宰杀后在低温下保存。

用法用量

鸡肉不但适用于热炒、油炸、红酱、熏烤、炖汤，而且适合冷荤凉拌、拼盘。每餐 100 克。

使用禁忌

多吃鸡肉易生痰，因此体胖、患严重皮肤疾病者宜少食或忌食。

保健应用

◀三七汽锅鸡

【原料】柴鸡 1 只，三七粉、盐、胡椒粉、葱段、姜片、鸡精各适量。

【做法】将鸡切块，用凉水浸泡，再用沸水焯透，捞出放入汽锅中。将泡鸡的水倒入锅中，加入盐、胡椒粉、鸡精，稍煮并撇出浮沫，放入葱段、姜片。蒸煮 30 ~ 40 分钟后捞出葱段、姜片，汤中加三七粉即可。

•功效　温中益气、补精添髓、补虚益智、补血养心。

鹅肉——粮农组织列出的绿色食品之一

《本草拾遗》单用鹅肉煮汁饮,治消渴;取鹅肉补脾益胃、止渴。

◇别　　名　家雁肉、舒雁肉。
◇来　　源　为鸭科动物家鹅的肉。
◇主要产地　以华东、华南地区饲养较多。
◇性　　味　性平,味甘。
◇功效主治　益气补虚、和胃
止渴。治虚羸、消渴。

主要成分

鹅肉的一般化学组成(每 100 克),水分 77 克,蛋白质 10.8 克,脂肪 11.2 克,灰分 0.9 克,钙 13 毫克,磷 3.7 毫克。鹅肉的蛋白质含量低于鸭肉,而脂肪和糖类高于鸭肉。

选购秘诀

健康的活鹅,头颈高昂、羽毛紧密、尾巴上翘、肢体有力、胸脯丰满、背部宽阔。

药用价值

•强身健体　鹅肉具有益气补虚、和胃止渴的功能;鹅肉能补益五脏、利肺气,对感冒、慢性支气管炎患者有止渴、平喘、化痰之功效。
•增强机体的免疫　据现代药理研究证明,鹅血中含有较高浓度的免疫球蛋白，对艾氏腹水癌的抑制率达40%以上，可增强机体的免疫功能，升高白细胞，促进淋巴细胞的吞噬功能。

• **缓解咳嗽** 鹅肉可辅助治疗和预防咳嗽病症，尤其对治疗感冒和急慢性气管炎、慢性肾炎、老年浮肿；治肺气肿、哮喘痰壅有良效。

🔲 储存要点

宰杀后在低温下保存。

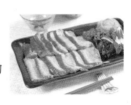

☕ 用法用量

鹅肉煨汤、红烧或凉拌均可。每餐 30 ~ 50 克。

🥄 使用禁忌

凡是湿热内蕴，舌苔黄厚而腻之人忌食。

📁 保健应用

◀ 卤鹅片 🍴

【原料】鹅肉 500 克，老鸡 1 只，猪脚 1 个，八角、桂皮各适量。

【做法】鹅肉洗净，老鸡、猪脚洗净，斩成小块。老鸡、猪脚加适量水入锅烧开，调入调味料后煲 8 小时制成卤汤。放入鹅肉，用文火炖 1 小时，捞出待冷后，切片摆盘即可。

• **功效** 益气补虚、和胃止渴。

鹌鹑——有"动物人参"之美誉

《本草纲目》："肉能补五脏，益中续气，实筋骨，耐寒暑，消结热。"

◇别　　名　鹑鸟、宛鹑、赤喉鹑、红面鹌鹑。
◇来　　源　为雉科动物鹌鹑的肉或全体。
◇主要产地　繁殖于我国东北地区，迁徙
及越冬时，遍布我国东部。
◇性　　味　性平，味甘。
◇功效主治　强身健体。辅治泻痢、疳积、
湿痹。

主要成分

鹌鹑肉主要成分为蛋白质、脂肪、无机盐类，且含有多种氨基酸，胆固醇含量较低。每 100 克鹌鹑肉中蛋白质含量高达 24.3 克，比猪、牛、羊、鸡、鸭肉的蛋白质含量都高（鸡肉蛋白质含量为 19.7%）。

选购秘诀

以肉质新鲜、触之有弹性、无腐烂、变质现象的为佳。

药用价值

• 强筋骨、耐寒暑　中医学认为，鹌鹑味甘，性平，无毒，具有益中补气、强筋骨、耐寒暑、消结热、利水消肿作用。明代著名医学家李时珍在《本草纲目》中曾指出，鹌鹑的肉、蛋有补五脏、益中续气、实筋骨、耐寒暑、消热结之功效。

•**其他作用**　经临床试验，鹌鹑的肉蛋对贫血、营养不良、神经衰弱、气管炎、心脏病、高血压、肺结核、小儿疳积、月经不调病症都有理想的疗效。鹌鹑肉和鹌鹑蛋中所含丰富的卵磷脂和脑磷脂，具有健脑的作用。

储存要点

宰杀后在低温下保存。

用法用量

其肉可清蒸、煮汤，其蛋可煮食。每餐 80 ~ 100 克。

使用禁忌

鹌鹑肉不宜与猪肉、猪肝同食，否则会面生黑斑，还不宜与蘑菇、木耳同食。

保健应用

◀ 桂髓鹌鹑汤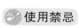

【原料】鹌鹑 1 只，猪脊髓 30 克，桂圆肉 30 克，桂皮 3 克，冰糖 6 克，姜、葱适量。

【做法】鹌鹑剥净，去内脏及爪，洗净切块。猪脊髓去血丝、略洗。桂圆肉洗净备用。将以上备用材料全部放入炖盅内，加入清汤适量，炖盅加盖，置锅内用文火隔水炖 2 ~ 3 小时，调味即可。

•**功效**　润泽肌肤。

鸽子——滋肾益气、祛风解毒

《本草纲目》中记载"补肝壮肾、益气补血、清热解毒、生津止渴等功效。"

◇别　　名　鹁鸽、飞奴。
◇来　　源　为鸠鸽科动物原鸽、家鸽或岩鸽的肉或全体。
◇主要产地　全国各地均有。
◇性　　味　性平，味甘。
◇功效主治　滋肾益气、祛风解毒。辅治虚羸、消渴、久疟、妇女血虚经闭、恶疮疥癣。

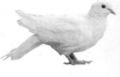

🌿 主要成分

鸽肉含水分 75.10%，粗蛋白质 22.14%，粗脂肪 1.00%，灰分 1.00%。

📖 选购秘诀

选购时如鸽翼底的羽毛还没出长齐，拨开可见鸽肉，鸽嘴、脚呈肉色，这是乳鸽的特征，如翼毛出齐而坚硬，鸽嘴及脚呈蓝色或深肉色，则是老鸽。

🍖 药用价值

• 补血养血　鸽子肉所含有的造血用微量元素相当丰富，对产后妇女、手术后的病人及贫血者具有大补功能，民间称之为"甜血动物"。

•**美容养颜** 鸽子肉中含有丰富的泛酸，对脱发、白发和未老先衰有很好的疗效。乳鸽含有较多的支链氨基酸和精氨酸，可促进体内蛋白质的合成，加快创伤的愈合。鸽血中富含血红蛋白，也能使术后伤口很快愈合。乳鸽骨含有丰富的软骨素，经常食用，可使皮肤变得白嫩、细腻。

🪣 储存要点

新鲜食用，或置于低温下保存。

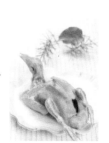

☕ 用法用量

每餐半只80 ~ 100克，清蒸、煲汤、煮粥均可。

✋ 使用禁忌

无。

📖 保健应用

◀**川贝生梨炖鸽子** ⅲ

【原料】川贝母10克，生梨2只，鸽子1只，盐、酒、姜各适量。

【做法】川贝母洗净，生梨去皮、核，切块，鸽子去毛、内脏、洗净；上味加入盐、酒、姜等调料后一起隔水炖煮，熟后食用。

•**功效** 养肺补元、润肺化痰。

乌骨鸡——名贵食疗珍禽

《本草纲目》："补虚劳羸弱，治消渴、中恶，益产妇，治女人崩中带下虚损诸病，大人小儿下痢噤口。"

◇别　　名　乌鸡、药鸡、黑脚鸡、丛冠鸡、竹丝鸡。
◇来　　源　为雉科动物乌骨鸡的肉或除去内脏的全体。
◇主要产地　原产江西泰和县，如今其他地区亦有饲养。
◇性　　味　性平，味甘。
◇功效主治　养阴退热。辅治虚劳、骨蒸、羸瘦、消渴、脾虚滑泄、下痢口噤、崩中带下等症。

主要成分

乌骨鸡全粉水解后含有 18 种氨基酸，包括 8 种人体必需氨基酸，其中 10 种比普通肉鸡的含量高。同时乌骨鸡还含有维生素 B_1、维生素 B_2、维生素 B_6、维生素 B_{12}、维生素 C、维生素 E 等。

选购秘诀

选择精力充沛、毛色光泽、鸡肉紧缩有弹性、鸡肉无血线者为佳。

药用价值

• 养阴退热　乌骨鸡性平，味甘，有养阴退热、补益肝肾的作用。对妇女崩中带下及一切虚损诸病有显著功用。著名的乌鸡白凤丸，就是滋养肝肾、养血益精、调养冲任的良药。

●**补虚劳** 乌鸡的营养物质非常丰富，如蛋白质，维生素 B_2，烟酸，维生素 E，磷、铁、钾、钠的含量要比普通鸡肉高很多，而胆固醇和脂肪含量很少。所以，乌鸡是补虚劳、养身体的佳品。

储存要点

置冰箱冷藏。

用法用量

煮食、炖食均可，每餐 150 克。

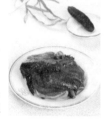

使用禁忌

多食能生痰助火、生热动风，故感冒发热或湿热内蕴而食少、腹胀者不宜食用。

保健应用

◀**草果豆蔻煲乌骨鸡**

【原料】乌骨母鸡 1 只，草果、草豆蔻各 5 克。

【做法】鸡拔毛、去内脏、洗净，然后将草果、草豆蔻放入其腹内，以竹签封好切口，加水煮熟，加入调味料，即可食用。

●**功效** 温中健胃。

鸭肉——养胃滋阴、利水消肿

《本草纲目》记载：鸭肉"主大补虚劳，最消毒热，利小便，除水肿，消胀满，利脏腑，退疮肿，定惊痫。"

◇别　　名　鹜肉。
◇来　　源　为鸭科动物家鸭的肉。
◇主要产地　我国大部地区均饲养。
◇性　　味　性平，味甘、咸。
◇功效主治　补益气阴、
利水消肿、清虚热。辅治
虚劳骨蒸、咳嗽、咽干、
水肿、小便不利等症。

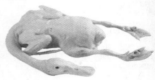

主要成分

鸭肉的蛋白质含量虽略低于鸡肉，但脂肪、糖类的含量均高于鸡肉，还含维生素 A、维生素 B_1、维生素 B_2、钙、磷、铁等成分。

选购秘诀

健康的活鸭头颈高昂、羽毛紧密、尾巴上翘、肢体有力、胸脯丰满。

药用价值

•补虚健身　鸭肉肥嫩色白，是补虚健身的食疗佳品，具有良好的滋补作用。对体虚及老年人水肿，都有较好的辅助治疗作用。

• **强身健体** 鸭肉中含有较为丰富的烟酸，作为构成人体内两种重要辅酶的成分之一，在细胞呼吸中起作用，对心脏病人有更好的作用。

🗑 储存要点

宰杀、洗净后在低温下保存。

☕ 用法用量

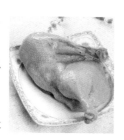

鸭肉的做法很多，可烧、烤、炖、炒、煲汤等。每餐 80 克。

✋ 使用禁忌

鸭肉不宜与杨梅、大蒜、木耳和鳖肉同食。

📂 保健应用

◀ **虫草炖老鸭**

【原料】冬虫夏草 2 克，当归 6 克，党参 6 克，川芎 6 克，熟地 4 克，黄芪 6 克，枸杞子 6 克，红枣 6 颗，米酒半碗，姜母 6 片，葱白 2 寸，老鸭 1 只。

【做法】药材用 1 碗米酒浸泡 20 分钟，老鸭洗净。将所有材料置于鸭腹内，用线缝好，老鸭放入汤锅内，加入米酒、姜母、葱白、枸杞子、红枣，用大火将水煮沸，再转小火至鸭肉炖烂后即可。

• **功效** 滋阴清热。

皮蛋——清热泻火的风味食品

《本草纲目》记载："皮蛋有清火润肺功效，久食之，化痰通气助消化，因含有锌元素，故养颜去皱，神清气爽，特别对男士更有好处。"

◇别　　名　彩蛋、松花蛋、变蛋。
◇来　　源　为鸭蛋用石灰、草灰、盐等腌制而成。
◇主要产地　全国各地均产。
◇性　　味　性寒，味辛、涩、甘咸。
◇功效主治　滋阴清热、泻肺热、醒酒、去大肠火。辅助治疗泻痢、牙周病、口疮、咽干口渴等症。

🌸 主要成分

皮蛋的营养成分与一般的鸭蛋相近，并且腌制的过程经过了强碱的作用，所以使蛋白质及脂质分解，变得较容易消化吸收，胆固醇也变得较少。

📋 选购秘诀

观看包料有无发霉，蛋壳是否完整，壳色是否正常（以青缸色为佳）。

🍵 药用价值

• 强身健体　皮蛋中的矿物质含量较鸭蛋明显增加，脂肪含量有所降低，总热量也有所下降。皮蛋还能刺激消化器官，增进食欲，使营养易于消化吸收，有中和胃酸、清凉、降压的功效。皮蛋性凉，还可治眼痛、牙痛、高血压病、耳鸣、眩晕等症。

🖊 储存要点

不宜放在冰箱中保存，最好放在塑料袋中密封保存，保存期可达到 3 个月。

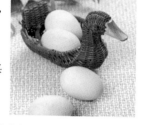

☕ 用法用量

可生或做成各种料理，每次半个。

✋ 使用禁忌

皮蛋含铅勿多食，如经常食用，有可能会引起铅中毒。

📁 保健应用

◀ 皮蛋瘦肉粥 🍴

【原料】皮蛋 1 个，大米 300 克，瘦肉 100 克，盐、料酒、香油各适量。

【做法】皮蛋去外壳、切细块，瘦肉切块放入碗中，加入少量盐、料酒腌制一晚，大米淘洗干净，放入锅中，加入适量清水，水开时加入腌制好的瘦肉一起煲煮，快熟时，下入皮蛋，起锅前下少许香油调味。

●功效　清热下火、通便润肠。

鹌鹑蛋——脑力劳动者的优质补养品

《本草再新》记载鹌鹑蛋"入乳，补心益智，润肺养阴。除烦止渴。"

◇别　　名　鹑鸟蛋。
◇来　　源　为雉科动物鹌鹑的卵。
◇主要产地　原我国东部地区较多。
◇性　　味　性平，味甘。
◇功效主治　益气补血，辅治高血压等症。

主要成分

鹌鹑蛋的蛋白质、脂肪含量与鸡蛋相当，尤为突出的是，它的核黄素含量是鸡蛋的 2.5 倍，鹌鹑蛋的卵磷脂含量比鸡蛋高出 3 ~ 4 倍，它还含有碳水化合物、多种维生素以及钙、磷、铁等矿物质。

选购秘诀

鲜蛋较重，重量在 10 克左右，陈蛋则较轻，优质蛋色泽鲜艳，壳硬，蛋黄呈深黄色，蛋白黏稠。购买时注意鉴别。

药用价值

• 补脑安神　鹌鹑蛋含有的卵磷脂和脑磷脂是高级神经活动不可缺少的营养物质，具有健脑的作用。对长期从事脑力劳动的人来说大有益处。

•强身健体 鹌鹑蛋对于治疗肺病、肝炎、脑膜炎、胃病、糖尿病、哮喘、心脏病、神经衰弱、高血压、低血压、小儿疳积等症均有很好的辅助作用。

储存要点

煮熟后低温保存。

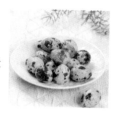

用法用量

炒食、煮食或做汤均可，每天3～5个。

使用禁忌

鹌鹑蛋的胆固醇比例较高，高胆固醇者慎食。

保健应用

◀ 豆腐皮鹌鹑蛋汤 ▮▮▮

【原料】豆腐皮2张，鹌鹑蛋8个，火腿肉25克，葱花、姜末、料酒、精盐、味精、猪油各适量。

【做法】豆腐皮撕碎，洒上温水湿润。鹌鹑蛋打入碗内，加盐搅拌均匀；火腿切末；锅置火上，放入猪油烧热，下葱花、姜末爆香，倒入鹌鹑蛋翻炒至凝结，加入清水烧沸，再加入料酒、精盐、味精、豆腐皮，撒上火腿末，煮沸即可。

•功效 补益气血、强身补虚。

鸭蛋——适宜阴虚火旺者食用的保健食品

《本草纲目》指："俗传小儿多痢，臭咸鸭蛋食之，亦间有愈者。盖鸭肉能治痢，而炒盐亦治血痢耳。"

◇别　　名　鸭卵、鸭子。
◇来　　源　为鸭科动物家鸭的蛋。
◇主要产地　全国各地均产。
◇性　　味　性凉，味甘。
◇功效主治　滋阴、清肺。治膈热、咳嗽、喉痛、齿痛、泻痢。

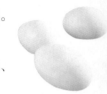

主要成分

　　每100克含水分70克，蛋白质13克，脂肪14.7克，碳水化合物1克，维生素A1380毫克，硫胺素0.15毫克，核黄素0.37毫克，烟酸0.1毫克，灰分1.8克，钙71毫克，磷210毫克，铁3.2毫克，镁7毫克，钾60毫克，钠82毫克。

选购秘诀

　　质检总局提醒消费者，部分地区吃小鱼小虾饲养的鸭子生的鸭蛋的蛋黄会黄中带微红，但不会出现明显的鲜红色，若发现蛋心太红的鸭蛋最好别食用。

药用价值

• 润肤美容　鸭蛋有养阴、清肺、止痢的功效，还可以治疗牙痛。更有大补虚劳、润肤美容的功能。

•治烫伤、湿疹 咸鸭蛋性寒，清肺热、降阴火的功能颇佳，咸蛋黄油，儿童多食可治疳积，外抹可治烫伤、湿疹。

🖊 储存要点

制成咸蛋后，保存的时间可久些。

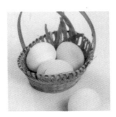

☕ 用法用量

煎汤、煮食均可。每天 1 个。

✋ 使用禁忌

脾阳不足、寒湿下痢，以及食后气滞痞闷者不宜食。鸭蛋性偏凉，故脾阳不足、寒湿下痢者不宜吃。胆固醇含量较高，有心血管病、肝肾疾病的人应少吃。

📷 保健应用

◀ 银耳鸭蛋汤 ▮▮▮

【原料】银耳 10 克，鸭蛋 1 个，冰糖适量。

【做法】将银耳泡发大约 3 个小时，然后放入煮锅中，加适量的清水，开大火将水烧沸，再转文火煮 30 分钟左右，这时，加入已经打散的鸭蛋，待蛋花成熟后再煮约 20 分钟即可。在熟前加入适量的冰糖即可。

•功效 润肺止咳。

鸡蛋——最理想的营养库

> 《本草纲目》云："精不足者，补之以气，故卵白能清气，治伏热，目赤，咽痛诸疾。"

◇别　　名　鸡子、鸡卵。
◇来　　源　雉科动物家鸡的卵。
◇主要产地　全国各地均出产。
◇性　　味　性平，味甘。
◇功效主治　滋阴润燥、养血安胎。辅治热病烦闷、燥咳声哑、目赤咽痛、胎动不安、产后口渴、小儿疳痢等。

主要成分

鸡蛋含有人体所必需的 8 种氨基酸，其蛋白质是食物中最平衡、最理想的蛋白质。蛋黄比蛋白营养更为丰富，脂肪集中在蛋黄内，蛋白中几乎没有脂肪，维生素 A、维生素 B_2 也几乎集中在蛋黄内。蛋黄中含铁比蛋白多 20 倍，各种微量元素含量也高。

选购秘诀

良质鲜蛋的蛋壳清洁、完整、无光泽，壳上有一层白霜，色泽鲜明；劣质蛋蛋壳表面的粉霜脱落，壳色油亮，呈乌灰色或暗黑色。手握蛋摇动时内容物有晃动声。

药用价值

• **防治心血管疾病** 鸡蛋含有丰富的卵磷脂。卵磷脂进入血液后，会减少胆固醇和脂肪在血管壁上沉积，对防治心血管疾病和动脉粥样硬化是有益的。

• **促进肝细胞的再生** 促进肝细胞的再生鸡蛋中的蛋白质、卵磷脂对肝脏组织损伤有修复作用，可促进肝细胞的再生。

• **改善记忆力** 蛋黄中的卵磷脂、三酰甘油、胆固醇和卵黄素，对于神经系统和身体发育有很大的作用，能健脑益智，可避免老年人智力衰退，改善记忆力。

储存要点

在温度 2 ~ 5℃的情况下，鸡蛋的保质期是 40 天，而冬季室内常温下为 15 天，夏季室内常温下为 10 天。

用法用量

鸡蛋的食用方法很多，煎、煮、炒、炖等均可，每日不超过 2 个为宜。

使用禁忌

生鸡蛋中含有沙门氏菌不宜食用。长时间煮烧的鸡蛋也不宜食用，会妨碍人体对铁的吸收。鸡蛋中的胆固醇含量较高，不宜多吃。老年人，尤其是血脂高和肝炎病人最好不吃蛋黄，可吃蛋清。冠心病人吃鸡蛋不宜太多，以每日不超过 1 个为宜。肾功能不全患者，皮肤生疮化脓的人，也不宜吃鸡蛋。

📁 保健应用

◀白果蒸鸡蛋

【原料】鲜鸡蛋1个，白果2枚。

【做法】将鸡蛋的一端开孔，白果去壳，纳入鸡蛋内，用纸粘封小孔，口朝上放碟中，隔水蒸熟即成。

• 功效 敛肺气、止带浊。

◀西红柿炒鸡蛋

【原料】西红柿、鸡蛋、大豆油、盐、葱各适量。

【做法】将西红柿清洗干净，切成小块，装入盘中；热锅放油烧热，将打撒的鸡蛋液倒入锅中，将鸡蛋煎至两面呈金黄色，煎熟，铲出，装入碗中待用；热锅放油烧热，爆香葱末，倒入西红柿块，将西红柿翻炒均匀，加入盐，翻炒均匀，倒入炒好的鸡蛋，翻炒均匀后，倒入葱花，将西红柿、鸡蛋、葱花翻炒均匀即可。

• 功效 降脂降压。

◀鸡蛋炒苦瓜

【原料】苦瓜、鸡蛋、葱各适量。

【做法】苦瓜洗净，去子，切丁；葱切末；鸡蛋打到碗中搅匀，再将苦瓜丁和葱末放入碗中拌匀热锅，加油，将鸡蛋苦瓜倒入锅中，翻炒均匀，加盐调味即可。

• 功效 清热益气。

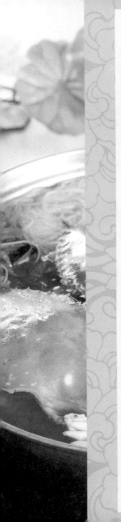

第八章

水产类养生食材

海参——补血、填精、益肾的海中珍品

《本草拾遗》中记载："海参，味甘咸，补肾，益精髓，摄小便，壮阳疗痿，其性温补，足敌人参，故名海参。"

◇别　　名　辽参、海男子、刺参、光参。
◇来　　源　为刺参科动物刺参或其他海参的全体。
◇主要产地　分布于我国黄、渤海区。
◇性　　味　性温，味咸。
◇功效主治　补肾益精、养血润燥，治精血亏损、虚弱劳怯、阳痿、梦遗、小便频数、肠燥便艰。

主要成分

含有粗蛋白质、粗脂肪、蛋白质、脂肪、碳水化合物、灰分、钙、磷、铁、碘等。

选购秘诀

干海参以纯干、体大、均匀、肉肥者为上品。

药用价值

• 抗凝血作用　从刺参体壁中分离出刺参酸性黏多糖可令血循环中血小板明显减少，起到抗血栓作用。有更好的治疗动脉血栓的作用。

• 降血脂、降低血黏度作用　显著降低健康中老年组总胆固醇、血清三酰甘油浓度，还能降低血黏度、血浆黏度。这对血栓性疾病防治有重要意义。

•**抗衰老作用**　花刺参提取物能显著提高小鼠红细胞 SOD 活性，具有延缓衰老作用。

储存要点

加工烘干后保存，注意防霉、防虫。

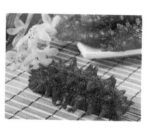

用法用量

红烧、煎汤、煮食均可。每餐 50 ～ 100 克。

使用禁忌

泻痢遗滑者忌之。

保健应用

◀**海参红杞鸽蛋**

【原料】海参 2 只，红杞 15 克，鸽蛋 12 枚，调料适量。

【做法】将海参泡开、洗净、氽透，用刀在腔壁上剖成棱形花样。鸽蛋煮熟去壳，滚满干生粉，放入油锅内，炸至黄色捞出。葱、姜煸香，加鸡汤稍煮，再加酱油、黄酒、椒粉、海参等，煮沸后，去浮沫，文火煮约 40 分钟，加鸽蛋、红杞，再煮 10 分钟，将鸽蛋及海参取出。余汤煮沸后，加味精、水淀粉勾芡，最后浇在主料上即成。

•**功效**　滋阴润肺、补肝明目。

甲鱼——滋肝补肾、益气补虚

《本草纲目》记载，鳖肉有滋阴补肾、清热消瘀、健脾健胃等多种功效，可治虚劳盗汗、阴虚阳亢、腰酸腿疼、久病泄泻、小儿惊痫、妇女闭经、难产等症。

◇别　　名　鳖、团鱼、元鱼、王八。
◇来　　源　一种卵生两栖爬行动物甲鱼的全体。
◇主要产地　产地很广，由东北至海南岛以及湖北、安徽、四川、云南、陕西、甘肃等地均有。
◇性　　味　性平，味甘。
◇功效主治　滋阴凉血。可治骨蒸劳热、久疟久痢、崩漏带下、瘰疬、冲任虚损、久疟不止等。

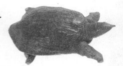

主要成分

甲鱼含有丰富的维生素 A、维生素 B_1、维生素 B_2、维生素 B_6、维生素 B_{12}、维生素 C、维生素 E、维生素 K，以及多种活性物质，如卵磷脂、维生素等。

选购秘诀

一定要食用鲜活的甲鱼，现吃现宰。

药用价值

• 降低血胆固醇　有助于降低血胆固醇，对高血压、冠心病患者有益。并能有效地预防和抑制肝癌、胃癌、急性淋巴性白血病。

• **强身健体** 食用甲鱼对肺结核、体质虚弱等多种疾患亦有一定的辅助疗效。

储存要点

死甲鱼和变质的甲鱼不能吃。

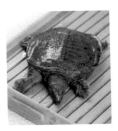

用法用量

甲鱼既可红烧，又可清蒸。每餐 30 克。

使用禁忌

脾胃阳虚者、孕妇、产后泄泻失眠者不宜食用。

保健应用

◀红烧甲鱼

【原料】甲鱼 1 只，猪肉、鸡肉各 250 克，猪油、大蒜头、鲜汤、胡椒、香油、酱油、姜片、葱白各适量。

【做法】甲鱼洗净，切块；猪肉洗净，切块，鸡肉切块；将猪、鸡肉一起氽烫；锅内放猪油烧热，下姜、葱白段、鸡肉、猪肉炒匀，加甲鱼、盐、酱油、料酒、鲜汤、大蒜在小火上煮熟；锅内甲鱼煮熟时放入胡椒收汁，将甲鱼捞入盘中，再将味精、香油放入汤汁内，浇在甲鱼上即可。

• **功效** 滋阴凉血、补益肝肾。

鳝鱼——"小暑黄鳝赛人参"

《本草纲目》记载，黄鳝有补血、补气、消炎、消毒、除风湿等功效。

◇别　　名　鳝、黄鳝、海蛇。
◇来　　源　为鳝科动物黄鳝的肉或全体。
◇主要产地　除西北、西南外，全国各地均有。
◇性　　味　性温，味甘。
◇功效主治　补虚损、除风湿、强筋骨。治痨伤、风寒湿痹、产后淋漓、下痢脓血、痔瘘、臁疮。

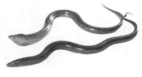

主要成分

每 100 克鳝鱼肉含水分 80 克，蛋白质 18.8 克，脂肪 1.40 克，灰分 1 克，钙 38 毫克，磷 200 毫克，铁 1.6 毫克。

选购秘诀

食用鳝鱼要选购新鲜的。

药用价值

•补中益气　鳝鱼具有补中益气、明目、解毒、通脉络、补虚损、除风湿、强筋骨、止痔血的作用，可用于治疗虚损咳嗽、消渴下痢、筋骨软弱、风湿痹痛、化脓性中耳炎等。

• *治疗糖尿病* 鳝鱼还能治疗糖尿病，因其所含鳝鱼素，可分离出鳝鱼素 A 和鳝鱼素 B。故糖尿病患者，可根据自己病况，适当多吃些鳝鱼，以缓解病情，并配合药物治疗，以利于恢复健康。

🖊 储存要点
　　最好新鲜食用。

☕ 用法用量
　　可切段红烧、炒食、炖汤均可。每餐 50 克左右为宜。

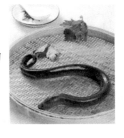

✋ 使用禁忌
　　疟疾或痢疾患者均不宜食。

📔 保健应用

◄ *归参鳝鱼* 🍴

【原料】当归 15 克，党参 15 克，鳝丝 500 克。

【做法】当归和党参放在小碗里加水，隔水蒸 20 分钟。锅坐在旺火上烧热后，放油，入葱花和姜末煸出香味后，再将鳝丝倒入。接着加黄酒、酱油和白糖，炒匀，然后将当归和党参、鲜汤，加盖用小火焖煮 5 分钟。出锅放味精，用水淀粉勾芡，浇点儿熟油、麻油。装盘后，上面撒些胡椒粉。

• *功效* 补血养血。

泥鳅——适合体虚者滋补之用

《本草纲目》："暖中益气,醒酒,解消渴。"

◇别　　名　鳅、鳅鱼。

◇来　　源　为鳅科动物泥鳅的肉或全体。

◇主要产地　除西部高原地区外,全国南北各地均有分布。

◇性　　味　性平,味甘。

◇功效主治　鳅鱼有暖中益气之功效,对解渴醒酒、利小便、壮阳、收痔都有一定药效。对肝炎、小儿盗汗、痔疮下坠、皮肤瘙痒、跌打损伤、手指疔疮、阳痿、腹水、乳痈等症均有良好的疗效。

主要成分

泥鳅中蛋白质、糖量、矿物质(钙、磷、铁)和维生素含量均比一般鱼虾高,但脂肪成分较低,胆固醇更少,并含有不饱和脂肪酸,有利于人体抵抗血管老化。

选购秘诀

泥鳅大多生活在污泥中,体内积聚了较多的环境污染物。因此,必须选购活泥鳅,并在清水中多养几天,以便排出污物。

药用价值

• **调中益气** 泥鳅有调中益气、祛湿解毒、滋阴清热、通络益肾等功效，同时也是消肿保肝的佳品。

• **预防小儿软骨病** 常食泥鳅可预防小儿软骨病，同时对老年性骨折、骨质疏松、跌打损伤以及妇女产后淋漓、气血不调等病症也有大裨益，因为泥鳅含有高于一般鱼类的钙和铁质。

储存要点

清水中养殖几天再食用。

用法用量

煮食或炖食均可。每餐 50 克。

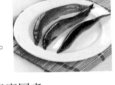

使用禁忌

不宜与狗肉同食。泥鳅常与豆腐同煮。

保健应用

◀ 芝麻黑豆泥鳅汤

【原料】泥鳅 300 克，黑豆 50 克，黑芝麻 50 克。

【做法】黑豆、黑芝麻洗净，泥鳅宰杀、洗净。炒锅上火，倒入植物油，将泥鳅下入锅中，稍稍煎黄铲起。再把全部用料放入炒锅内，加水，武火煮沸后，再转用文火煲煮至黑豆熟烂，加调味料即成。

• **功效** 补肾健脾、养血生发。

鳜鱼——春令时节的美味滋补品

《本草纲目》言"鳜鱼,味甘,性平,去腹内恶血,腹内小虫,益气力,令人肥健,补虚劳,益脾胃,治肠风泻血"。

◇别　　名　鳜豚、水豚、石桂鱼、锦鳞鱼、桂鱼、鳘花鱼。
◇来　　源　为鮨科动物鳜鱼的肉。
◇主要产地　分布极广,全国各江河、湖泊中均有。
◇性　　味　味甘,性平。
◇功效主治　补气血、益脾胃,治虚劳羸瘦、肠风泻血。

主要成分

肉中每 100 克含水分 77 克,蛋白质 18.5 克,脂肪 3.5 克,灰分 1.1 克,钙 79 毫克,磷 143 毫克,铁 0.7 毫克,硫胺素 0.01 毫克,核黄素 0.10 毫克,烟酸 1.9 毫克。

选购秘诀

鱼的眼睛要明亮清澈,鱼身要干净,鱼肉要结实,闻起来没有腥臭味。

药用价值

• 补气血 鳜鱼为补气血、疗虚劳之食疗药品,肺结核病人宜多食之,可补虚劳羸瘦、肠风下血。还可治血虚、血瘀、产后结块、腹中恶血停蓄等症。

• 促进消化 鳜鱼富含各种营养成分，肉质细嫩，极易被消化吸收，对儿童、老年人及体弱、脾胃消化功能不佳者有较好的食补作用。

• 减肥 鳜鱼肉的热量不高，而且富含抗氧化成分，具有美容、减肥的作用。

储存要点
新鲜食用为宜。

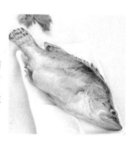

用法用量
鳜鱼的烹饪方法很多，如蒸、煮、烩、烧、炸等。还可制成造型美观，风味独特的佳肴。每餐 100 克。

使用禁忌
患寒湿病者不可食。患有哮喘、咯血的病人不宜食用。不要和含鞣酸过多的水果同时食用。

保健应用

◀茯苓清蒸鳜鱼 ﹟﹟﹟
【原料】茯苓 15 克，鳜鱼 150 克。
【做法】鳜鱼宰杀处理干净后放入盘中，茯苓洗净置于鳜鱼上，然后加姜片、葱段及少许调味料。在煮锅中放入适量水，加盖隔水蒸 15 ~ 20 分钟，至鱼熟烂即可。
【功效】健脾利湿、益气补血。

带鱼——润肤养发、补益脾脏

《本草从新》:"补五脏,去风杀虫。"

◇别　　名　鞭鱼、带柳、裙带鱼、海刀鱼、镰刀鱼。
◇来　　源　是鱼纲鲈形目带鱼科动物。
◇主要产地　分布很广,我国自黄、渤海至南海均有。
◇性　　味　性平,味甘、咸。
◇功效主治　补五脏、祛风杀虫、
和中开胃、暖胃、补虚、泽肤。

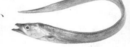

主要成分

肉中每100克含水分74克,蛋白质18.1克,脂肪7.4克,灰分1.1克,钙24毫克,磷160毫克,铁1.1毫克,硫胺素0.01毫克,核黄素0.09毫克,烟酸1.9毫克。鲜带鱼每千克含碘80微克。每100克含维生素A50毫克。

选购秘诀

带鱼以全身银白发亮、鳃鲜红、肉肥厚为佳。带鱼是一种含脂肪较高的鱼,若保管不好,鱼体表面的脂肪会因大量接触空气而加速氧化,使鱼体表面产生黄色。

药用价值

• 强身健体　带鱼味甘咸、性平,肉嫩体肥、味道鲜美,只有中间一条大骨,无其他细刺,食用方便,是人们比较喜欢食用的一种海洋鱼类,具有很高的营养价值,对病后体虚、产后乳汁不足和外伤出血等症状具有一定的补益作用。具有补五脏、祛风杀虫、和中开胃、暖胃补虚、润泽皮肤的功用，还有清肺滋阴、补而不瘀滞的功效。

🖊 储存要点

置于冰箱中保存，不过煎炒后保存时间会稍长些。

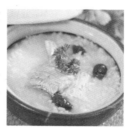

☕ 用法用量

带鱼清蒸、油煎、腌制均可，还可做成罐头、鱼松或干品。每餐 100 克。

✋ 使用禁忌

多食发疥，发疥动风，病人忌食。带鱼胆固醇含量较高，心血管病人以及高血脂病人应该少食或者不食。

📷 保健应用

◀红枣带鱼粥 ╎╎╎

【原料】糯米 50 克，带鱼 50 克，葱花 15 克，姜末 10 克，红枣 5 粒，香油 15 克，盐 5 克。

【做法】糯米洗净，泡水 30 分钟，带鱼洗净切块，沥干水分，红枣泡发。红枣、糯米加适量水大火煮开，转用小火煮至成粥。加入带鱼煮熟，再拌入调味料，装碗后撒上葱花、姜末即可。

●功效 增强食欲，放松精神。

银鱼——干制品含钙量为群鱼之冠

《日用本草》："宽中健胃，合生姜作羹佳。"

◇别　　名　银鱼条、面条鱼、大银鱼。
◇来　　源　为银鱼科动物银鱼的全体。
◇主要产地　分布于山东至浙江沿海地区，尤以长江口崇明等地为多。
◇性　　味　性平，味甘。
◇功效主治　补虚，健胃，益肺，止咳，利水。辅治消化不良、泄泻、小儿疳积、营养不良、虚劳咳嗽、干咳无痰等症。

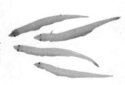

主要成分

银鱼中含有碳水化合物、钙、磷、铁和多种维生素及赖氨酸、蛋氨酸、异亮氨酸、苏氨酸等。可食部每100克含蛋白质8.2克，脂肪0.3克，碳水化合物1.4克。

选购秘诀

银鱼呈现白色稍透明状，身长3厘米左右，通体无鳞为佳。以太湖所产之银鱼品质最佳。银鱼干品以鱼身干爽、色泽自然明亮为佳品。

药用价值

• 强身健体　银鱼味道鲜美、肉质柔嫩、营养丰富，有水中的"软白金""鱼参"之美称。银鱼肉味甘、无毒，含有丰富的蛋白质、脂肪、碳水化合物、多种维生素和碳物质等，堪称"河鲜之首"。银鱼无论干鲜，都具有益脾、润肺、补肾、壮阳等功效，是上等的滋补品。银鱼还是结肠癌患者的首选辅助治疗食品。

💾 储存要点

加工制成干品保存，注意通风和防潮。

☕ 用法用量

银鱼肉可烹调多种菜肴。如油煎银鱼、银鱼炒蛋。每餐 30 ~ 50 克。

🤚 使用禁忌

不宜与甘草同食，忌用荤油烹调。

📁 保健应用

◀ 养眼鲜鱼粥 🍴

【原料】枸杞15克，白米80克，三宝米50克，银鱼100克，鸡胸肉、玉米、芹菜末、香菜、盐各适量。

【做法】把所有材料洗净备用，白米和三宝米浸泡1小时后，沥干水分备用。鸡胸肉剁细后，用少许盐抓腌。玉米笋、白米、三宝米和水一起熬煮1小时后取出玉米，再加入其他材料至熟透，最后用香菜装饰即可。

功效 强身健体。

鲈鱼——秋日最佳补益海鲜

《食疗本草》："安胎、补中。"

◇别　　名　花鲈、鲈板、花寨、鲈子鱼。
◇来　　源　为鮨科动物鲈鱼的肉或全体。
◇主要产地　我国沿海及通海的淡水水体中均产之，黄海、渤海较多。
◇性　　味　性平，味甘。
◇功效主治　益脾胃、补肝肾，辅治水气、风痹、并能安胎。

主要成分

鲈鱼含蛋白质、脂肪、糖类、烟酸，以及维生素 A、维生素 B_2，还含钙、磷、铁等成分。

选购秘诀

鲈鱼因其体表肤色有差异分为白鲈和黑鲈。黑鲈的黑色斑点不明显，除腹部灰白色外，背侧为古铜色或暗棕色；白鲈鱼体色较白，两侧有不规则的黑点。

药用价值

• 胎动不安　鲈鱼可治胎动不安、产后少乳等症。产前、产后的妇女适宜吃鲈鱼，即可补身体，又不会导致肥胖，是健身补血、健脾益气和益体安康的佳品。

• 补益作用　鲈鱼血中还有较多的微量元素铜，它能维持神经系统的正常功能并参与多种代谢物质的酶化反应。缺乏铜元素的人可食用鲈鱼来进补。其对肝肾不足的人也有很好的补益作用。

• 补充铜元素　鲈鱼血中还有较多的铜元素，铜能维持神经系统的正常的功能并参与数种物质代谢的关键酶的功能发挥，铜元素缺乏的人可食用鲈鱼来补充。

📝 储存要点

新鲜食用为宜。

☕ 用法用量

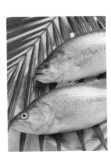

鲈鱼红烧、清蒸、白炸、煮汤均可，其中以清蒸为佳。饮食原汤原汁，补益最大。每餐 100 克。

✋ 使用禁忌

鲈鱼不可用牛油、羊油炸食。

🍲 保健应用

◀ 五味子鲈鱼汤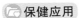

【原料】五味子 50 克，鲈鱼 1 条，胡椒粉、熟猪油、精盐、料酒、葱、姜各适量。

【做法】把鲈鱼加工后，入锅，加水、料酒、盐、葱、姜、猪油、五味子，煮烂后撒胡椒粉调味即可。

• 功效　利气行水、益气生津。

黄鱼——适于贫血、头晕、体虚者保健之用

《本草纲目》记载黄花鱼"甘平无毒,合莼菜作羹,开胃益气。晾干称为白鲞,炙食能治暴下痢,及卒腹胀不消,鲜者不及"。

◇别　　名　黄花鱼、石首鱼。
◇来　　源　为石首鱼科动物大黄鱼或小黄鱼的肉。大黄鱼又称大鲜、大黄花、桂花黄鱼,小黄鱼又称小鲜。
◇主要产地　黄鱼分布于黄海南部、东海和南海。
◇性　　味　味甘、咸,性平。
◇功效主治　益气开胃、补虚、利水明目。对久病体虚、贫血、失眠、头晕、食欲不振者及妇女产后虚弱者有补益作用。

🌿 主要成分

　　每100克大、小黄鱼分别含:水分81克、79克;蛋白质17.6克、16.7克;脂肪0.8克、3.5克;灰分0.9克、0.9克;钙33毫克、43毫克;磷135毫克。

📋 选购秘诀

　　以鳞色金黄、鱼体健壮、肉质肥美者为佳。

🐟 药用价值

• 补益作用　黄鱼含有丰富的蛋白质、微量元素和维生素,对人体有很好的补益作用,食用黄鱼对体质虚弱者

和中老年人有很好的食疗效果。

• **防止出血性紫癜** 鱼腹中的白色鱼鳔可做鱼胶，有止血之效，能防止出血性紫癜。

🖊 储存要点

新鲜食用，或冰冻保存。

☕ 用法用量

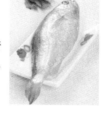

黄鱼可红烧、糖醋、煨汤、清炖或配以其他菜煮成汤、羹、菜等。每餐 80 ~ 100 克。

🖌 使用禁忌

不可与荆芥同食。

📠 保健应用

◀ **黄花鱼茸粥** ⑪

【原料】粳米 30 克，黄花鱼 1 条，姜丝、芫荽、葱、熟油、酱油各适量。

【做法】粳米洗净，以盐腌拌。锅中水烧沸后下米煮粥。黄花鱼洗净，用盐腌制。放油锅内煎至两面焦黄时，加 1 碗水，煎煮至鱼熟取出、拆肉，鱼骨放回鱼汤内再熬，将熬好的鱼汤倒入粥内同煮。鱼茸用熟油、酱油拌匀，待粥熟，入粥中，再煮沸。食时加姜丝、香菜和葱末。

• **功效** 明目填精、益气开胃。

鲤鱼——营养位居"家鱼之首"

《本草纲目》："烧灰，治吐血，崩中，漏下，带下，痔瘘，鱼鲠。"

◇别　　名　赤鲤鱼。
◇来　　源　为鲤科动物鲤鱼的肉或全体。
◇主要产地　黑龙江、黄河、长江、珠江、闽江诸流域及云南、新疆等地湖泊、江河中均有。
◇性　　味　性平，味甘。
◇功效主治　利水、消肿、下气、通乳。治水肿胀满、脚气、黄疸、咳嗽气逆、乳汁不通。

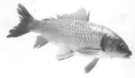

主要成分

鲤鱼含蛋白质 17% 以上，夏日含量最为丰富，故民间有"春桂夏鲤"之说。鲤鱼还含脂肪、多种氨基酸、磷酸肌酸、烟酸、多种维生素，以及钙、磷、铁等成分。

选购秘诀

尽量选购活的。

药用价值

• 滋补健胃　鲤鱼有滋补健胃、利水消肿、通乳、清热解毒、止嗽下气，对各种水肿、浮肿、腹胀、少尿、黄疸、乳汁不通皆有益。

• **补充营养** 鲤鱼的蛋白质不但含量高，而且质量也佳，人体消化吸收率可达96%，并能供给人体必需的氨基酸，矿物质，维生素A，维生素D。

📇 储存要点

冰箱冷藏，但时间不宜存放太长。

🍵 用法用量

煮食、红烧、清蒸均可，每次约100克。

🥄 使用禁忌

鲤鱼不宜与绿豆、芋头、牛羊油、猪肝、鸡肉、荆芥、甘草、南瓜、赤小豆和狗肉同食。忌与中药中的朱砂同服。

📑 保健应用

◀ **当归鲤鱼汤** ｜｜｜

【原料】当归15克，白芷15克，北芪15克，枸杞10克，大枣5枚，鲤鱼1条（约600克）。

【做法】将当归、白芷、北芪、枸杞洗净，大枣去核，鲤鱼杀后去肠杂，共入锅内加清水适量，煮至鲤鱼熟，入盐、味精调味即可。

• **功效** 调养气血、丰满乳房。

鲫鱼——健脾利湿的美味水产品

《本草经疏》："鲫鱼调味充肠，与病无碍，诸鱼中惟此可常食。"

◇别　　名　鲋。
◇来　　源　为鲤科动物鲫鱼的肉或全体。
◇主要产地　全国各地均产。
◇性　　味　性平，味甘。
◇功效主治　健脾利湿。治脾胃
虚弱、纳少无力、痢疾、便血、
水肿、淋病、痈肿、溃疡。

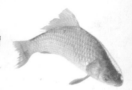

🌿 主要成分

食部每 100 克含水分 85 克，蛋白质 13 克，脂肪 1.1 克，碳水化合物 0.1 克，灰分 0.8 克，钙 54 毫克，磷 203 毫克，铁 2.5 毫克，硫胺素 0.06 毫克，核黄素 0.07 毫克，烟酸 2.4 毫克及多种维生素。

📝 选购秘诀

选购鲜活的。

👋 药用价值

• **强身健体** 鲫鱼所含的蛋白质质优、齐全、易于消化吸收，是肝肾疾病，心脑血管疾病患者的良好蛋白质来源，常食可增强抗病能力，肝炎、肾炎、高血压、心脏病、慢性支气管炎等疾病患者可经常食用。

• **补虚通乳** 鲫鱼有健脾利湿、和中开胃、活血通络、温中下气之功效，对脾胃虚弱、水肿、溃疡、气管炎、哮喘、糖尿病有很好的滋补食疗作用。产后妇女炖食鲫鱼汤，可补虚通乳。

储存要点

置于冰箱冷藏。

用法用量

红烧、干烧、清蒸、氽汤均可。

使用禁忌

鲫鱼不宜和大蒜、芥菜、蜂蜜、冬瓜、猪肝、鸡肉、野鸡肉、鹿肉，以及中药麦冬、厚朴、沙参一同食用。还需注意的是，吃鱼前后忌喝茶。

保健应用

◀ **当归鲤鱼汤** ▮▮▮

【原料】当归15克，白芷15克，北芪15克，枸杞10克，大枣5枚，鲤鱼1条（约600克）。

【做法】将当归、白芷、北芪、枸杞洗净，大枣去核，鲤鱼杀后去肠杂，共入锅内加清水适量，煮至鲤鱼熟，入盐、味精调味即可。

● **功效** 调养气血、丰满乳房。

草鱼——温中补虚的养生食品

《本草纲目》谓:"草鱼、鲫鱼等鱼胆均无毒",主治喉痹、骨鲠。

◇别　　名　鲩鱼、混子、油鲩、草鲩。
◇来　　源　为鲤科动物草鱼的全体。
◇主要产地　我国南北平原各地区,各水域都有分布养殖。
◇性　　味　性温,味甘。
◇功效主治　平肝祛风、温中和胃。主治虚劳、肝风头痛、食后饱胀、呕吐泄泻等。

主要成分

草鱼秋季最肥,营养价值与青鱼相似。含有丰富的蛋白质、脂肪、硫胺素、核黄素、烟酸,以及钙、磷、铁等成分。

选购秘诀

草鱼有青色和白色之分,白色的草鱼更好。

药用价值

• 暖胃和中　草鱼具有暖胃和中、平肝、祛风的作用,可用于胃寒冷痛、食少、体虚气弱、头痛等症。
• 强身健体　对于身体瘦弱、食欲不振的人来说,草鱼肉嫩而不腻,可以开胃、滋补。

•**补充营养** 草鱼含有丰富的硒元素，经常食用有抗衰老、养颜的功效，而且对肿瘤也有一定的防治作用。

🗂 储存要点

置冰箱冷藏。

☕ 用法用量

草鱼用作菜肴，烧、炒、炖、蒸均可，每餐 100 克。

🥄 使用禁忌

鱼胆有毒不能吃。

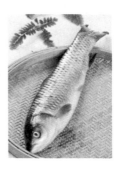

📋 保健应用

◄ 扁豆猴头菇炖草鱼

【原料】草鱼中段 400 克，猴头菇 30 克，扁豆花 10 克，胡椒粉 3 克，鲜汤、料酒、精盐、白糖、湿淀粉、植物油、葱花、姜片、食用碱各适量。

【做法】把扁豆花撕碎，草鱼中段两面斜切一字刀。把猴头菇用热水泡发，挤干，去根蒂，再泡发，加碱，菌体完全酥软，捞出，用清水洗掉碱，切成薄片。锅上火，油烧到七成热，下葱花、姜片煸香，下草鱼段煎黄，捞出。锅中留底油，下鲜汤、料酒、精盐、白糖，把草鱼、猴头菇片放入，用小火煨 40 分钟，撒上扁豆花、胡椒粉，拌匀，拿湿淀粉勾芡。

•**功效** 健脾养胃、化湿止泻。

田螺——清热明目的"盘中明珠"

《本草纲目》:"利湿热,治黄疸;捣烂贴脐,引热下行,止噤口痢,下水气淋闭;取水搽痔疮胡臭,烧研治瘰疬癣疮。"

◇别　　名　黄螺。

◇来　　源　为田螺科动物中国圆田螺或其同属动物的全体。

◇主要产地　全国各地均产。

◇性　　味　性寒,味甘、咸。

◇功效主治　清热利水。治热结小便不通、黄疸、脚气、水肿等症。

🌿 主要成分

可食部每 100 克约含水分 81 克,蛋白质 10.7 克,脂肪 1.2 克,碳水化合物 4 克,又含钙 1357 毫克,磷 191 毫克,铁 19.8 毫克,硫胺素 0.05 毫克,维生素 A130 毫克。

📖 选购秘诀

购买田螺时,要挑选个大、体圆、螺壳呈淡青色、壳无破损、无肉溢出、拿在手里有重量的为佳。

🍃 药用价值

• 强身健体　螺肉含有丰富的蛋白质以及维生素C、钙和其他矿物质,能清热、明目、生津。

• 清热明目 螺肉具有清热明目、利水通淋等功效，对目赤、黄疸、脚气、痔疮等疾病有食疗作用。田螺对狐臭也有一定的食疗作用。

储存要点

洗净，然后装塑料袋里放进冰箱的保鲜格，洒点水保持湿润。

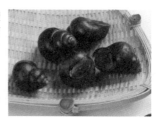

用法用量

可做成各种美味佳肴，每餐 40 克。

使用禁忌

有过敏史的人也不宜食用。

保健应用

◀田螺益母汤

【原料】田螺 250 克，鲜益母草 125 克，车前子 30 克，广木香 10 克。

【做法】田螺洗净，去尾尖。鲜益母草切碎，车前子、广木香装入纱布袋，扎紧袋口。将配料水煎汤，去药包即可。

• 功效 清热利湿、行气通滞。

虾——滋补壮阳之妙品

《本草拾遗》："鲜虾益气血而通乳汁。"

◇别　　名　青虾、海虾、河虾。
◇来　　源　为长臂虾科动物青虾等多种淡水虾的全体或肉。
◇主要产地　我国南北各地均有。
◇性　　味　性温，味甘。
◇功效主治　补肾壮阳、通乳、排毒。
可治阳痿、乳汁不下、丹毒、痈疽、臁疮。

主要成分

虾含有丰富的钾、碘、镁、磷等微量元素及氨茶碱、维生素 A 等。

选购秘诀

虾壳须硬、色青光亮、眼突、肉结实、味腥的为优。

药用价值

• 预防高血压 虾中还有丰富的镁，镁对心脏活动具有重要的调节作用，能很好地保护心血管系统，减少血液中胆固醇含量，防止动脉硬化，同时还能扩张冠状动脉。
• 预防缺钙 虾皮中碘和钙的含量很高，老年人常吃虾皮，可预防骨质疏松症，对提高食欲和增强体质都很有好处；孕妇常吃虾皮可预防缺钙抽搐症及胎儿缺钙症。

储存要点

在鲜虾仁中加入清水再放入冰箱冻存；将干虾装入布袋内，放 2 个大蒜，这样既不变质，又能防虫蛀。

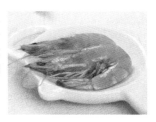

用法用量

煎汤或煮食，每餐 30 ~ 50 克。

使用禁忌

变质虾不可食用。少数老年人，患有过敏性鼻炎、支气管炎、反复发作性过敏性皮炎者不宜吃虾。

保健应用

◀ 葱香茄汁虾

【原料】虾仁 200 克，番茄酱 40 克，辣椒糊 5 克，辣椒油 5 克，鸡蛋 1 个，酒酿 20 克，葱白、白糖、姜、蒜、盐、味精、淀粉各适量。

【做法】虾仁加盐、蛋清、淀粉，搅匀。葱切成末，姜、蒜捣成泥。油锅上火，五成热时，下虾仁炸熟、捞出。锅中放姜、蒜泥、辣椒糊煸炒，再入番茄酱、葱末，略炒几下，加酒酿、高汤、盐、白糖、味精，再倒入虾仁、葱末，水淀粉勾芡，起锅前浇辣椒油即成。

●功效 补肾固阳、强腰壮骨。

蟹——清热、散血之水产佳品

《本草经疏》："跌打损伤，血热瘀滞者宜之。"

◇别　　名　无肠公子、螃蟹、毛蟹、稻蟹。
◇来　　源　为方蟹科动物中华绒螯蟹的全体。
◇主要产地　全国各地均产。
◇性　　味　性寒，味咸。
◇功效主治　清热散血、治筋骨损伤、疥癣、漆疮、烫伤。

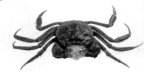

主要成分

可食部 100 克含水分 80 克，蛋白质 14 克，脂肪 2.6 克，碳水化合物 0.7 克，灰分 2.7 克；钙 141 毫克，磷 191 毫克，铁 0.8 毫克，维生素 A230 毫克，硫胺素 0.01 毫克，核黄素 0.51 毫克，烟酸 2.1 毫克，又含微量（0.05%）胆甾醇。肌肉含 10 余种游离氨基酸，其中谷氨酸、甘氨酸、脯氨酸、组氨酸、精氨酸量较多。

选购秘诀

以活跃强壮、壳青光泽、体重脚硬、脐白突出、螯毛丛生者为上品。

药用价值

•强身健体　螃蟹可用于产后腹痛、眩晕健忘、腰酸腿软、风湿性关节炎、黄疸、漆疮、疥癣、冻疮。据

医家研究发现，用甲壳质可制成
"体内可溶手术线"，优于传统羊
肠线，易被人体溶菌酶酵素分解
吸收。甲壳素还有抗癌作用。

📋 储存要点

置于冰箱内保存。

☕ 用法用量

螃蟹可清蒸、酒浸、酱渍、
盐腌，各具风味，亦可去壳及内杂后切块、糊面粉、
红烧。通常以烹蒸食用居多，吃时应蘸醋、姜、酱、
酒之调料，即可增进食欲，又可促进胃液消化吸收，
还可制其寒气。每餐150克为宜。

🖐 使用禁忌

外邪未清、脾胃虚寒及宿患风疾者慎服。

📁 保健应用

◀ 油炸藕蟹

【原料】嫩藕250克，螃蟹200克，胡萝卜1个，植物
油、面粉、精盐、葱段各适量。

【做法】把藕、胡萝卜切丝，螃蟹取肉，洗净。将面粉
调糊，把藕丝、胡萝卜丝、蟹肉、葱段、精盐在糊中拌
匀，做成团后下油锅炸，炸成金黄色。

● 功效 健脾止泻。

牡蛎——潜阳敛阴、软坚散结的圣药

《本草纲目》："化痰软坚，清热除湿，止心脾气痛，痢下，赤白浊，消疝瘕积块，瘰疬结核。"

◇别　　名　蛎蛤、左顾牡蛎。
◇来　　源　为牡蛎科动物如近江牡蛎、长牡蛎或大连湾牡蛎等的贝壳。
◇主要产地　主产江苏、福建、广东、浙江、河北、辽宁及山东等沿海一带。
◇性　　味　性凉，味咸、湿。
◇功效主治　止汗、涩精、化痰、软坚。惊痫、眩晕、自汗、盗汗、遗精等症。

主要成分

含80%～95%的碳酸钙、磷酸钙及硫酸钙，并含镁、铝、硅及氧化铁等。另大连湾牡蛎的贝壳，含碳酸钙90%以上，有机质约1.72%。尚含少量镁、铁、硅酸盐、硫酸盐、磷酸盐和氯化物。煅烧后碳酸盐分解，产生氧化钙等，有机质则被破坏。

选购秘诀

以个体大、整齐、里面光洁者且是鲜活的为佳。

药用价值

• 滋阴养血　牡蛎肉具有滋阴养血的作用，可治烦热失眠、心神不安以及丹毒等。同时中医药用认为牡蛎壳价值很高，主要具有敛阴、潜阳、止汗、涩精、化痰等功效。

💍 储存要点

置于干燥处保存。

☕ 用法用量

内服：煎汤，9 ～ 30 克，宜打碎先煎；或入丸、散。

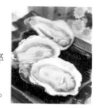

外用：研末干撒、调敷或作扑粉。

✋ 使用禁忌

凡病虚而多热者宜用，虚而有寒者忌之，肾虚无火，精寒自出者不宜。过敏史的人也不宜食用。

📇 保健应用

◀ 丝瓜牡蛎汤 ▥

【原料】丝瓜 450 克，牡蛎肉 150 克，味精、五香粉、湿淀粉、植物油、料酒、清汤、葱花、姜末、精盐皆适量。

【做法】把丝瓜刮皮，洗净、切片。把牡蛎肉入沸水锅中煮 5 分钟，剖成薄片。锅上火，油烧到六成热，下牡蛎片煸炒，烹入料酒、清汤。中火煮开，下丝瓜片、葱花、姜末，煮沸，加精盐、味精、五香粉，用湿淀粉勾芡，浇麻油，拌匀。

●功效 清热解毒、凉血和血、止渴降糖。

紫菜——化痰软坚的"长寿菜"

《食疗本草》："下热气，若热气塞咽喉者，汁饮之。"

◇别　　名　索菜、紫英、子菜。
◇来　　源　红藻门原红藻纲红毛菜目红毛菜科紫菜属的统称。
◇主要产地　分布江苏连云港以北的黄海和渤海海岸。
◇性　　味　性寒，味甘、咸。
◇功效主治　化痰软坚、清热利尿。治瘿瘤、脚气、水肿、淋病。

主要成分

紫菜含有丰富的维生素和矿物质，特别是维生素 B_{12}、维生素 B_1、维生素 A、维生素 C、维生素 E 等。还含有胆碱、胡萝卜素、硫胺素等多种营养成分。干紫菜含水分10%，蛋白质24.5%，脂肪0.9%，碳水化合物31%，粗纤维3.4%，灰分30.3%，钙330毫克，磷440毫克，铁32毫克，胡萝卜素1.23毫克。

选购秘诀

以深紫色、薄而有光泽的为新鲜紫菜。

药用价值

• 治疗胃溃疡　紫菜里含丰富的维生素 U，维生素 U 是胃溃疡的克星。

•预防人体衰老　紫菜含有大量可以降低有害胆固醇的牛磺酸，有利于保护肝脏。

储存要点

紫菜易返潮变质，应将它装入食品袋子内，放置于低温、干燥的地方或冰箱中保存。

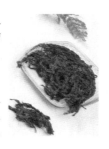

用法用量

紫菜可做主料又可做配色料、包卷料或调料，烹制方法则是拌、炝、蒸、煮、烧、炸、氽汤皆可。每餐 15 克。

使用禁忌

褐色、发红、霉坏的紫菜不宜食用。另外，紫菜含有定量的血尿酸，人体吸收后能在关节中形成尿酸盐结晶，加重关节炎症状，因此关节炎患者忌食用。

保健应用

◀紫菜鲜蚝羹

【原料】紫菜 15 克，蚝 200 克，绿豆粉丝 50 克。

【做法】先将清水适量滚开，入绿豆粉丝，至绿豆粉丝熟时加入蚝和紫菜，加适量上等鱼露和味精即可食用。

●功效　清热化痰、软坚散结。

海带——利水泄热的健康食品

《本草纲目》记载："海带可治瘿病（即甲状腺肿）与其他水肿症，有化痰、散结功能。"

◇别　　名　海马蔺、海草。
◇来　　源　为大叶藻科植物大叶藻的全草。
◇主要产地　分布辽宁、山东等沿海地区。
◇性　　味　性寒，味咸。
◇功效主治　软坚化痰、利水泻热，治瘿瘤结核、疝瘕、水肿、脚气。

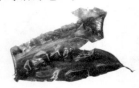

主要成分

干大叶藻含水分28.5%，灰分17%，粗纤维21.2%，氮0.71%，蛋白质4.81%，脂肪1.2%，戊聚糖8.82%。又含大叶藻素，内有半乳糖醛酸、半乳糖、阿拉伯糖、木糖、0-甲基木糖和洋芫荽糖。尚含鞣质、维生素 B_2 等。

选购秘诀

海带以整齐、肥厚、无杂质为良。

药用价值

• 降血压　海带中含有褐藻氨酸，可以降血压、降血脂，对动脉出血亦有止血作用。

• 预防心脑血管病和降低胆固醇　海带富含碘、钙、磷、硒等元素，还含有丰富的胡萝卜素、维生素 B_1，在这些元素的综合作用下，使脂肪很少在心、脑、血管、肋膜上积存，并使血中胆固醇含量明显低于不吃海带的人群。

• 抑制动脉粥样硬化　海带能防止血栓和因血液黏稠度增高而引起的血压升高，同时又能降低脂蛋白、胆固醇、抑制动脉粥样硬化。

• 防止便秘　海带中含有丰富的纤维素，能够及时清除肠道内废物和毒素，因此，可以有效地防止直肠癌和便秘的发生。

• 预防癌症　常吃海带既能有效地预防白血病、癌症，又能预防动脉硬化、降血脂、降血压、防止甲状腺功能障碍等。在日常饮食中常吃适量海带，对老年人十分有益。

储存要点

置冰箱冷藏。

用法用量

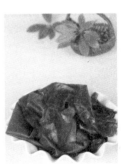

海带具有较高的营养价值和较为理想的保健作用，市售的海带经加工，有海带饮料、海带饴、海带丝等。每餐 30 克左右为宜。

293

使用禁忌

海带含有较高的有毒金属——砷。因此，食用前应先用清水漂洗，然后再浸泡 12 ~ 24 小时，并勤换水。

保健应用

海带绿豆粥

【原料】白米 1 杯，绿豆 1/3 杯，海带丝 1/3 杯，水 10 杯，盐、明太鱼粉、胡椒粉各适量，芹菜末少许。

【做法】白米洗净、沥干；绿豆洗净，泡水 2 小时。锅中加水 10 杯煮开，放入白米、绿豆、海带丝略搅拌，待再煮滚时改中、小火熬煮 40 分钟，加入盐、明太鱼粉拌匀，撒上胡椒粉、芹菜末即可食用。

•功效 清热解毒、退火气。

◀酱烧海带

【原料】海带丝 300 克，芝麻、面酱、糖、酱油、葱花各适量。

【做法】锅热后加入油爆香葱花，放入海带，除了芝麻之外把所有酱料加进去，炒匀，收干汤汁关火，撒上芝麻即可。

•功效 养血护肤、滋补养生。

第九章

滋补中药及其他养生食材

人参——适于体虚乏力者滋补之用

《本草纲目》中称人参能"治男妇一切虚症"。

◇别　　名　棒槌、山参、园参、神草、地精。
◇来　　源　本品为五加科植物人参的干燥根。
◇主要产地　主要分布于黑龙江、吉林、辽宁和河北北部。
◇性　　味　性平，味甘、微苦。
◇功效主治　大补元气、复脉固脱、补脾益肺、生津安神。辅治肢冷脉微、脾虚食少、肺虚喘咳、津伤口渴等症。

🌿 主要成分

含人参皂苷、挥发性成分、葡萄糖等。

📋 选购秘诀

红参类中以体长、色棕红或棕黄半透明、皮纹细密有光泽、无黄皮、无破疤者为佳。

🐟 药用价值

• 对心血管的作用　提高心肌对低氧的耐受能力。人参皂苷可促进磷酸合成，提高脂蛋白酶活性，加速脂肪及乳糜微粒在血管中水解，从而加快脂质的代谢，显著提高心肌对低氧的耐受能力。对高血压病、动脉粥样硬化、冠心病等常见的老年性疾病有一定防治作用。

• **对糖尿病的作用**　对异常血糖水平的调节作用。人参可增进糖的利用、代谢、抗脂肪分解活性、恢复糖尿病患者耐糖能力。临床观察人参能改善糖尿病患者的一般情况，使轻型糖尿病患者尿糖减少；对重症患者，虽不能改善高血糖，但可使一般状况好转。某些患者使用人参后，可减少胰岛素的用量并延长降糖作用时间。

储存要点

置于阴凉干燥处密封保存，防蛀、防霉。

用法用量

煎熬或生食均可。每天 3 ~ 9 克。

使用禁忌

不能与藜芦、五灵脂制品同服，服药期间不宜同吃萝卜或喝浓茶。

保健应用

◀ 人参散白酒

【原料】人参 30 克，白酒 500 毫升。

【做法】将人参冲洗干净，置于容器中，加入白酒，密封。浸泡 10 天后过滤，去渣即可。

• **功效**　大补元气、补脾益肺。

黄芪——最佳补中益气之药

◇别　　名　北芪、绵芪、口芪、西黄芪。
◇来　　源　为豆科植物膜荚黄芪或蒙古黄芪的干燥根。
◇主要产地　主产内蒙古、山西、河北、吉林、黑龙江等地，现广为栽培。
◇性　　味　性温，味甘。
◇功效主治　补气固表、利尿排毒、排脓敛疮、生肌。辅治慢性衰弱等症。

主要成分

含有黄芪甲苷、黄芪皂苷、大豆皂苷、黄芪多糖、甜菜碱、胆碱、硒等。

选购秘诀

以条粗长、皱纹少、质坚而绵、断面黄白色、粉性足、味甜者为佳。

药用价值

• 增强免疫功能　黄芪能增强网状内皮系统的吞噬功能，使血白细胞及多核白细胞数量显著增加，使巨噬细胞吞噬百分率及吞噬指数显著上升，对体液免疫、细胞免疫均有促进作用。正常人服用后，血浆 IgM 和血浆 IgE 显著增加，以全草效果最好。以上作用在正常的生理状态下存在，在免疫功能低下时同样有明显作用。黄芪对免疫功能低下不仅有增强作用，还有双向调节作用。

• 促进机体代谢　黄芪通过细胞内的 CAMP 的调节作用可增强细胞的生理代谢。黄芪还能促进血清和肝脏的蛋白质更新，对蛋白质代谢有促进作用。

🔖 储存要点

置于阴凉干燥处密封保存，防蛀、防霉。

☕ 用法用量

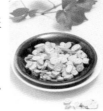

3 ~ 9 克，另煎，对入汤剂服用。治疗虚脱可用 15 ~ 30 克。

🖐 使用禁忌

不能与藜芦、五灵脂制品同服，服药期间不宜同吃萝卜或喝浓茶。

📁 保健应用

◀黄芪牛肉粥▓

【原料】炙黄芪 30 克，牛肉 100 克，大米 30 克，大枣 10 枚，食盐适量。

【做法】牛肉同炙黄芪放入锅中，煮半小时后，去黄芪，再加入大米，用文火煮成稀粥，加食盐即可。

• 功效　补脾健胃、益气固表。

鹿茸——珍贵的补肾良药

《本草纲目》："善于补肾壮阳、生精益血、补髓健骨"。

◇别　　名　斑龙珠、黄毛茸、马鹿茸、青毛茸。

◇来　　源　为鹿科动物梅花鹿或马鹿的尚未骨化的幼角。

◇主要产地　主产于黑龙江、吉林、内蒙古、新疆、青海、甘肃等地。东马茸品质较优。

◇性　　味　性温，味甘、咸。

◇功效主治　补肾壮阳、益精生血、强筋壮骨。主治肾阳不足、精血亏虚所致的畏寒肢冷、阳痿早泄、宫冷不孕、尿频遗尿、腰膝酸软、筋骨无力。

主要成分

含氨基酸、甾体类、尿嘧啶、肌酐等。

选购秘诀

梅花鹿茸较优。以粗壮、主支圆、顶端丰满、"回头"明显、质嫩、毛细、皮色红棕，较少骨钉或棱线，有光泽者为佳。

药用价值

•提高机体的抗氧化能力　鹿茸通过增强超氧化物歧化酶的活性和抑制脂质过氧化反应的作用，可以提高机体的抗氧化能力。

• **降低血压**　鹿茸可刺激细胞核的 RNA—聚合酶的活性，这种机制可使血压降低。

• **强身健体**　鹿茸具有较强的抗疲劳作用，能增强耐寒能力，加速创伤愈合和刺激肾上腺皮质功能。因此鹿茸是传统的补益药，用于强壮、补肾、益阳。

储存要点

放入樟木箱内，置阴凉干燥处，密闭，防蛀、防潮。

用法用量

研末，1 ～ 2 克；或入丸、散；亦可泡酒。

使用禁忌

阴虚阳亢、血分有热、胃火炽盛、肺有痰热及外感热病均忌服。

保健应用

◀ 鹿茸虫草酒 ▮▮

【原料】鹿茸 20 克，冬虫夏草 10 克，高粱酒 500 毫升。

【做法】将前 2 味药剂切薄片，置容器中加入高粱酒密封，浸泡 10 ～ 15 天后过滤去渣即成。

• **功效**　补肾壮阳。

当归——调经止痛的理血圣药

《本草新编》：“当归，味甘辛，气温，可升可降，阳中之阴，无毒。虽有上下之分，而补血则一。”

◇别　　名　干归、西归、干白、云当归、秦归。
◇来　　源　为伞形科植物当归的根。
◇主要产地　分布于甘肃、四川、云南、陕西、贵州、湖北等地。
◇性　　味　性温，味甘、辛。
◇功效主治　补血和血、调经止痛、润燥滑肠。治月经不调、经闭腹痛、癥瘕积聚崩漏、血虚头痛、眩晕、痿痹、赤痢后重、痈疽疮疡、跌打损伤。

🌿 主要成分

含挥发油、正丁烯内酯等。

👍 选购秘诀

以主根大、身长、支根少、断面黄白色、气味浓厚者为佳。

✋ 药用价值

• 强身健体　当归是无毒免疫促进剂，具有多方面的生理调节功能。有兴奋和抑制子宫平滑肌双向性作用，能增强心肌血液供应。当归中性油对实验性心肌缺血有明显的改善作用。

• 养血补血　当归及其阿魏酸钠有抗血小板凝聚、抑制血栓形成、抗贫血、促进血红蛋白及红细胞生成的作用。当归中性油、总酸有增强巨噬细胞的吞噬功能和促进淋巴细胞转化的作用，总酸既有提高机体免疫作用，又有促进液体免疫作用，而且镇痛作用很强。

储存要点
置阴凉干燥处，防潮、防蛀。

用法用量
煎煮成药汤服用，常用量6 ~ 12克。

使用禁忌
湿阻中满、大便溏泻者慎服。

保健应用

◀当归母鸡汤

【原料】当归、党参各15克，老母鸡1只，葱、生姜、料酒、食盐各适量。

【做法】将母鸡宰杀、洗净、斩成块，同当归、党参放入锅中，加清水、葱、生姜、料酒，用文火炖汤，熟时调入食盐即可。

• 功效　补血滋阴、润燥止血。

枸杞子——滋肾润肺的高级补品

《本草汇言》："枸杞能使气可充、血可补、滋阴降火，治风湿，有十全之妙用也。"

◇别　　名　杞子、红青椒、枸杞果、枸杞豆、血杞子。
◇来　　源　为茄科植物枸杞或宁夏枸杞的成熟果实。
◇主要产地　主产河北，其余分布于甘肃、宁夏、新疆、内蒙古、青海等地。
◇性　　味　性平，味甘。
◇功效主治　滋肾、润肺、补肝、明目。治肝肾阴亏、腰膝酸软、头晕目眩、目昏多泪、虚劳咳嗽、消渴、遗精。

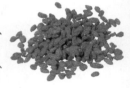

主要成分

枸杞含有大量的胡萝卜素，多种维生素、β-谷甾醇、蛋白质、烟酸、酸浆红素以及铁、钙、磷、镁、锌等。果皮含酸浆果红素。

选购秘诀

以粒大、肉厚、种子少、色红、质柔软者为佳。

药用价值

•降低血压　枸杞有降低血压、降低胆固醇和防止动脉硬化形成的作用，并能保护肝细胞的新生，改善肝功能，对于慢性肝炎、中心性视网膜炎、结核、糖尿病、神经衰弱等症均有很好的防治作用。

• 提高人体淋巴因子白细胞介素　枸杞能提高人体淋巴因子白细胞介素的作用，而白细胞介素是维持细胞活性的主要物质，一旦降低会引起早衰或衰老。

储存要点

　　置阴凉干燥处，防闷热、防潮、防蛀。

用法用量

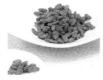

　　枸杞多为内服、煎煮成药汤服用，一般用量 5 ~ 10 克，也可以泡茶饮用，或将蒸熟的枸杞直接嚼食。

使用禁忌

　　外邪实热，脾虚有湿及泄泻者忌服。

保健应用

◀ 枸杞子粥

【原料】枸杞子 15 克，大米 100 克，白糖适量。

【做法】枸杞子、大米一同放入锅中，加清水，以文火煮成粥，待熟时，调入白糖即可。

• 功效　养肝、滋肾、润肺。

莲子——固肾补脾，还能止血

《本草纲目》："交心肾，厚肠胃，固精气，强筋骨，补虚损，利耳目，除寒湿，止脾泄久痢，赤白浊，女人带下崩中诸血病。"

◇别　　名　藕实、水芝丹、莲实、泽芝、莲蓬子。
◇来　　源　为睡莲科植物莲的果实或种子。
◇主要产地　主产湖南、湖北、福建、江苏、浙江、江西。
◇性　　味　性平，味甘、涩。
◇功效主治　养心、益肾、补脾、涩肠。辅治夜寐多梦、遗精、淋浊、久痢、虚泻、妇人崩漏带下。

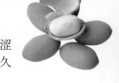

🌱 主要成分

含有多量的淀粉、棉籽糖，含蛋白质 16.6%，脂肪 2.0%，碳水化合物 62%，钙 0.089%，磷 0.285%，铁 0.0064%。子荚含荷叶碱、N- 去甲基荷叶碱、氧化黄心树宁碱和 N- 去甲亚美罂粟碱。氧化黄心树宁碱有抑制鼻咽癌能力。

📖 选购秘诀

莲子商品以干货颗粒大而饱满、肉色白、富粉性、煮之易烂者为佳，另外莲子以新货及干货为佳，新货商品嚼之微显糯性而不十分硬脆，而且煮之易烂。

药用价值

• **促进凝血，镇静神经** 莲子中的钙、磷和钾含量非常丰富，除可以构成骨骼和牙齿的成分外，还有促进凝血，使某些酶活化，维持神经传导性，镇静神经，维持肌肉的伸缩性和心跳的节律等作用。

• **养心安神** 中老年人特别是脑力劳动者经常食用，可以健脑，增强记忆力，提高工作效率，并能预防老年痴呆的发生。

储存要点

置于通风干燥处保存。

用法用量

煎汤，每天 10 ~ 15 克。

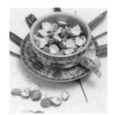

使用禁忌

中满痞胀及大便燥结者忌服。

保健应用

◀ **莲子龙眼汤**

【原料】莲子 30 克，芡实 30 克，薏苡仁 50 克，龙眼肉 8 克，水 500 毫升，蜂蜜少许。

【做法】将上述 4 种原料加水以大火煮开，再用小火煮 1 小时，最后加入蜂蜜即成。

• **功效** 强身健体。

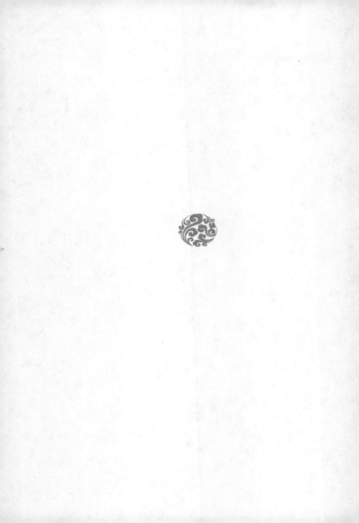